수지침
처방집

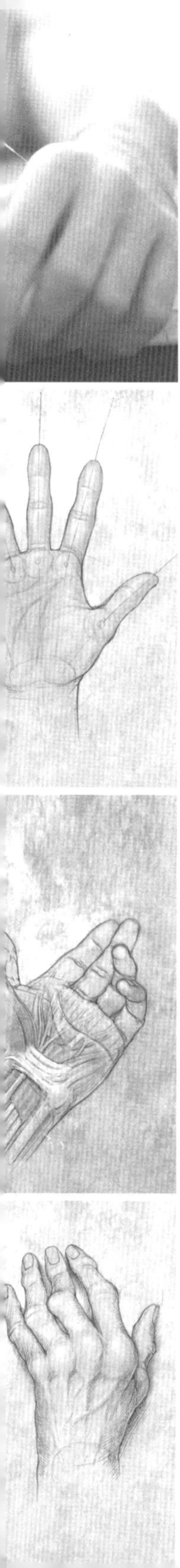

수지침 처방집

김용권 지음

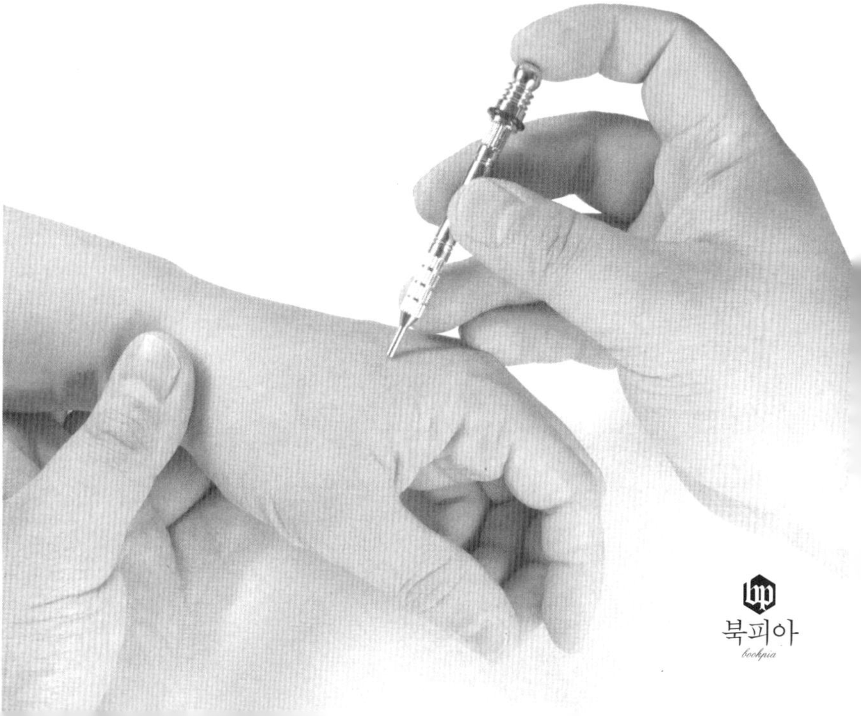

북피아
bookpia

책 머리에

역사는 단지 지난 시간에 대한 이야기나 단절만을 의미하는 것이 아니다. 흔히들 많은 사람들은 지난 시간 속에 어떤 사건이 있었는가를 알게 하는 것이 역사의 본질이라고 생각하고 있다. 그러나 역사란, '역사라고 불리우는 생명체와 같다. 그 역사는 오늘을 살고 있는 우리와 앞서 살다간 사람들을 연결시키는 매개체의 역할을 하며, 결단의 시간에 있어서는 선지자와 같이 미래를 예지할 수 있게 하는 것으로 존재하고 있다. 역사의 잘못된 점들이나 부끄러운 점들을 덮어두거나 잊으려고만 한다는 것은, 다시금 잘못되고 부끄러운 일이 생기게 되는 원인을 남겨두는 것이 된다. 그러므로 이제는 역사의 잘못된 점이나 부끄러운 점들을 인정하고 받아들여야 한다. 이러한 받아들임은 자신의 부족함을 인정하는 것이며, 다시는 잘못이나 부끄러움을 반복하지 않겠다는 모진 각오를 의미하기 때문이다.

수지침에서도 마찬가지이다. 전통적인 동의학 이론을 바탕으로 형성된 수지침을 새로운 창조라는 간단한 의식으로 선조들과의 맥을 끊는 것은, 자신의 뿌리를 뽑아버리는 어리석은 짓이며 더 이상의 발전을 생각하지 않는 한순간의 선택에 불과한 것이다. 수지침은 결코 만병통치의 비법이 아니다. 수지침은 쉽고 어렵고를 구분할 수 있는 것이 아니며, 독립된 영역으로 구별할 수 있는 것도 아니다. 또한 수지침은 특정한 사람이 자신의 소유권을 주장할 수 있는 것도 아니다.

수지침은 옛날부터 사용해 오던 경외기혈(經外奇穴)들을 발전시킨 동양의술의 한 부분이며, 다른 여러 방법들과 연계를 가지며, 끊임없이 발전되어야 할 의술 그 자체이다. 그러므로 수지침은 누구 한 사람만의 것이 아닌 모두의 것이며, 바로 '우리의 의술'인 것이다.

주위에서 안타까운 일들을 많이 보게 된다. 첫 번째가 아프지 않은 사람이 없다는 것이고, 그 다음이 너무나 쉽게 탈을 고치고자 하는 성급함이다. 자신의 탈은 이미 오래되었음에도 불구하고 한두 번의 치료로 낫기를 바란다든지, 노력도 하지 않고 쉽게 포기한다는 점이다. 탈을 낫게 하기 위해서는 무엇보다도 탈을 낫게 하려는 마음이 필요하다. 그 다음이 자신감이고 노력이다. 그런데 침을 맞기 전부터 침을 놓는 사람이나 침을 맞는 사람이 "이런 것이 무슨 효과가 있겠어!", "효과가 있는지 없는지 어디 한번 보자!" 하는 식의, 기와 피가 거꾸로 흐르는 마음 상태에서 침을 맞는다면 어떻게 될 것인가!

나는 여러분에게 탈을 낫게 하는 것보다 더 좋은 방법을 일러주고 싶다. 그것은 탈을 고치는 것보다 탈이 나지 않게 하는 것이며, 예방하는 방법 중에서 으뜸인 것은 마음을 잘 다스리는 것이다. 모든 탈은 마음에서 나오기 때문에 좋은 음식이나 약을 쓰려고만 하지 말고 마음을 다스리는 것에 온 힘을 다해야 할 것이다.

진작부터 많은 분들이 이 책의 출간을 요청했지만 이제야 나오게 된 것에 대해 게으른 내 자신을 탓해야 할 것이다.

또 하나의 책을 마치면서 다시금 시작해야 한다는 생각에 마음을 추스르기 힘들다. 시작한다는 것은 새로운 것에 대한 기다림인 것을 알기 때문이며, 아직도 못다한 내 자신의 몸부림이 남아 있기 때문일 것이다.

김 용 권

- 차 례 -

제2편 탈을 고치는 바탕

제3편 탈에 대한 처방

제4편 14줄기의 침자리

일러두기

(1) 수지침은 손이라는 한정된 부위에 침이나 뜸, 그 밖의 자극기구를 사용하여 탈을 고치는 방법을 말한다. 손이라는 한정된 부위와 침이나 뜸, 압봉, 자석과 같은 한정된 기구만을 사용하기 때문에, 수지침은 다른 의술과 마찬가지로 모든 탈을 다 고칠 수 있는 것은 아니다. 어떤 것은 쉽고 편하게 치료할 수 있는 반면에, 어떤 것은 치료할 수 없거나 치료한다고 해도 완치될 수 없는 탈들이 있다. 그러나 완치하지 못해도 적지 않은 도움을 받을 수 있다는 것을 말하고 싶다. 일시적으로나마 고통을 덜기 위하여 약이나 인위적인 방법을 사용하는 것보다는, 부작용이 없고 안전하며, 적지 않은 효과를 기대할 수 있고, 경제적인 부담을 주지 않는 방법인 수지침을 사용할 것을 권하고 싶다.

(2) 무엇보다도 환자나 시술자 자신이, 나을 수 있고 고칠 수 있다는 자신감을 갖는 것이 대단히 중요하다. 또한 자신의 탈은 이미 오래됐음에도 불구하고 한두 번의 시술로 탈을 고치려는 성급한 마음은 피해야 한다. 적어도 2주에서 한 달 정도의 꾸준한 치료를 해야 효과를 볼 수 있다.

(3) 전통적으로 사용되던 용어들을 우리말로 바꾸었다. 용어를 바꾼 것은 수지침을 내가 독창적으로 만들었거나 내 자신만의 것임을 주장하기 위함이 결코 아니다. 용어를 바꾼 것은 기존의 용어 자체가 일반 사람들이 사용하기 어렵고 우리말이 엄연히 있음에도 불구하고 어려운 한자말이 쓰이고 있기 때문에, 우리말을 사용하여 이해하는 데 보다 쉽게 하기 위하여 바꾼 것이다.

(4) '제3편 탈에 대한 처방'에 탈에 대해 설명하면서 그 탈이 무엇인지, 그 원인은 무엇인지, 그 증상은 어떤 것인지를 설명함과 아울러, 전래되어 오던 민간요법이 있

을 경우에는 민간요법도 함께 소개하였다. 민간요법이 여럿인 경우에는 편의상 일련번호를 붙여 놓았다. 순서대로 사용하라는 의미는 아니므로, 상황에 따라 사용하기 편한 것을 선택하여 사용하면 좋을 것이다. 참고로 말한다면, 여기서 소개하는 민간요법들은 한 시대에 잠깐 동안 사용되던 것이 아니라, 오랜 세월 동안 사용되어 온 것이니만큼 분명 효과가 있는 것임을 확신할 수 있다.

(5) '제4편 14줄기의 침자리' 에서 침자리를 하나씩 자세하게 설명한 것은, 수지침이 비록 손이라는 한정된 부위에만 놓는 침법이기는 하지만, 수지침 자체가 전통적인 침법을 응용한 것이기 때문이다. 따라서 하나의 침자리가 어떻게 해서 생겨나게 됐고 어떤 뜻을 지니고 있는가를 아는 것은, 여러분이 탈을 고치는 데 있어 대단한 도움이 될 것이며, 수지침법뿐만 아니라 전통적인 침법까지도 활용할 수 있도록 소개하였다.

(6) 침자리를 설명하면서 전통적인 침법(몸침, 체침, 정경침이라고도 함)에서의 위치, 즉 '몸에서의 위치'를 기재하여 수지침뿐만 아닌 전통적인 침법의 방법으로 직접 몸에서도 탈을 고칠 수 있게 하였다. 가령, 뜸이나 지압을 해야 하는 경우 손에서도 상응되는 자리에 뜸을 뜨거나 주물러 줄 수도 있지만, 손만으로는 어려운 경우가 있기 때문이다. 이때에는 직접 몸을 지압하는 것이 도움이 될 것이다.

(7) 침자리를 설명하면서 지압이나 뜸, 부항을 몸에다 직접해야 할 경우에는 '전통적인 침법에서'라는 말을 첨가하였고, 손에다 하는 것은 '수지침법에서'라는 말을 첨가하여 혼동을 피하도록 하였다.

제 1 편　민족 의술로서의 수지침

제1장 수지침에 대하여

1. 수지침의 개념

수지침은 손이라는 한정된 부위에 침이나 뜸, 그 밖의 기구를 사용하여 탈을 고치는 의술을 말한다. 수지침의 이론적인 체계는 동의학의 이론을 바탕으로 만들어졌고, 기능적인 면에서의 분류는 손만이 보여줄 수 있는 효과에서 비롯된 '상응침법'이다. 수지침만이 가지고 있는 장점으로는 누구나 부작용 없이 쉽고 편하게 이용할 수 있다는 점과 손의 살갗에 들어가는 깊이가 0.3~0.5mm 정도밖에 되지 않음에도 불구하고 뛰어난 효과를 보여주고 있다는 점이다. 그러나 상황에 따라서는 2mm까지나 그 이상이 들어가는 경우도 있지만, 위험하지 않으니 걱정할 일은 아니다.

예로부터 '일침 이구 삼약(一鍼二灸三藥)'이라 하여 탈을 고치는 데는, 첫 번째로 침을 사용하고, 두 번째로 뜸을 사용하며, 세 번째로 약을 사용한다고 했다. 이 말은 단순히 치료방법의 순서를 정한 것이 아니라, 함께 어우러져 치료한다는 의미를 포함하고 있다. 다시 말하면 어떤 경우에는 침이 효과적이고, 어떤 경우에는 뜸이 효과적이며, 어떤 경우에는 약을 먹는 것이 효과적이라는 뜻이다. 그리고 어떤 경우에는 침이나 뜸, 또는 약을 병행하여 치료해야 하는 경우가 있다. 이렇듯 어느 하나가 전체를 대신할 수는 없으며, 어느 한 부분이 부족한 것은 다른 것을 통하여 보충해야 한다는 것을 뜻한다.

수지침 역시 손이라는 한정된 부위만을 사용하고 있기 때문에, 다스리는 탈 또한 한정되어 있다. 수지침이 다른 치료방법보다도 좋은 효과를 기대할 수 있는 질환은 구급상황, 소화기 질환, 신경성 질환, 순환기 질환 등이 있다. 그 밖에도 여러 가지 질환들에 있어서도 완치까지는 하지 못한다 하여도 좋은 효과를 기대할 수 있다. 그러나 외과 수술을 해야 하는 탈이나, 암이나 간경화와 같이 이미 탈의 상태가 깊은 경우, AIDS와 같이 전염되는 탈의 경우, 정신병, 유전성 질환 등과 같은 것은 수지침으로 치료하는 것이 불가능하다. 이런 경우에는 수지침으로 고칠 수 없다는 것을 분명하게 밝히고, 전문의사와 상담하게 하는 것이 바람직하다.

세간에는 수지침이 만병통치인 것처럼 주장하거나 생각하고 있는 사람들이 있는 듯하다. 물론 탈을 고치는 사람이나 치료를 받는 사람이 탈을 고칠 수 있다거나 탈이 나을 것이라는 자신감을 가지는 것은 대단히 중요하다. 그러나 의술을 행하거나 접하는 사람에게 있어서 위와 같은 생각은 자칫 오해나 그릇된 영향을 줄 수가 있다. 중요한 것은 자신의 한계를 아는 것이다. "어떠한 일이든 통달하지 못한 것이 있으면 생각하라"고 옛 글에서도 말하듯이, 사람이 사람을 고치는 행위인 의술을 행함에 있어서 신중한 생각과 겸허한 마음가짐은 강조해도 지나치지 않을 것이다. 수지침을 배우는 데 있어서도 한두 번의 치료가 성공적이었다고 자신을 과신한다거나, 그럴 일은 없겠지만 수지침을 배우는 것이 전문 의사가 되는 것인양 생각하는 것은 절대로 있어서는 안된다. 환자 자신이나 환자의 가족들이 잘 모를 경우에는 전문의사를 찾아가 상담하거나 치료를 받는 것이 의술을 대하는 올바른 자세일 것이다.

1) 근 거

(1) 본능적인 측면

생명을 가지고 있는 모든 것은 자신의 생명을 보존하고, 종족을 번성시키고자 하는 본능과 수단을 가지고 있다. 적으로부터 공격을 받은 도마뱀이 자신의 꼬리를 버리고 도망가는 것이나 큰 물고기에게 대부분이 잡혀 먹힐 운명에 놓인 작은 물고기들이 수억 개의 알을 낳는 것이나, 적으로부터 공격을 받은 전기 뱀장어가 순간적으로 고압의 전기를 발생시키는 것 등은 좋은 예가 될 것이다. 하찮은 동물도 이러한데 하물며 '만물의 영장'이라고 하는 사람이 자신의 몸을 지킬 수 있는 수단을 가지고 있을 것이라 생각하는 것은 그리 어려운 일이 아니다.

인류의 역사가 시작되면서 사람의 몸에 침을 꽂기 시작한 시기나 원인에 대하여 정확하게 알 수는 없지만, 우리가 생각할 수 있는 것은 가장 인간적인 동기에서 시작되었을 것이라는 추측과 가정뿐이다.

원주민 사회의 토속신앙 속에 남아 있는 의술들이나 사람들이 무의식중에 하는 행동들을 통하여 다음과 같은 것들을 발견할 수 있다.

① 가려울 때 가려운 부위를 긁거나, 손톱으로 누르고, 뾰족한 것으로 찔러 가려운 통증을 가라앉히고자 했다.

② 다리를 삐었을 때 어긋난 뼈를 원상태로 만들고자 했거나, 부어오른 살이 가라앉도록 주무르거나, 여러 가지 기구를 사용하여 죽은 피를 빼내고자 했다.

③ 근육이 둔화되었을 때 손가락으로 둔화된 부위를 주무르거나, 뾰족한 것으로 찔러 피를 빼거나, 그 밖의 방법을 사용했다.

④ 신경이 마비되었을 때 신경을 자극할 수 있는 도구나 방법을 사용했다.

⑤ 독사나 그 밖의 동물들에게 물렸을 때, 상처 부위에 있는 독이 다른 곳으로 퍼지지 못하도록 묶어 주거나, 독을 빼내기 위하여 입으로 상처 부위를 빤다거나, 기구를 사용하여 독을 제거했다.

이와 같은 본능적인 행동을 통하여 우리는, 사람이 동물들과는 달리 손을 사용하고 있다는 차이점을 쉽게 발견할 수 있다. 달리 표현하면, 사람은 직립보행을 하고 있다는 것이다. 그러나 사람이 직립보행을 하게 되면서부터 사람만이 가지는 문제점이 생겨나게 되었다. 그것은, 우리 몸에서 혈액순환을 담당하고 있는 염통에서 가장 멀리 떨어져 있는 팔과 다리는, 다른 배알들과는 달리 관리가 소홀해지기 쉽다는 것이다. 가령, 우리 몸에 탈이 생기게 될 경우 가장 먼저 손발이 차가워진다거나 더워지는 것, 그리고 손발이 떨리는 것과 같은 반응이 나타난다는 것은 좋은 예이다.

다리의 경우에 있어서는 직립보행이라는 자체로 염통과 멀리 떨어져 있다는 단점을 해소할 수 있었다. 그러나 팔의 경우에는 다리와는 달리, 특별한 경우가 아니고서는 잘 사용하지 않기 때문에 이와 같은 문제점을 해소하기 어려운 점이 있다. 가령, 도구를 사용하거나 글을 쓰고, 놀이를 하거나 감정을 표현하는 것과 같이, 의식적이라도 손을 사용해야 할 필요성이 있는 것이다. 바로 이러한 점에서 손을 사용해야 한다는 필요성은 본능적인 것이라 할 수 있다. 또한 "적당한 노동이나 놀이는 자신의 건강을 지켜준다"는 옛사람의 말은 바로 이러한 점에서 생각되어야 할 것이다.

그러나 손의 중요성은 이와 같은 점보다도 다른 데 있다. 바로 손을 사용함으로써 손에 나타날 수 있는 이상현상을 막을 수 있고, 탈이 났을 때 이를 고치는 기구로서, 사람의 몸을 조절하고 지키는 보루와 같은 역할을 한다는 데 있다.

(2) 감성적인 측면

사람의 감정을 나타내는 데 있어서도 손은 중요한 역할을 하고 있다. 가령, 반가울 때 손을 덥썩 잡는다든지, 기쁠 때 박수를 친다든지, 처음 만나 인사를 나눌 때 악수를 하는 등에 손이 사용되고 있다. 또한 '손쉽다', '손잡다', '손에 잡히다', '손이 크다', '손맛이 좋다', '손털다', '손에 땀을 쥐다' 등과 같이, 우리말에 있어서도 손에 대한 표현〔사용〕이 많은 것을 볼 수 있다. 이렇듯이 손이란 몸을 대신하는 것은 물론, 사람의 마음을 전달하는 것으로서 사용되고 있음을 알 수 있다.

현대 의학의 관점에 있어서도 손은 뇌의 활동과 대단히 깊은 관계를 가지고 있다는 것이 입증된 사실이다. 다시 말하면, 손을 사용한다는 것은 두뇌계발에 좋은 영향을 주고 있고, 뇌신경에 있어서 큰 범위를 차지하고 있는 것이 손이기 때문에 사람이 생각하고 있는 것을 가장 잘 표현할 수 있는 신체 부위 역시 손이라는 것이다. 바로 우리가 본능적으로 해왔던 '손을 비벼주는 것', '손을 풀어주는 것', '박수치는 것', '손을 이용하여 놀이를 하는 것〔공기놀이, 땅따먹기, 딱지치기, 구슬치기, 자치기, 가위·바위·보, 보리밥·쌀밥, 잼잼, 곤지곤지 등〕'과 같은 행동은 사람의 건강은 물론 사람의 심성(心性)에도 큰 작용을 해왔던 것이다.

이러한 이유로 해서 근래에 와서는 어린이 장난감에 대한 관심이 커지고 있는 것을 볼 수 있다. 그러나 여기서 우리가 한 가지 염두에 둘 것은, 비싸고 고급스러운 장난감이 어린이의 건강이나 지능계발에 좋은 것만은 아니라는 점이다. 옛날의 어린이들이 전자 오락이나 좋은 장난감, 놀이시설이 없어도 오늘날의 어린이보다도 건강했고, 지능 역시 뒤지지 않았다는 것이다. 과학의 발달로 좋은 물건이 나오는 것은 필연적인 것이지만, 조상의 얼이 담겨 있는 우리의 것들은 접어두고 외국 것이나 비싼 것만을 선호하는 요즘이 아쉬울 따름이다.

(3) 동의학적인 측면

오늘날 우리가 사용하고 있는 수지침은, 옛날부터 손이라는 한정된 부위에 있는 침자리만을 사용하여 탈을 다스리던 '수침(手針)'이라는 침법에서 비롯되었다. 수침이란, 손과 발에 흐르고 있는 음(陰)의 3개의 줄기와 양(陽)의 3개의 줄기가 손과 발끝에서 연계되고, 모든 경맥(經脈)의 근(根)과 본(本)이 모두 팔다리의 끝부분에 위치하고 있다는 경락이론에 기초하여 만든 침법이다.

현재 수침이라고 불리는 침법에는 손등에 18개, 손바닥에 9개의 침자리만을 사용하고 있지만, 『신의비전(神醫秘傳)』, 『동씨기혈(董氏奇穴)』, 『유과삼종(幼科三種)』 등에서 언급되고 있는 손에만 있는 기혈(奇穴)이나 신혈(新穴) 등의 침자리는 실제로 200개가 넘는다. 그러나 여기서 우리가 주목할 것은, 손에만 있는 침자리〔경외기혈(經外奇穴)〕들이 자리하고 있는 모습이, 오늘날 수지침의 경락체계와 마찬가지로 14경락의 체계를 갖추고 있다는 것이다.

㈀ 다섯 손가락을 오장(五臟)과 연관하여 보는 관점

오늘날 수지침에서 다섯 손가락을 오장과 연관하여 바라보는 관점은 옛날부터 사용되어 오던 방법이었다.

첫 번째가 '오경(五經)'으로, 어린아이에게 탈이 났을 때는 침이나 뜸, 약 등은 면역성이 약한 어린아이에게는 위험하다고 하

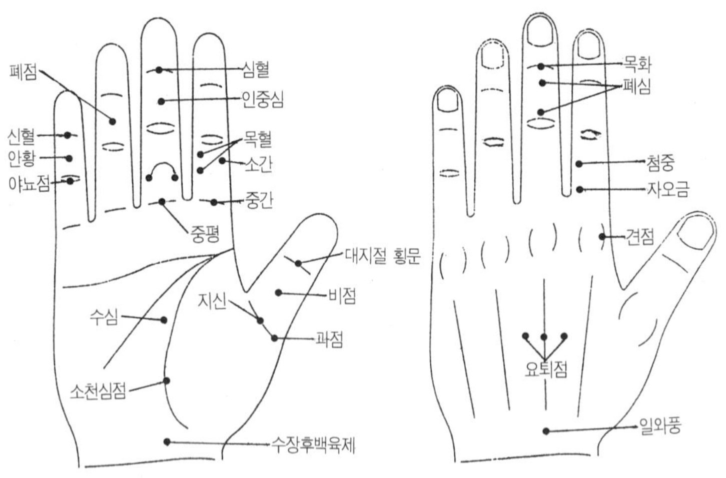

〈그림 1〉 오늘날의 수지침과 공통되는 경외기혈의 자리

〈표 1〉 경외기혈이 다스리는 탈

경외기혈의 이 름	수지침의 같은 자리	다스리는 탈 (아래의 탈들은 수지침에서 다스리는 탈과 동일하다)
수심(手心)	앞7번	밥통이나 배꼽의 작용과 연관있는 황달, 소화불량, 피로회복, 배가 차가울 때, 설사.
대지절횡문(大指節橫紋)	간4번	간줄기가 다스리고 있는 눈 질환, 생식기 질환인 눈이 감기고 눈에 무엇이 낀 듯 잘 안보일 때, 빈뇨, 월경불순, 자궁의 탈, 대하증, 정신이 혼미할 때, 혈뇨, 오줌을 잘 못 누는 탈.
인중심(人中心)	앞22번	허파나 목과 연관있는 유행성 감기.
심혈(心穴)	앞24번	뇌와 연관있는 신경쇠약, 전풍.
신혈(腎穴)	간4번	월경불순, 자궁병, 빈뇨, 방광염, 혈뇨, 요폐.
목혈(木穴)	허4번	허파의 기능과 연관있는 손의 피부질환에 탁월한 자리.
야뇨점(夜尿點)	간8번	비뇨기 질환, 고환염, 방광염.
심상(心常) * 심장에 해당	밥13번	심장병, 가슴이 두근두근거릴 때.
안황(眼黃)	간6번	얼굴이 누렇게 될 때, 구토, 설사, 소화불량, 사지무력, 간염.
소천심점(小天心點)	앞4번	오줌을 잘 못 누는 탈.
폐점(肺點)	포4번	구토, 정신이 혼미할 때, 담이 결릴 때, 비염.
과점(踝點) * 무릎에 해당	콩7번	관절염, 류마티스.
첨중(尖中)	큰13번	기관지염.
폐심(肺心) * 목에 해당	뒤15번 뒤17번	경통(頸痛).

목화(木火) *아문혈에 해당	뒤18번	고혈압 후유증의 하나인 반신불수.
견점(肩點) *어깨에 해당	작은9번	견관절주위염, 견비통.
요퇴점(腰腿點) *허리에 해당	뒤4번 양 옆	허리의 염증이나 허리 신경통, 디스크.
소간(小間)	염2번	가슴이 두근거릴 때, 눈 주위의 통증, 산통.
판문(板門)	앞1번	설사와 토한 것으로 인한 다리 경련, 배에 물이 찰 때, 복통, 작은창자의 질환.
일와풍(一窩風)	뒤1번	항문통, 설사.
중평(中平)	앞15번	구내염.
중간(中間)	포2번	심포줄기가 다스리고 있는 심계항진, 가슴이 답답한 증상〔胸悶〕, 머리가 어지러울 때〔頭運〕.

여, 다섯 손가락을 오장과 연관하여 지압으로 치료하던 방법이다. 오경에서는 엄지를 지라, 검지를 간, 중지를 염통, 약지를 허파, 소지를 콩팥에 배당하여 어린아이의 탈을 고치는 데 사용하였다.

두 번째는 경락론의 관점으로서, 줄기〔경락〕가 흐르는 데 있어서 다섯 손가락과 각각 연관되는 것을 이용했던 방법이다. 엄지는 허파, 검지는 큰창자, 중지는 심포, 약지는 삼초, 소지는 염통과 작은창자와 연관있는 것으로 보았다.

(ㄴ) 가운데 손가락 끝을 머리로 보는 관점

수지침에 있어서 가운데 손가락 끝을 머리로 보는 관점은 다음과 같은 근거에 의해서이다.

첫 번째는 위에서 언급했듯이, 옛날부터 내려오던 수침의 혈성(穴性)을 통하여 가운데 손가락 끝을 머리로 보는 것이다. 예를 들면, 가운데 손가락 중간 마디〔손등 부위〕에 있는 '폐심'이라는 자리가 목의 통증을 다스렸고, 가운데 손가락 끝마디에 있는 '심혈'이라는 자리가 발열 신경쇠약을 다스렸고, 가운데 첫째 마디에 '심상'이라는 자리가 심장병과 같은 심장질환을 다스렸고, 가운데 손가락 중간 마디가 인후염이나 감기와 같이 호흡기 특히 목의 탈들을 다스렸고, 가운데 손가락 끝부분이 인사불성일 때 사혈하는 자리로 널리 사용되어 왔던 경외기혈의 혈성을 이야기할 수 있다.

두 번째는 『동의보감』을 비롯한 많은 고전에서 언급되고 있는 방법으로, 코피가 나면 가운데 손가락 중간 마디를 색실로 묶어 주었던 점을 들 수 있다.

세 번째는 경락론의 입장에서 우리 몸의 전반적인 기혈순환을 다스리는 염통과 깊은 연관이 있는 심포 줄기가 가운데 손가락으로 흐르고 있다는 사실이다. 동의학에서 바라보는 심포의 역할은, 염통에 이상이 있을 때 염통을 먼저 다스리는 것이 아니라 염통을 보호하고 있는 심포를 먼저 다스릴 정도로 중요하게 생각하였다.

네 번째는 실제 임상에서 눈이 아플 때나, 코가 아플 때, 두통이 있을 때 탁월한 효과를 보여주고 있는 점을 들 수 있다.

㈂ 손바닥 가운데를 배로 보는 관점

손바닥 가운데를 배로 보는 것은 다음과 같은 근거에 의해서이다.

첫 번째는 경외기혈인 '수심(手心)'이라는 자리가 소화기 질환을 다스리고 있다는 점이다.

두 번째는 『동의보감』을 비롯한 많은 고전에서 "수중(手中)이 열(熱)하면 위가 열하고, 수중이 한(寒)하면 위도 한하다"고 하여 손바닥 가운데가 밥통과 깊은 연관이 있음을 가리키고 있다.

세 번째는 실제 임상에서 설사나 멀미, 변비, 배가 차가울 때, 배에서 소리가 날 때, 소화가 잘 안될 때 등의 소화기 질환에 있어서 탁월한 효과를 보이고 있는 점을 들 수 있다.

이상과, 앞에서 언급한 바와 같이 손이라는 한정된 부위만을 사용하고 있고, 수지침법에서 사용되는 침의 자극의 강도가 약함에도 불구하고 탈을 고칠 수 있는 근거를 정리하면 아래와 같다.

① 손과 발은 우리 몸에서 혈액순환을 담당하고 있는 염통〔심장〕과 가장 멀리 떨어져 있으므로, 다른 배알이나 기관에 비하여 관리가 소홀해지기 쉽다는 점이다. 가령, 탈이 나면 손과 발이 차지거나 저리는 것과 같이 손과 발에서부터 이상반응이 나타난다는 것은 좋은 예이다.

② 두 발로 걸어다니는 사람은 네 발로 움직이는 동물들과는 달리 두 팔에 대한 활용이 필요하다. 그러나 두 발은 서 있거나 걸어다님으로써 기혈의 원활한 순환을 가져오게 하지만, 두 팔은 특별한 경우가 아니고서는 잘 사용하지 않는다. 따라서 두 팔은 의식적이라도 사용할 필요가 있다. 가령, 손을 이용한 놀이나 지압봉을 이용한 자극, 손을 비벼주는 것은 좋은 방법이다.

③ 우리 몸에서 혈액순환을 담당하고 있는 것은 염통이다. 그러나 혈액이 순환하게끔 실질적으로 일을 하고 있는 것은 염통이나 굵은 동·정맥도 아닌 모세혈관이다. 이 모세혈관이 우리 몸에는 약 51억 개가 있는데, 이 중에서 약 70%에 해당하는 35억 개가 손과 발에 있다는 점이다.

④ 우리 몸의 신경계통에서 손이 차지하고 있는 위치가 대단히 크다. 중추신경계통에 속한 대뇌피질의 기능적인 영역을 구분할 때, 손이 차지하고 있는 위치가 운동적인 측면과 지각적인 측면의 중추신경에 대단히 크게 차지하고 있음을 볼 수 있다.

⑤ 동의학의 경락론 입장에서 볼 때, 우리 몸에는 여러 개의 줄기가 흐르고 있다. 그런데 이 줄기가 흐르는 데 서로 연결되는 부위가 바로 손끝과 발끝이라는 점이다.

⑥ 전통적으로 사용해 왔던 경외기혈의 많은 침자리의 역할이 마치, 몸에 흐르고 있는 14줄기를 손에 옮겨 놓은 듯 경락이론의 체계를 갖추고 있다는 점이다.

⑦ 조선시대 3대 의학자〔허준, 사암도인, 이제마〕의 한 사람인 사암도인이 전통적인 침법의 오수혈(五輸穴)에 오행론을 첨가하여 만든 오행침법에서, 모든 침자리들이 팔꿈치와 무릎 아래에 배치되어 있다는 점이다.

2) 원 리

(1) 줄기가 흐르는 길

앞에서도 언급한 바와 같이 수지침은 전통적인 경락이론을 손에 적용한 상응침이다. 수지침의 상응체계를 살펴보면, 가운데 손가락 끝마디는 머리에 해당되고, 가운데 손가락 중간 마디 부분은 목에 해당된다. 첫째 손가락(엄지)과 다섯째 손가락(새끼)은 다리에 해당되며, 둘째 손가락(검지)과 넷째 손가락(약지)은 팔에 해당된다. 그리고 손바닥 가운데는 배꼽에 해당되며, 손목의 금에서 손끝을 향하여 1푼〔0. 2mm~0. 3mm〕 남짓 올라간 자리가 항문과 생식기 사이에 해당되는 자리이다. 따라서 몸에서 다리로 흘러가고 있는 줄기는 첫째 손가락과 다섯째 손가락에 위치하게 되고, 몸에서 팔로 흘러가고 있는 줄기는 둘째 손가락과 넷째 손가락에 위치하게 된다.

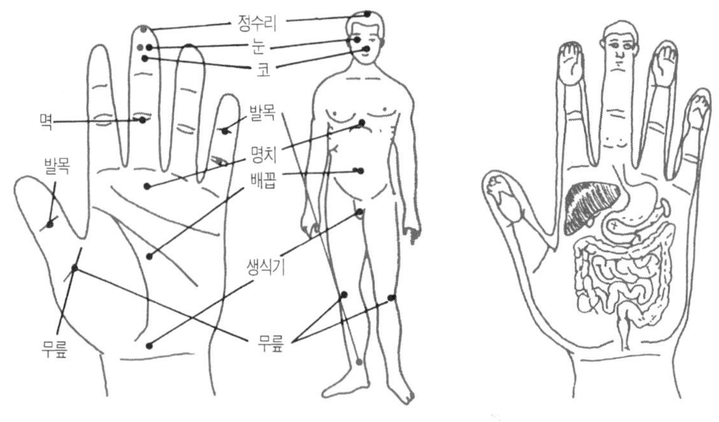

〈그림 2〉 인체 상응도

한편 몸의 앞면, 즉 배 부위의 가운데를 지나가고 있는 줄기〔임맥 : 앞가온 줄기〕는 손바닥 가운데를 지나 가운데 손가락의 중간 부분을 지나가게 된다. 그리고 몸의 뒷면, 즉 등 부위의 가운데를 지나가고 있는 줄기〔독맥 : 뒷가온 줄기〕는 손등의 가운데를 지나 가운데 손가락의 중간 부분을 지나가게 된다.

옛사람들은 줄기가 어느 부위, 어느 부분으로 흐르고 있는가를 줄기의 이름에 적어 놓음으로써 다른 줄기와의 혼동을 피할 수 있게 하였다. 본 책에서 허파 줄기라 불리는 줄기의 전통적인 이름은 '수태음폐경(手太陰肺經)'인데, 이 '수태음폐경'이라는 말을 살펴보면 다음과 같다. '수(手)'는 본 줄기가 흐르고 있는 몸에서의 부위가 팔로서, 손으로 흐르고 있다는 뜻이다. '태음(太陰)'은 본 줄기가 음(陰)에 속한 줄기로서, 사람의 몸에서 음의 부위〔엎드린 상태에서 차렷 자세를 했을 때에 살과 살이 닿는 부위, 바닥과 살이 닿는 부위가 음에 해당되는 부위이다〕에 위치하고 있음을 뜻한다. 또한 태음이라고 하면 음 중에서 가장 왕성함을 뜻하는 것으로, 위치상으로는 엎드린 상태에서 차렷 자세를 했을 때 바닥에 제일 가까이에 있는 자리를 뜻한다. 그리고 '폐(肺)'는 허파라는 우리말을 한자로 표시한 것이니 장부〔배알〕를 나타내는 것임을 쉽게 알 수 있고, '경(經)'은 굵은 줄기를 뜻하는 것임을 알 수 있다.

다시 정리하여 설명하면, 수태음폐경이란 음의 부위에서 손으로 흘러가는 허파 줄기라는 뜻이다. 참고로 말한다면, 태음과 양명은 우리 몸의 앞부분〔엎드렸을 때 바닥에서 가까운 부분〕으로 흐르고, 소음과 태양은 몸의 등 부위에 가까운 쪽으로 흐른다. 그리고 궐음과 소양은 태음과 소음, 양명과 태양의 가운데로 흐른다.

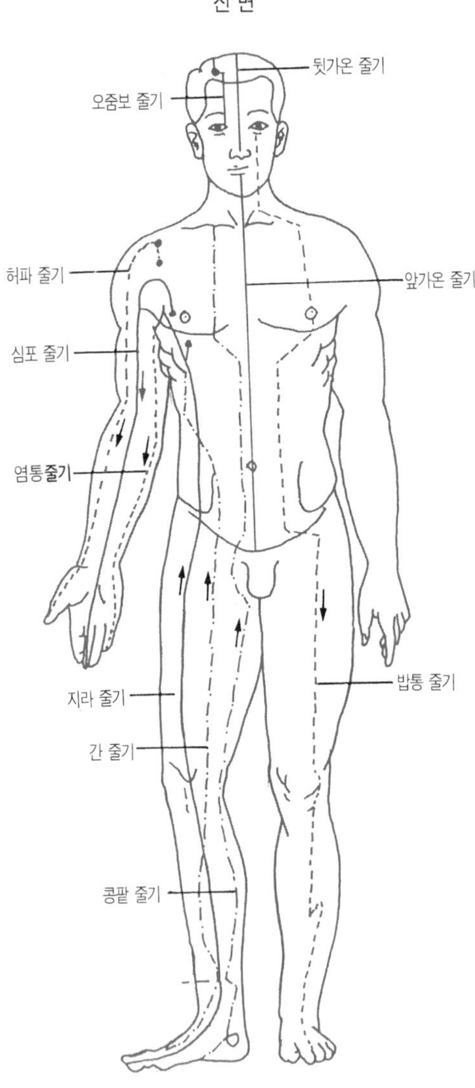

〈그림 3〉 14줄기가 흐르는 길

후 면

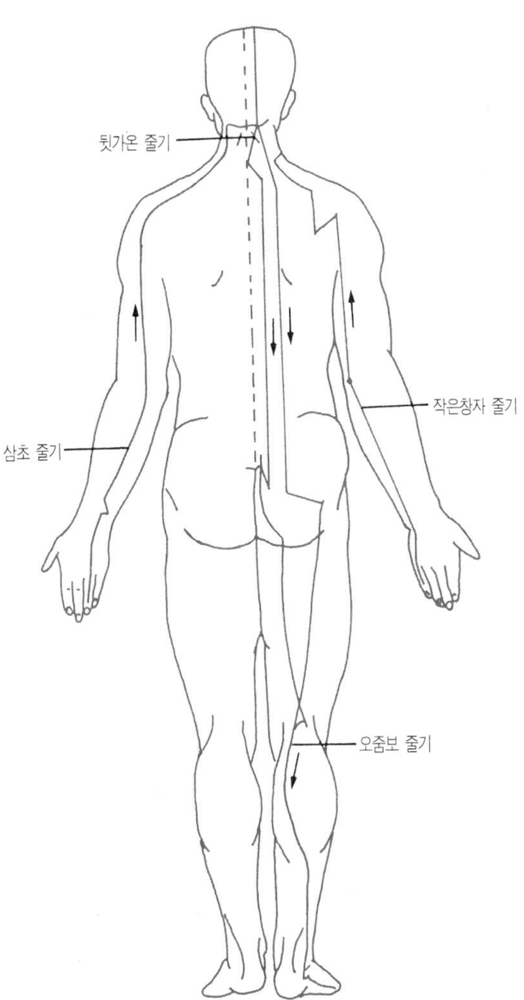

측 면

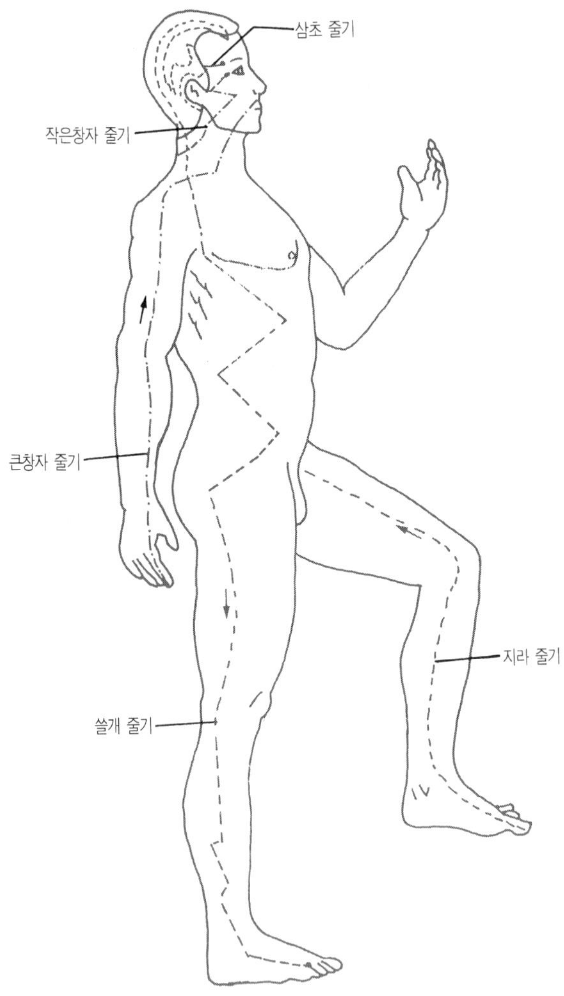

〈표 2〉 음의 줄기가 흐르고 있는 위치

<table>
<tr><th colspan="2">음의 줄기</th><th>태음(太陰)</th><th>궐음(厥陰)</th><th>소음(少陰)</th></tr>
<tr><td colspan="2">* 수지침에서는
손바닥에 해당</td><td>팔 · 다리의
앞부분</td><td>팔 · 다리의
가운데</td><td>팔 · 다리의
뒷부분</td></tr>
<tr><td>2·4째
손가락</td><td>팔</td><td>허파 줄기</td><td>심포 줄기</td><td>염통 줄기</td></tr>
<tr><td>1·5째
손가락</td><td>다리</td><td>지라 줄기</td><td>간 줄기</td><td>콩팥 줄기</td></tr>
</table>

〈표 3〉 양의 줄기가 흐르고 있는 위치

<table>
<tr><th colspan="2"></th><th>양명(陽明)</th><th>소양(少陽)</th><th>태양(太陽)</th></tr>
<tr><td colspan="2">손등 부분</td><td>팔 · 다리의
앞부분</td><td>팔 · 다리의
가운데</td><td>팔 · 다리의
뒷부분</td></tr>
<tr><td>2·4째
손가락</td><td>팔</td><td>큰창자
줄기</td><td>삼초 줄기</td><td>작은창자
줄기</td></tr>
<tr><td>1·5째
손가락</td><td>다리</td><td>밥통 줄기</td><td>쓸개 줄기</td><td>오줌보
줄기</td></tr>
</table>

〈그림 4-1〉 음의 줄기

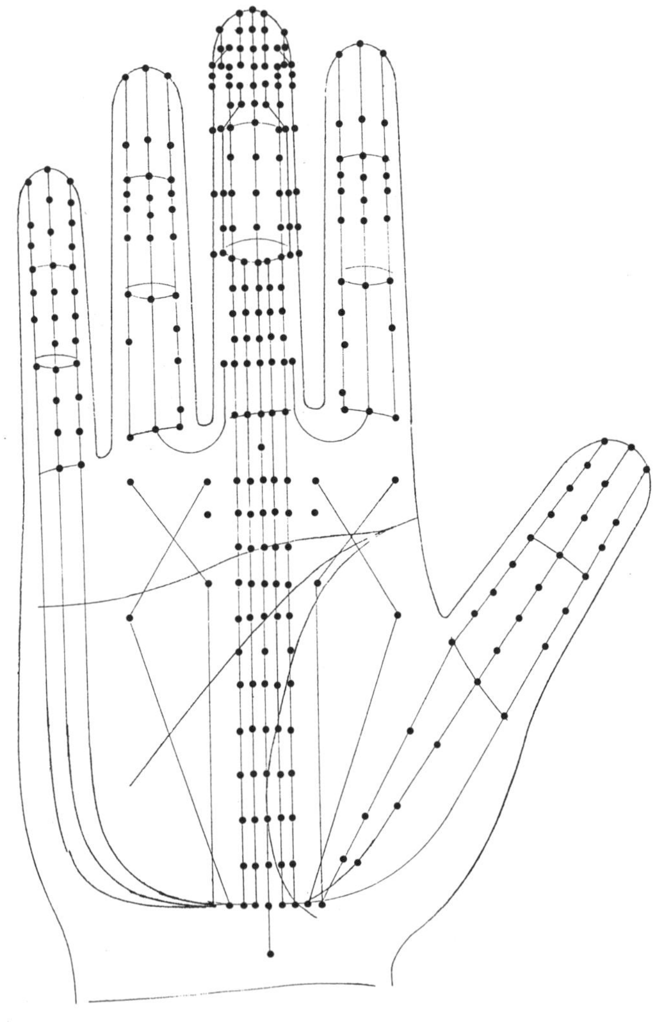

〈그림 4-2〉 양의 줄기

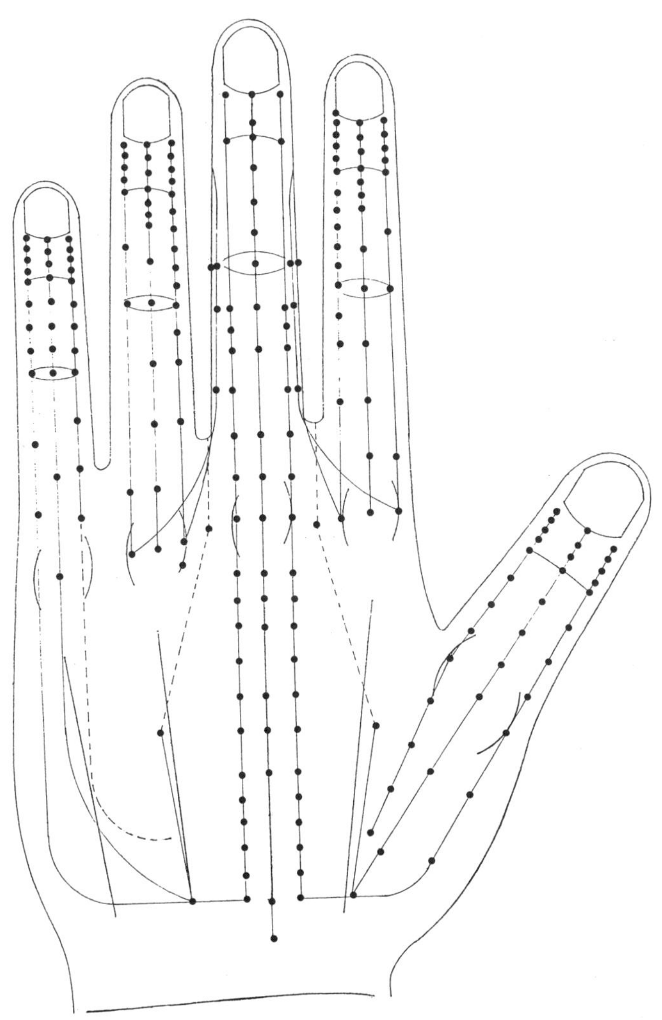

(2) 침자리의 위치

침자리란 침이나 뜸, 그 밖의 자극기구를 사용하여 탈을 고치는 자리를 말한다. 우리 몸에 있는 침자리의 수는 고전(古典)마다 다르게 기록되어 있는데, 『천금방(千金方)』에서는 348개, 『침구갑을경(針灸甲乙經)』에서는 349개, 『십사경발휘(十四經發揮)』에서는 354개, 『동의보감(東醫寶鑑)』에서는 355개, 『침구대성(針灸大成)』에서는 359개, 『내경(內經)』에서는 361개, 『소문(素問)』에서는 365개라고 하였다.

이렇게 침자리를 각기 다르게 표기하던 것을 1982년 세계 보건기구(WHO)에서 『내경』의 기록에 따라 361개의 침자리를 공식으로 정하게 됨으로써, 침자리의 수를 361개로 통일하여 사용하고 있다. 361개의 침자리라고는 하지만 실제로 사용하는 침자리는 그리 많지 않으며, 효과가 높은 자리〔상용혈(常用穴)〕에 한정하여 사용하고 있다. 동의는 양의와는 달리 많은 사람들의 체험을 바탕으로 만들어진 체험의학이기 때문에, 침자리를 사용하는 사람에 따라 달리 사용하고 있으며, 지금도 계속해서 보다 나은 침자리를 찾고자 노력하고 있다. 지금까지 발견된 신혈들이나 기혈들을 모두 합치면 5,000개가 넘는 것으로 알려져 있다.

전통적인 경혈이론을 바탕으로 하고 있는 수지침에서도 현재 정해진 침자리 이외에 효과가 더 좋은 자리를 찾을 수 있으며, 또 이러한 노력은 계속되어야 하는 것이 바람직한 일이다. 본 책에서 제시하고 있는 침자리의 수는 283개이다. 수지침에서도 전통적인 침법에서 사용하고 있는 361개의 침자리를 다 적용할 수는 있지만, 수지침의 특성상 군이 많은 침자리를 정할 필요는 없는 것이다. 그 이유를 설명하면 다음과 같다.

① 수지침은 온몸을 대상으로 침을 놓는 전통적인 침법과는 달리, 손이라는 한정된 부위에 침을 놓기 때문이다. 몸 전체라는 넓은 면적에 사용하던 것을 손이라는 좁은 면적에 그대로 적용한다는 것은 무리가 있을 수밖에 없다.

② 종이에 물감을 떨어뜨리면 번지게 된다. 그러나 물감이 번지는 범위는 끝없는 것이 아니라 한정된 범위 안이다. 이와 마찬가지로 침이란 자극기구 역시 침을 놓았을 때 사람의 몸에 효력을 주는 범위가 있으며, 그 범위는 한정되어 있다. 굳이 침자리를 촘촘하게 하여 효력이 발생하는 범위를 중복할 필요는 없다. 또한 사람의 몸은 무생물과는 달리 다변성을 지니는데, 촘촘하게 침을 놓는 것이 필요할 때도 있지만 오히려 좋지 않을 때가 더 많다.

③ 수지침은 상응침으로서 전통적인 경락론을 바탕으로 중요한 부위 중심으로, 최대한의 효과를 누릴 수 있어야 한다. 정해진 침자리 외의 다른 곳에 침을 놓아야 할 경우가 있을 수 있다. 예를 들어 다리를 삐었다고 하자. 이때 다리를 삔 곳에 해당하는 상응 부위 주위에 침을 놓고자 할 때는 굳이 정해진 자리에 구애받지 않고도 상응하는 부위에 다침(多針)을 하면 된다.

④ 수지침은 누구나 쉽게 부작용 없이 탈을 고칠 수 있는 대중의술, 민중의술이 되어야 한다. 그러기 위해서는 복잡하거나 상식에 어긋나서는 안된다. 가령, 수지침이 상응침이라고 하여 전통적인 경락론을 틀에 박은 듯 손에다 옮겨 놓는다거나, 침

자리를 천편일률적으로 등분하여 설정하는 등은 올바른 것이 아니다. 무엇보다도 중요한 것은 원칙은 세우되 상황에 따라 변화할 수 있는 능동적인 자세이다.

2. 수지침을 놓는 방법

1) 방 법

수지침을 놓는 방법에는 2가지가 있다. 하나는 수지침을 놓는 기구〔침대롱〕를 사용하는 것이고, 다른 하나는 기구를 사용하지 않고 맨손으로 놓는 방법이다. 수지침을 놓는 방법에 따라서 특성이 다르지만, 일반적으로 사용하고 있는 방법은 기구 즉, 침대롱을 사용하는 방법이다. 침대롱을 사용하여 수지침을 놓는 방법을 설명하면 다음과 같다.

① 침대롱을 엄지와 중지로 붓을 잡듯이 잡는다.

② 침대롱의 아랫부분에 침의 윗부분이 먼저 들어가게 하여 수지침을 놓는다.

③ 수지침을 놓고자 하는 침자리에 침대롱의 끝부분을 비스듬히 갖다댄다.

④ 침대롱의 머리 부분을 검지 손가락 끝으로 올린 상태에서 침대롱을 똑바로 세운다.

⑤ 검지 손가락으로 올린 침대롱의 머리 부분을 떨군다.

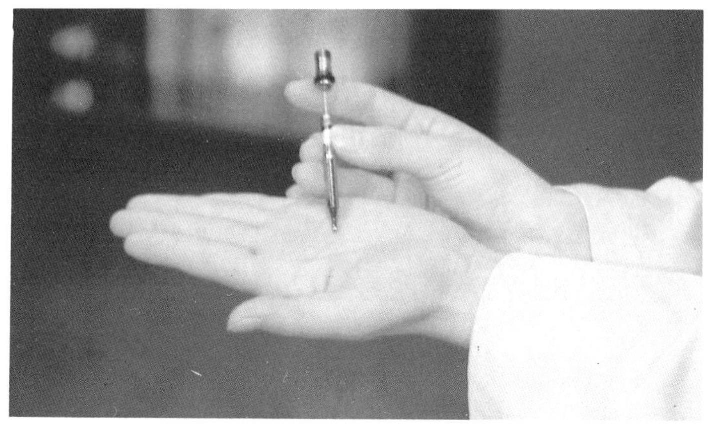

〈그림 5〉 침을 놓을 자리에 침관을 대는 모습

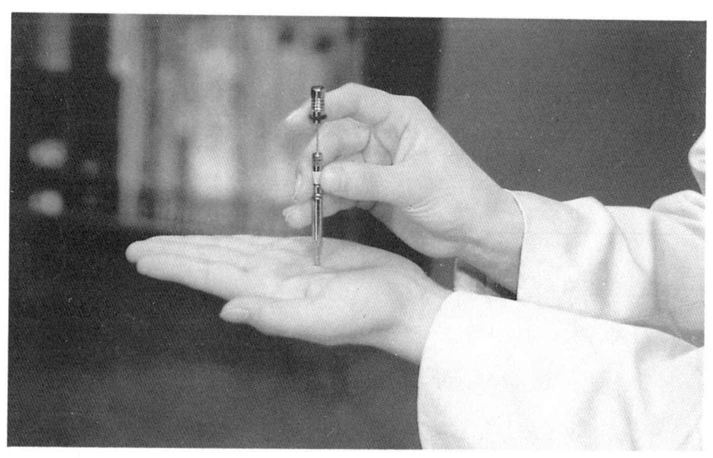

〈그림 6〉 침관의 머리를 검지로 올린 모습

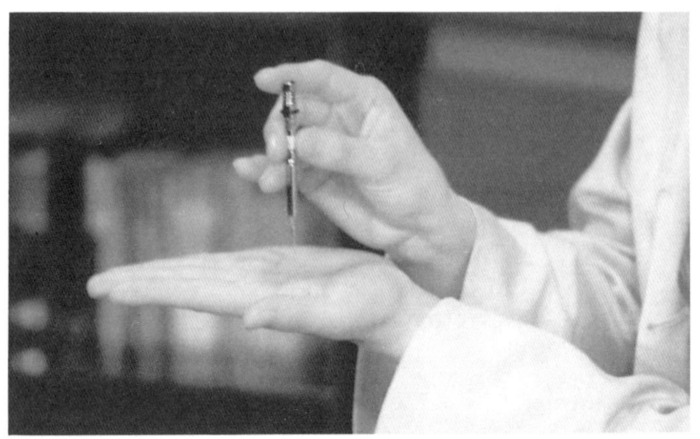

〈그림 7〉 침을 놓은 모습

이와 같은 방법으로 수지침을 놓을 때 침대롱의 머리를 높이 올린 상태에서 떨구면 수지침이 깊이 들어가게 되고 아픔 또한 클 수가 있다. 물론 수지침을 처음 놓는 사람들에게는 다소 어려울 수도 있지만, 약간의 연습만 하면 침대롱의 머리를 어느 정도 올릴 것인가 하는 것은 쉽게 조절할 수 있게 된다. 침대롱을 사용해서 수지침을 놓는 방법은 수지침을 처음 놓는 사람도 쉽게 사용할 수 있다는 장점이 있다.

수지침을 놓는 두 번째 방법은 침대롱을 사용하지 않고 맨손으로 놓는 것이다. 맨손으로 놓는 방법은 보사(補瀉)를 할 때 많이 사용하는 방법으로, 침을 뉘어서 비스듬히 찌르는 영수보사법(迎隨補瀉法)과 같은 보사법은 침대롱을 사용해서 보사를 할 수 없기 때문이다. 맨손으로 놓는 방법이 침대롱을 사용해서 침을 놓는 방법보다는 어렵기는 하지만, 자신을 가지고 연습을 하면 이 방법 또한 쉽게 사용할 수 있다. 맨손으로 수지침을 놓는 방법은 외출

중이나 여행중에 침대롱이 없어도 침을 놓을 수가 있고, 환자와 시술자 간의 기가 서로 통할 수 있다는 장점이 있다.

수지침을 놓는 방법 중에서 가장 좋은 방법은, 『황제내경(黃帝內經)』「영추(靈樞)」에서 "침을 찌르는 요점은 기가 이르러야 효과를 얻는다" 하였듯이, 맨손으로 놓는 방법이다. 이는 마치 주부가 음식을 만들 때 고무장갑을 끼고 음식을 만든 것과 맨손으로 만든 음식을 비교하는 것과 같다고 하겠다. 그러나 이보다도 더 중요한 것이 있다. 바로 침을 놓는 사람의 마음가짐이다. 요즘에 와서는 특별히 보사법에 매달리지 않고 직침〔침을 똑바로 세워서 놓는 것〕을 하고 있다. 이는 침을 놓는 사람의 마음에 따라 보하는 것이 되기도 하고 사하는 것이 되기도 한다는 것이다. 일리가 있는 것이다.

그러므로 침을 놓는 사람은 침대롱을 사용하느냐 맨손으로 침을 놓는 것이냐에 구애받지 말고, 마음 가짐을 바르게 해야 한다. 바로 침을 놓는 사람은 자신감을 갖고, 침을 맞는 사람은 신뢰감을 갖고 서로를 대해야 한다는 것이다. 가령, 침을 놓는 사람의 몸이 좋지 않을 경우에는 탈이 잘 치료되지 않는 것은 물론 자신의 기를 빼앗길 수 있으며, 침놓는 사람의 기가 아픈 사람에게 좋지 않은 영향을 줄 수가 있으니 조심해야 할 것이다.

2) 시 간

수지침을 꽂고 있는 시간은 처방을 시술한 후 15~30분 정도가 좋다. 환자에 따라서는 더 많은 시간을 사용할 수도 있지만, 처음부터 많은 효과를 볼 생각으로 오래 꽂고 있거나 많은 양의 수지침을 놓는 것은 조심해야 한다. 때로는 환자의 몸의 상태가 좋지 않아 어지러움이나 구토가 생길 수도 있으니, 무엇보다도 환자의 상태를 잘 파악하여 시술하는 것이 중요하겠다. 그리고 하루에 수지침을 맞을 수 있는 횟수는 1번을 기본으로 하지만, 상황에 따라서는 2~3회도 놓을 수 있다. 환자에 따라서 여러 가지 방법들이 있을 수 있지만 지금까지의 임상을 통해서 보면 수지침을 꽂고 있는 시간은 20분 정도가 좋고 횟수는 2번 놓는 것이 무난하다. 그러나 2번 놓을 경우에는 아침에 1번, 저녁에 1번으로 놓는 시간의 간격과 기간을 설정하여 엄격히 지켜야 한다. 자칫 환자가 지치거나 견뎌내지 못하는 경우가 생기지 않도록 주의해야 한다.

보사를 할 때의 시간은 처방을 시술한 후 10분을 초과하지 않는 것이 바람직하며, 횟수는 일정한 간격을 두어 2번 정도가 바람직하다.

압봉이나 이온반지를 사용하는 사람들이 있는데 참고로 압봉이나 자석, 이온반지 등을 오랫동안 사용하는 것은 바람직하지 못하다. 특히 자석이나 이온반지를 오래 사용할 경우에는 오히려 어지럽다든지, 가슴이 답답하다든지, 속이 메스꺼운 등의 좋지 않은 현상이 생길 수도 있다. 따라서 자석이나 이온반지를 사용할 때는 일정한 시간의 간격을 두어 사용하는 것이 바람직하고 효과도 더 좋다.

3) 침을 맞기 전의 주의사항

침을 맞기 전에 손을 깨끗이 씻어야 한다는 것을 모르는 사람은 없을 것이다. 다음으로 사용할 기구〔침이나 침대롱, 사혈침 등〕를 소독하는 것이다. 사용할 침은 소독한 것을 사용하도록 하며, 사용한 침은 적어도 3~4회마다 소독하는 것이 보건상 바람직하다.

침은 각자 준비하여 사용하는 것이 안전하나, 부득이 다른 사람의 침을 사용해야 할 경우에는 소독하는 것을 잊지 말아야 한다. 우리가 일상적으로 침을 소독할 때 자외선 소독기를 사용하거나, 알콜로 닦는다거나, 끓는 물에 끓이는 방법들을 이용하고 있다. 그러나 이러한 방법은 소독은 가능하지만, 멸균 전문기구가 아니고서는 멸균이 안되기 때문에, 만약의 경우 뜻하지 않은 일이 생길 수도 있다. 그러므로 가장 좋은 방법은 개개인이 자신의 것을 따로 준비하여 사용하며, 3~4회마다 소독하여 사용하는 것이 바람직하다.

수지침은 손이라는 한정된 부위를 이용하기 때문에 전통적인 침법과는 달리 부작용이 적다는 장점이 있다. 그러나 보다 나은 효과와 이상현상〔수지침에서는 극히 드문 일이다〕을 막기 위하여, 아래의 사항을 지키는 것이 좋다.

침을 놓지 말아야 할 경우는 다음과 같다. '배가 고프거나 부를 때, 몹시 피곤할 때, 갈증이 날 때, 화를 낸 직후, 먼길을 걸어왔을 때, 방금 들어왔을 때, 차를 타고 왔을 때, 운동을 하고 왔을 때'에는 침을 바로 놓지 말고 숨을 가라앉힌 후 침을 놓아야 한다.

4) 침을 맞고 난 후의 주의사항

수지침은 처음 놓는 사람이 잘못하여 다른 곳에 놓았다거나 침대롱을 잘못 사용하여 다소 깊게 찌른다고 하여도 걱정할 정도로 위험한 일은 생기지 않는다. 그러나 수지침을 맞기 전에도 지켜야 할 주의사항이 있듯이, 침을 맞고 난 후에도 지켜야 할 주의사항이 있다. 침을 맞고 난 후에는 바로 몸을 피곤하게 한다거나, 배부르게 한다거나, 갈증이 나게 한다거나, 화나게 한다거나, 성관계를 갖는 등의 일을 하지 말아야 한다.

그리고 덧붙여 설명할 것은 침을 맞은 후 나타날 수 있는 이상현상이다. 이상현상이 나타나는 것은 수지침에서는 드문 일이지만, 원기가 너무나 허약한 사람이 침을 맞았을 때, 침을 맞을 때 지나치게 겁을 먹었을 때, 침자극이 너무 강했을 때〔수지침에서는 거의 없는 일이다〕에는 이상현상이 나타날 수 있다. 이상현상은 얼굴이 창백해진다거나, 어지러움을 느낀다거나, 땀을 갑자기 많이 흘린다거나, 손이 저린다거나, 침을 놓는 부위가 부어오른다거나, 퍼렇게 멍이 든다거나 등의 현상으로 나타난다. 이때에는 당황하지 말고 차분하게 침을 뺀 후 손을 비빈다거나, 따뜻한 물을 마신 후 누워 편히 쉬게 하거나, 침을 놓은 자리에 뜸을 뜨거나 하면 곧 회복된다. 극히 드문 경우이지만, 어지러움이 심한 경우는 주의 사항을 지키지 않았을 때 나타나게 되는데, 이때에는 손끝을 따주어 피를 뺀 후 편히 쉬게 하면 곧 정상을 회복하게 된다.

그 밖에 침을 맞은 후 손에서 땀이 난다든지, 손이 차가워진다든지 하는 현상은 일반적인 반응이다. 손이 따뜻해지는 것은 기혈순환이 잘 되는 것이고, 차가워지는 것은 나쁜 기운이 빠지는 것이다. 그리고 침을 뺀 후에 침을 맞은 자리에서 피가 나오는 경우가 있다. 이것은 막힌 기혈이 통하게 됨으로써 나오는 것으로 좋은 현상이라 하겠다. 처음 경험하는 사람은 놀라는 경우도 있지만, 침을 놓기 전이나 놓은 후 자세하게 설명을 해줌으로써 놀라는 것을 막을 수 있다.

수지침이 우리 몸에 들어가는 깊이는 0.3~0.5mm 정도밖에 되지 않는다. 이 정도의 깊이로 찔러서 동맥이 다칠 위험은 전혀 없다. 참고로 사람의 몸은 우리의 생각을 넘어선 신비스러움을 담고 있다. 낙태를 하기 위하여 기구를 삽입하면, 배 안에 있는 아기가 피하는 것이나 주사바늘이 들어오면 혈관들이 피하는 것과 마찬가지로 침을 찌르게 되면 혈관들이 피한다고 한다. 수지침을 놓아서 나오게 되는 피는 실핏줄에 고여 있거나 막혀 있던 피로서, 이를 가리켜 '죽은 피', '막힌 피'라고 한다. 주로 몸의 좋지 않은 곳과 연관이 있는 곳에서 피가 나오게 되는데, 옛날부터 "피 나오는 구멍마다 소 1마리를 먹은 것과 같다"고 하여 침의 효과를 본 것이라 하였다.

제2장 뜸에 대하여

1. 쑥 이야기

우리나라 건국 이야기인 단군신화에 보면 곰이 마늘과 쑥만 먹고 100일을 견뎌 사람이 되었다는 이야기가 있다. 이 이야기는 단순히 한 나라가 어떻게 해서 나라를 세우게 되었는가를 전달하는 것에 그치지 않는다. 마늘과 쑥은 밥통에서 작용하는 것으로 예로부터 강장식품으로 사용되어 왔으며, 추운 환경 속에 있는 북방 민족들에게는 추위에 의한 탈〔한사(寒邪)〕들을 다스리는 데 사용되었다. 따라서 마늘과 쑥이 등장하는 단군신화를 통하여 우리는 다음과 같은 것을 알 수 있다. 첫 번째로 마늘과 쑥과 같은 강장식품을 먹고 자란 우리 민족은 건강한 민족이라는 것과, 두 번째로 이미 기원전 24세기 경부터 마늘과 쑥이라는 약초를 사용했다는 것을 알 수 있다.

뜸이 우리 몸에 끼치는 작용을 보면, 뜸을 뜰 때 사용되는 쑥의 기운은 지라 줄기와 간 줄기, 콩팥 줄기에 작용하는 것으로, 우리 몸에 흐르고 있는 줄기들을 따뜻하게 덥혀 주고 바람과 추위에 의한 사기를 없애 주며 기혈이 잘 통하게 작용을 한다. 또한 피가 나는 것을 멈추게 하고 태아를 안정시키는 작용을 한다. 서양의학에서 뜸에 대한 약리실험을 한 것을 살펴보면, 뜸은 세포면역과 체액 면역기능을 높이며, 백혈구의 수와 혈색소의 양을 늘리고, 혈당량, 핏속의 칼슘과 칼륨, 피응고 시간 등에 긍정적인 영향을 주는 것으로 밝혀져 있다. 그 밖에도 밥통에서 윤동운동과 소화액 분비를 항진시키며, 몸 질량을 늘리고, 내분비 계통에 영향을 주어 진통·진정 작용을 한다는 것 등이 밝혀져 있다.

생물학적인 측면에서의 쑥은, 생명력이 강하고 따뜻한 성질을 가지고 있는 국화과에 속하는 다년생 식물이다. '쑥쑥 자란다', '쑥대밭이 됐다'는 우리말이 있듯이, 다른 식물들이 자라기 어려운 환경일지라도 쑥은 잘 자라고 사람의 발길이 끊어지면 금세 쑥대밭이 된다. 이렇듯 쑥의 강한 생명력을 보고 옛사람들은 쑥을 약으로 사용하게 되었을 것이다. 뜸을 만드는 쑥 가운데에서도 바닷가에서 모진 비바람을 맞으며 온갖 어려움을 이겨낸 쑥〔약오른 쑥〕을 가장 좋은 것으로 친다. 뜸쑥은 줄기가 곧게 서 있고 높이가 45～100cm가 되며, 잎이 어긋맞게 나 있고 잎꼭지가 있다. 잎꼭지는 긴 타원형이며 1～2가닥의 깃 모양으로 갈라져 있고, 잎의 뒷면에는 흰 털이 많이 있는 것이 특징이다.

뜸쑥을 만드는 방법에 대하여 알아보면 다음과 같다. 뜸쑥은 5～7월경〔단오날 : 음력 5월 5일〕 꽃이 피기 전 잎이 무성할 때에 딴다. 딴 잎은 말린 후 불에 약간 볶아서 부드럽게 한다. 그 다음 비비거나 돌절구에 찧고 굵은 채로 치거나 아니면 손으로 줄기나 그 밖의 잡다한 것들을 골라내어 섬유질만을 뜸쑥으로 사용하면 된다. 뜸은 뜸뜨기에 적당한 크기로 말아서 살갗에 직접 올려놓거나 뜸종이나 기구〔뜸판, 뜸대〕, 마늘, 생강 등에 올려놓고 뜨면 된다.

뜸쑥은 햇쑥보다 묵은 쑥이 더욱 효과가 좋은데, 이는 묵은 쑥이 화력이 온화하고 쑥 기운이 살갗 깊숙이 들어가기 때문이다. 뜸쑥은 불이 잘 붙고 열이 비교적 고르게 나며 불꽃도 튀지 않는다. 또한 뜸쑥은 재가 쉽게 떨어지지 않으며 연기도 적고 특수한 향기를 내는 특징이 있다. 그리고 뜸쑥에는 방충·방습 작용이 있으며, 뜸쑥이 탈 때 국소마비를 일으키는 물질이 나오므로 아픔이 적다는 특징이 있다.

2. 뜸요법의 종류

뜸요법이란 가공한 뜸쑥을 태워 생기는 열로 침자리를 자극하여 탈을 예방하거나 치료하는 방법을 말한다. 뜸은 경맥을 통하게 하고 찬기운을 없애며 기혈을 조화시키는 작용을 한다. 수지침에서는 주로 뜸판이나 마늘, 생강 위에 뜸쑥을 놓고 뜸을 뜨는 간접뜸을 사용하고 있다. 뜸쑥을 몸에 직접 놓고 뜸을 뜨는 직접뜸은 온몸을 침자리로 사용하는 전통적인 침법에서는 사용하는 방법이지만, 수지침에서는 잘 사용하지 않는 방법이다. 탈을 고치는 데 있어서도 편한 것을 선호하는 요즘에는, 오래 전부터 사용하던 마늘뜸이나 생강뜸과 같은 간접뜸을 사용하기보다는 시중에서 팔고 있는 뜸판 위에 뜸쑥을 붙여놓은 뜸을 사용하고 있는 실정이다. 그러나 예로부터 사용하던 뜸뜨는 방법에 어떠한 것들이 있는지 알 수 있도록 전통적인 방법에 대하여 소개한다.

1) 직접 뜸

(1) 뜸기둥뜸

뜸기둥을 직접 뜨고자 하는 부위에 놓고 태워 다 타면 환자가 뜨겁다고 할 때 이미 타버린 재를 그대로 누르거나〔이것은 보하는 방법이다〕, 불어내 버리고〔이것은 사하는 방법이다〕 다시 뜸기둥 하나를 세워 놓고 또 태운다. 1개의 자리 위에 보통 3~5장씩 뜬다. 탈이 깊거나 오래되었을 때는 수십 장부터 수백 장을 뜨기도 한다. 그러나 이것은 환자의 구체적인 상황을 고려하여 결정해야 하며, 이 뜸법은 주로 만성병에 사용하는 방법이다.

(2) 뜸대뜸

뜸대뜸이라고 하면 뜸쑥을 직경이 가는 막대처럼 말아서 만든 뜸을 말한다. 뜸대뜸을 사용하는 방법은 뜸대의 한 끝에 불을 붙여 뜨고자 하는 부위의 위 1~2cm쯤 떨어진 거리에서 열을 전달한다. 마치 담뱃불을 살에 가까이 갖다대는 것과 같은 방법이다. 뜸대뜸을 뜰 때는 뜸뜨는 자리가 벌겋게 되고 약간 뜨거운 감각이 있으면서 견디기 좋은 정도로 한다. 대체로 3~5분간 뜸대를 태운다. 또 불 붙은 뜸대를 가지고 뜸을 뜨고자 하는 부위에 참새가 모이를 쪼아먹는 식으로 가까이 댔다가 멀리하는 식으로 반복하는 방법이 있다. 이 방법은 뜸을 뜨는 부위에 끊임없이 따뜻한 감각을 주면서도 화상을 입지 않게 하는 데 매우 편리하며, 어떤 부위에나 알맞게 갖다댈 수 있으므로 요즘에 많이 사용하는 방법이다.

수지침에서도 사용하기 편한 방법으로, 뜸뜨는 것을 무서워하는 사람이나 살이 여려서 잘 데는 사람들에게 좋은 방법이다. 뜸대뜸은 하나의 뜸대를 이용하여 여러 곳에 뜸의 효과를 줄 수 있는 방법이기도 하다.

2) 간접 뜸

(1) 소금뜸

소금뜸은 배꼽에 1.5~2cm 두께로 가는 소금을 채우고 그 위에 뜸을 말아 태우는 방법이다. 뜸이 다 타면 소금은 그대로 두고 뜸기둥만을 바꾸어 준다. 소금뜸을 뜨는 데 있어서 주의해야 할 것은, 배꼽에 화상을 입지 않도록 뜸을 뜨다가 뜨거우면 뜸기둥을 들었다놓았다 하거나 소금을 더 채워주도록 한다. 이 방법은 뇌출혈의 위험성이 있거나 뇌출혈이 있은 직후에 사용하며, 토사곽란(吐瀉霍亂)으로 사지가 싸늘해지고 맥박이 가늘고 힘이 없을 때, 구토, 설사, 배가 찰 때, 몸이 허약할 때 등에 사용한다. 또한 소금뜸은 강장의 방법으로 대단히 좋다.

(2) 마늘뜸

마늘뜸은 0.3~0.5cm 두께로 썬 마늘을 뜸을 뜨고자 하는 부위에 놓은 후, 마늘 위에 뜸기둥을 놓고 뜨는 방법이다. 뜸기둥이 다 타고 나면 다시 새 뜸기둥을 놓고 태우면 된다. 보통 마늘은 3~4장의 뜸기둥을 태운 후에 바꿔준다. 만약 뜸뜨는 것이 뜨거울 경우에는 마늘을 더 두껍게 하면 된다. 마늘뜸은 폐결핵이나 늑막염, 벌레에 물린 데, 종기의 초기에 좋은 방법이다.

(3) 생강뜸

신선한 생강을 0.3~0.5cm의 두께로 자른 다음 바늘로 구멍을 몇 군데 낸 후 뜸뜰 자리에 놓거나, 생강을 짓찧어 0.5~1cm의 두께로 놓고 그 위에 뜸을 뜨는 방법이다. 몹시 뜨거울 때는 생강을 바꾸어 놓거나 들었다놓았다 한다. 생강뜸은 위장병, 구토, 설사, 뼈마디가 아프고 쑤시는 데에 좋은 것으로, 뜸뜨는 자리가 벌겋게 되고 습윤(濕潤)하게 될 때까지 뜬다.

(4) 부자떡뜸

생부자를 가루내어 술 또는 따뜻한 물에 갠 후, 0.6~1cm 정도의 두께로 떡처럼 빚는다. 그 다음은 바늘로 여러 개의 구멍을 낸 다음 뜸뜰 자리에 놓고 그 위에 뜸기둥을 놓고 뜬다. 부자떡뜸은 양기가 허한 여러 가지 증상에 사용되며, 상처가 오랫동안 아물지 않는 데나 곪지도 않고 가라앉지도 않는 창상, 부스럼, 추워하며 쑤시고 아픈 데에 좋은 방법이다.

(5) 메주떡뜸

메주떡뜸은 부자떡뜸과 같은 방법으로 만들며, 사용하는 방법 또한 같다. 메주떡뜸은 종기나 부스럼이 아물지 않거나 종기가 어두운 색일 때 사용하는 방법이다.

(6) 뜸통뜸

뜸통뜸은 뜸쑥에 불이 잘 붙도록 만든 뜸통을 이용하여 뜸뜨는 방법이다. 뜸통뜸에는 2가지 방법이 있는데, 하나는 밑바닥에 수

십 개의 작은 구멍이 있는 뜸통에 뜸쑥을 넣고 불을 붙인 후 큰 뜸통에 넣는다. 그리고 뜸뜰 자리에 얇은 천이나 거즈를 깔고 그 위에 올려 놓고 뜨는 방법이다. 다른 하나는 밑바닥에서 위로 3~4cm 되는 곳에 쇠그물을 가로댄 것이 있어 이곳에 뜸쑥을 5~10g 넣고 다져서 밑에 불을 붙인 다음 불이 한창 붙기 시작하면 뚜껑을 닫고 뜸뜰 자리에 올려 놓는 방법이다. 뜸통뜸은 주로 기혈을 고르게 하고 찬기운을 없애는 데 사용하는 것으로, 어린아이의 설사, 소화불량, 대장염에 많이 사용한다.

3) 뜸을 뜰 때의 주의사항

우리말에 보면 '뜸들인다'는 말이 있다. 이 말은 음식을 속속들이 잘 익게 하려 할 때나 일을 잘 다지기 위하여 한동안 두고 기다릴 때 사용하는 말로서, 뜸이 천천히 타는 것에서 유래된 것이다. 뜸의 한자말인 '구(灸)' 자를 보면, '오래 구(久)'에 '불 화(火)' 자를 사용하는데 불을 오랫동안 쐬이는 것을 뜻한다. 따라서 뜸을 뜰 때는 침을 맞을 때와 마찬가지로 안정되지 못한 자세나 움직임은 안되며 불을 서둘러 키워서도 안된다. 뜸이 너무 뜨겁거나 열을 차단한다고 구점지를 사용하는 것은 좋은 방법은 아니다. 뜸을 너무 뜨겁게 하면 순간적으로 혈압이 올라가거나 모세혈관이 오므라들기 때문에 뜨거운 것을 참는 것은 좋지 않으니, 뜨거울 때는 떼어내거나 다른 곳으로 이동하여 지나친 뜨거움을 피하도록 한다. 그렇다고 데지 않으려고 너무 미지근하게 사용하거나 구점지를 사용하는 것은, 열을 전달하는 역할을 하는 뜸이 본래의 구실을 못하는 것이며, 뜸만이 전해 줄 수 있는 연기나 쑥진을 차단하는 것이 되기 때문에 좋지 않다.

뜸을 뜰 때 많은 사람들은 뜸자리가 별도로 있는 것으로 잘못 생각하고 있는 것을 볼 수 있다. 침을 놓는 자리, 즉 침자리가 뜸을 놓을 수 있는 뜸자리가 되는 것이다. 다시 말하면 '경혈(經穴)'이라고 하는 자리가 모여서 '경락(經絡)'이라는 하나의 줄기를 형성하게 되는데, 이 경혈에 침을 놓거나 뜸을 놓고, 부항을 뜨며, 손가락으로 몸을 누르는 지압의 자리가 된다. 그러므로 침자리라고 해서, 뜸자리라고 해서 다른 것이 아니다. 다만 이와 같은 혼동이 있었던 것은 어느 자리〔경혈〕에는 침이 효과가 있고, 어느 자리에는 뜸이 효과가 있기 때문이다. 그러나 수지침에서는 보통 기본방에만 뜸을 뜨기 때문에 이와 같이 뜸요법이라고 하여 별도로 시간을 할애하여 설명할 필요는 없다.

뜸을 뜰 때도 침을 놓을 때와 마찬가지로 지켜야 할 사항이 있다. 『동의보감』「침구」편에 보면, "뜸을 뜨는 것은 먼저 양의 부분을 뜨고 그 다음에 음의 부분을 뜨며, 먼저 위를 뜨고 그 다음에 아래를 뜨며, 먼저 적게 뜬 뒤에 많이 뜬다"고 하였다. 또 "뜸으로 보하는 것은 그 불을 불어 끄지 않고 반드시 저절로 타서 꺼지게 해야 하며, 사하는 것은 그 불을 불어서 타도록 해야 한다"고 했다.

그리고 뜸을 뜨면서 주의할 사항은, 뜸을 뜨는 부위나 주변이 데지 않도록 하며 자세를 자주 바꾸거나 돌아다니지 말아야 한다. 혹시 뜸을 뜬 자리가 따갑고 쓰리면 연고를 발라 주면 되고, 물집이 생기면 침끝으로 구멍을 내서 물을 뺀 뒤에 약을 발라 주고 깨끗한 천으로 덮어 주어 고정시켜 주면 된다. 뜸을 떠서는 안되는 부위가 있는데, 얼굴이나 염통 주변, 핏줄이 드러난 곳, 임산부의 아랫배에는 뜸을 떠서는 안된다.

제3장 그 밖의 자극기구

탈을 고치는 데 사용하는 기구에는 침이나 뜸 이외에도 압봉이나 자석, 전자빔 등이 있다. 이와 같은 자극기구를 사용할 수 있는 근거는, 인체가 흥분하게 되면 사람의 몸에는 극소량의 전류가 흐르게 된다는 점에 있다. 이때 발생된 전류는 체액에 비하여 음극의 성질을 가지는 세포로 흐르게 된다. 따라서 금(金)은 보하고, 은(銀)은 사하는 금속의 성질을 이용하여 만든 압봉이나 N(－)·S(＋)극을 지니고 있는 자석, ＋·－극을 발생시키는 전기장치인 전자빔 등은 사람의 몸에 전류가 흐르는, 다시 말해서 자기장이 형성된다는 원리를 이용한 치료법이다. 그러나 본 책에서는 일반적으로 사용하기 편한 압봉과 자석에 대해서만 설명한다. 전자빔의 경우 굳이 이를 사용하지 않는다 해도 이를 통해 얻을 수 있는 효과를 압봉이나 자석을 통하여 얻을 수 있기 때문에, 사용하기 불편하고 비싼 전자빔에 대한 설명은 생략한다.

압봉이나 자석과 같은 자극기구를 사용하여 치료하는 자리는 따로 있는 것이 아니라, 침이나 뜸을 치료하는 자리와 같다. 결국 하나의 침자리를 상황에 따라서 침이나 뜸, 또는 압봉, 자석 등을 선택하여 사용하는 것이다. 이와 같은 자극기구는 어떠한 경우에 사용하는가 하면, 보다 간편하게 치료하기 위한 방법으로 만성병이나 몸이 침을 맞거나 뜸을 뜨기에는 너무 허약한 경우, 습관성 질환, 멀미나 재채기와 같이 신체의 일시적인 변화에 따른 이상현상, 활동을 해야 하는 상황일 경우에 사용한다. 이와 같은 자극기구는 주로 탈의 허실보사에 따른 치료를 하게 되는데, 그 방법에 대하여는 아래에서 설명하겠다.

1. 압 봉

압봉은 자석과는 달리 널리 사용되고 있는 기구로서, 침과 마찬가지로 자극적인 효과와 금속이 지니고 있는 이온의 효과를 지니고 있다. 그러나 압봉은 살갗을 뚫는 침과는 달리, 피부 겉만을 자극한다는 차이점이 있다. 옛날에 사용하던 9가지의 침 도구 중에서 침끝이 뭉툭한 '원침(圓鍼)'은 단지 살을 눌러서 문지르는 것으로 사기를 제거하던 기구였다. 원침은 특히 음양이 고르지 못하여 갑자기 저리는 데 많이 사용되었다. 이러한 점들을 볼 때, 오늘날 우리가 사용하고 있는 압봉은 바로 원침과 같은 작용을 하는 기구라 할 수 있다.

압봉을 사용하는 데 있어서 특별히 주의할 것은 없다. 다만 드물게 금속물질을 살갗에 붙이는 것인 만큼 간혹 피부가 약한 사람에게는 알레르기성 반응을 보이는 경우가 있거나 심장이 약한 사람인 경우에는 가슴이 답답할 경우가 있다. 이때에는 압봉을 떼어내고 편한 자세를 취하게 한 다음, 압봉을 붙인 자리에 뜸을 뜨거나 피부연고를 발라주면 쉽게 가라앉는다.

압봉의 크기는 붙이고자 하는 부위에 따라서 크기를 선택하면 되고, 붙이는 시간은 1번에 2시간 정도 붙이는 것을 원칙으로 한다. 사실상 붙이는 시간은 상황에 따라서 다르다. 가령, 치질일 경우에는〔은색 압봉을 뒤1번에 붙이는데 효과가 대단히 좋다〕 자기 전에 붙였다가 다음날 아침에 떼기도 한다. 또한 멀미하는 사람에게 비행기나 배, 차를 타기 30분 전에 붙였다가 목적지에 도착할 때까지 붙인다〔은색 압봉을 앞7번에 붙이는데 대단히 효과가 좋다〕. 그 밖에도 코피가 날 때나 최루탄 가스와 같은 자극성 가스를 맞을 때, 꽃가루가 날릴 때와 같이 주어진 시간과 상황이 다를 때 굳이 시간을 고집할 필요는 없다.

압봉에는 은색 압봉과 금색 압봉 2가지가 있다. 은색 압봉은 사하는 성질을 지니고 있으므로 사하는 데 사용하고, 금색 압봉은 보하는 성질을 지니고 있으므로 보하는 데 사용한다. 가령, 다리를 삐었을 경우나 팔을 많이 사용함으로써 어깨가 아플 경우와 같이 탈이 실한 경우에는 은색 압봉을 붙여 실한 탈을 사해 주면 된다. 또한 처방에 있어서 압봉을 사용할 경우에는 다음과 같이 하면 된다. 간을 보하는 처방을 압봉으로 할 때, 보해 주어야 할 자리인 곡천(간8), 음곡(콩7)에는 금색 압봉을 붙이고, 사해 주어야 할 자리인 중봉(간4), 경거(허8)에는 은색 압봉을 붙이면 된다.

2. 자 석

자석은 압봉보다는 효과가 빠르게 나타나는 것으로, 혈액 순환이 잘 되지 않아서 생기는 탈에 많이 사용하는 기구이다. 사람의 몸에는 체중의 1/13에 해당되며 물보다 4배 정도가 진한 혈액(血液)이 있다. 혈액은 혈장(血漿)과 혈구(血球)로 이루어져 있으며, 혈구는 산소를 운반하는 붉은색의 적혈구(赤血球)와 병균이나 이물질을 잡아먹는 백혈구(白血球)로 구성되어 있다. 바로 자석은 인체가 흥분하면 발생하는 전류와 적혈구 안에 있는 혈색소(헤모글로빈)에 산화철을 작용하여 혈액 순환에 영향을 주게 된다. 참고로 말하면, 가스나 담배, 산성 음식 등으로 산소가 줄어들고 이산화탄소가 많아지면 피가 검붉게 되는 것은 바로 적혈구 안에 있는 혈색소가 파괴되기 때문이다. 이때 자석은 파괴된 피로 막혀 있는 혈관에 산화철을 끌어들이는 역할을 함으로써 새로운 피가 흐르게 작용하는 것이다.

자석을 사용하는 방법은 압봉과 동일하다. 그러나 드문 경우이지만 자석은 압봉과는 달리 이상현상을 나타낼 위험이 있다. 가령, 가슴이 답답하다든지, 어지럽다든지, 속이 메슥거린다든지 하는 이상현상을 보일 수 있다. 이때에는 바로 자석을 떼어내고 편한 자세로 손가락 끝을 딴다든지, 물을 마시든지, 자석을 붙인 자리에 뜸을 뜨면 곧 회복된다. 따라서 자석을 붙이는 시간은 1시간 정도를 원칙으로 한다. 그렇다고 시간을 초과했다고 해서 모두가 위험한 것은 아니다. 시중에서 사용하고 있는 몸자석이나 손자석은 가우스〔독일의 물리학자인 가우스(Gauss)가 제창한 자기 유도의 강도를 나타내는 전자 단위를 말한다〕가 인체에는 위험하지 않을 정도로 매우 낮은 것들이다. 따라서 대부분은 거의 이상이 없으나 간혹 심장이 약한 사람에게서 이상현상이 나타날 수 있기 때문에 참고로 일러두는 것이니 걱정할 필요는 없다. 자석을 손에 붙이고 있거나, 허리띠나 베개, 이불에 붙여 사용하거나 해도 큰 부작용은 없다. 다만 여기서 생각할 것은 자석은 인체에서 형성되고 있는 자기장에 자석이라는 인위적인 것을 갖다댐으로써,

인체의 자연적인 흐름에 영향을 줄 수 있다는 것이다. 따라서 보다 나은 효과를 얻으려면 자석을 오랫동안 붙이는 것보다는 1시간 정도 붙이고 2~3시간 있다가 다시 붙이는 식으로, 인체의 자생 능력을 키워주는 것이 바람직하다.

일반적으로 사용되는 손자석은 반창고와 함께 붙어서 나오는 것이 보통인데, 반창고에 붙어 있는 자석을 그대로 붙이고자 하는 곳에 붙이면 된다. 이것은 음극인 N극이 살에 닿도록 되어 있다. 자석을 가지고 보사를 하는 방법은 압봉을 사용할 때와 같은데, 사하고자 할 때는 음극인 N극을 붙이고 보하고자 할 때는 양극인 S극을 붙이면 된다.

제4장 가정요법

수지침은 몸에다 직접 놓는 전통 침법과는 달리 장소에 구애받지 않고 사용할 수 있다는 장점이 있다. 또한 수지침에서는 시중에서 파는 압봉이나 손자석, 뜸 등을 미처 준비하지 못한 상황 속에서도, 손쉽게 주위에서 구할 수 있는 기구를 사용하여 탈을 고칠 수 있다는 장점이 있다.

가령, 밥을 먹은 후 체했다고 하자. 손끝을 따주기 위해 사혈침이나 바늘을 찾을 수 없을 때 당황하지 말고 주위에서 쉽게 구할 수 있는 것을 이용하면 된다. 가령 식당에나 있는 이쑤시개를 이용하거나 산길이나 해변길을 걷다가 쓰러졌을 경우에는 주위에 널려 있는 나무 가시나 나뭇가지를 꺾어 날카로운 부분으로 손끝을 따주면 된다. 또 차나 배를 타면 멀미를 잘하는 사람이 있다고 하자. 그런데 주위에 약국도 없고 약을 미처 준비하지 못했을 경우에는 은색 동전[50원, 100원, 500원]을 손바닥 가운데 꼭 쥐고 있으면 효과가 있다. 그 밖에도 변비나 설사, 코피 등의 상황에서 치료할 수 있는 방법은 극히 간단하며, 우리 주위에는 이를 치료할 수 있는 기구들이 널려 있다.

먼저 우리 주위에 있는 것 중에서 탈을 치료하는 데 사용할 수 있는 것은 이쑤시개, 옷핀, 나무 가시, 볼펜, 머리핀, 성냥개피, 성냥이나 라이타 불, 담뱃불, 은색 동전, 쿠킹호일, 은박지, 쌀, 좁쌀, 현미, 고추씨, 국화씨와 같은 씨앗류 등이 있다.

이상과 같은 것들을 언제, 어떻게 사용하는가는 다음과 같다.

① 손끝을 따는 것은,

일사병이나 고혈압, 가스 중독, 급체, 주체(酒滯), 소아경기, 생리통, 식중독, 심장마비 등에 사용한다.

② 손을 자극하는 것은,

손이나 다리를 삐었을 때, 과식했을 때, 소화가 잘 안될 때, 눈이나 입, 코에 이상이 있을 때, 좌골 신경통이나 요통, 목이 아플 때와 같이 갑작스러운 근육이나 신경의 이상시에 사용한다.

③ 압봉이나 자석처럼 손에 붙이는 것은,

차나 배멀미, 설사, 변비, 무릎 관절 또는 좌골 신경통, 요통과 같은 신경통, 최루탄이나 봄철의 꽃가루로 인하여 눈물이 나거나 재채기를 할 때, 어린아이가 밤마다 오줌을 쌀 때, 밤에 잠을 못 잘 때, 가슴이 두근두근거릴 때 등에 사용한다.

④ 뜸과 같이 온열자극을 주는 것은,

뱃속이 찰 때, 생리불순이 있을 때, 손발이 찰 때, 몸이 으슬으슬 춥고 몸살이나 감기 기운이 있을 때, 설사를 할 때, 술을 먹은 후 속이 싸늘하게 차가워질 때 등에 사용한다.

1. 상응 치료법

상응 치료법이란, 탈이 났을 때 몸에서 탈이 난 부위에 해당되는 손의 상응 자리를 찾아 치료하는 방법을 말한다. 상응 치료를 하려면 우선 몸에 상응하는 자리를 손에서 찾아야 한다. 이때 원칙이 있는데, 그것은 왼쪽에 탈이 났을 때는 왼손을 우선적으로 치료하고, 오른쪽에 탈이 났을 때는 오른손을 우선적으로 치료한다는 것이다.

왼쪽 발목을 삐었을 때 상응점을 찾는 방법이다. 왼손을 들어 왼손 손바닥을 앞쪽을 향하게 하고, 왼손 손등이 얼굴쪽으로 보이게 한다. 이렇게 했을 때, 가운데 손가락을 중심으로 왼쪽에 있는 넷째 손가락〔약지〕은 왼팔에 해당하고, 다섯째 손가락〔소지〕이 왼쪽 다리에 해당하게 된다. 반대로 가운데 손가락을 기준으로 해서 오른쪽에 있는 둘째 손가락〔검지〕은 오른팔에 해당하고, 첫째 손가락〔엄지〕은 오른쪽 다리에 해당한다.

이렇게 왼쪽 다리를 찾았으면 그 다음은 발목을 찾는다. 손톱 아래에 있는 마디〔손가락의 마지막 마디〕가 발목에 해당된다. 그리고 중간 마디가 무릎이고, 손가락과 손바닥이 만나는 첫째 마디가 고관절에 해당된다. 이렇게 왼쪽 발목을 찾았으면, 발목에 해당하는 마디를 돌려준다거나, 왼쪽 발목에 해당하는 마디에 침을 놓으면 된다. 이때 왼쪽 발목에 해당하는 마디 중에서도 특히 아픈 곳이 있다. 이곳을 '압통점'이라고 한다. 이 압통점을 찾는 것은 상응 치료를 할 때 많이 사용하는 방법이니 기억해 두기 바란다. 오른쪽에 탈이 났을 때에도 이와 같은 방법으로 찾으면 된다.

오른쪽 눈에 탈이 났을 때 이에 해당하는 상응점을 찾아보자. 여기서는 오른쪽 눈에 탈이 났으니 우선 오른손에서 찾아야 한다. 그러면 오른손을 들어 오른손 손바닥이 앞을 향하게 하고, 오른손 손등이 눈에 보이게 한다. 이때 머리부분은 가운데 끝마디, 즉 손톱이 있는 마디이니, 가운데 끝마디의 손바닥 부분에서 오른쪽에 해당되는 곳이 오른쪽 눈의 상응점이 된다.

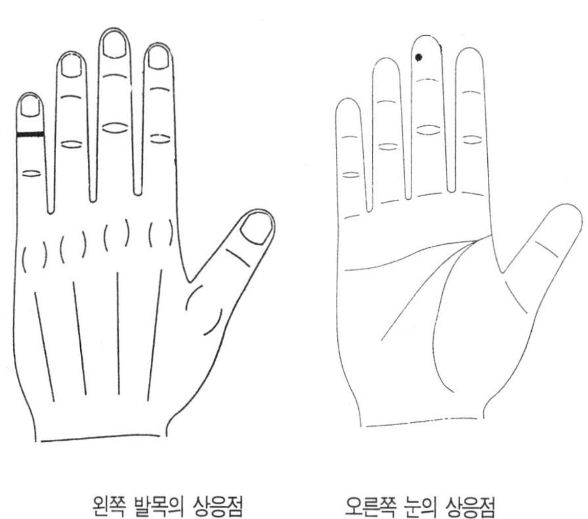

왼쪽 발목의 상응점 오른쪽 눈의 상응점

1) 두 통

두통을 비롯한 눈이나 코, 입 등 머리에 생기는 질환의 대부분은, 수승화강(水升火降)이 되지 않아 열이 머리에 몰려 생긴다고 해도 과언이 아닐 것이다. 따라서 민간요법에서는 머리에 질환이 있을 때 찬 수건을 머리에 댄다든지, 찬 공기를 쐬는 방법으로 머리를 차게 했다.

수승화강이란 물은 위로 올라가야 하고 불은 아래로 내려가야 한다는 것을 말한다. 다시 말해서 가벼운 성질을 지니고 있는 열이 위로 올라가려는 현상 때문에 사람의 몸 중에서 가장 윗부분

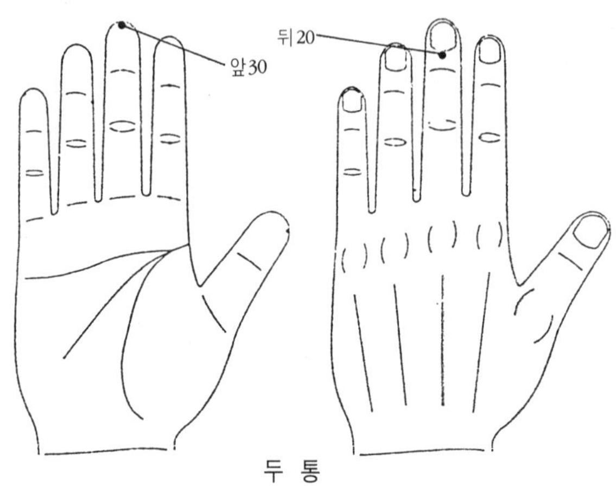

두 통

에 있는 머리는 열을 받기 쉽고, 상대적으로 무거운 성질을 지닌 찬기운은 아래로 내려가려는 현상 때문에 손과 발이 차가워지기 쉽다는 것이다. 따라서 머리는 차고 손과 발은 따뜻한 것이 건강의 기본이 된다.

두통이 심할 때는 우선적으로 앞30번을 사혈하고, 압봉이나 자석을 붙여준다. 가령, 뒷골이 아플 때는 손톱 아래의 뒤20번이나 그 주위에서 특히 아픈 곳을 볼펜이나 이쑤시개로 눌러주거나 압봉, 자석을 붙여준다. 편두통일 때는 손가락의 측면에서 특히 아픈 곳을 찾아 같은 방법으로 치료하면 된다.

2) 코가 아플 때

(1) 재채기나 콧물이 날 때

봄철 꽃가루에 의한 알레르기성 재채기나 좋지 못한 공기, 감기, 최루탄 등과 같은 자극에 의해서 재채기나 콧물이 날 때는

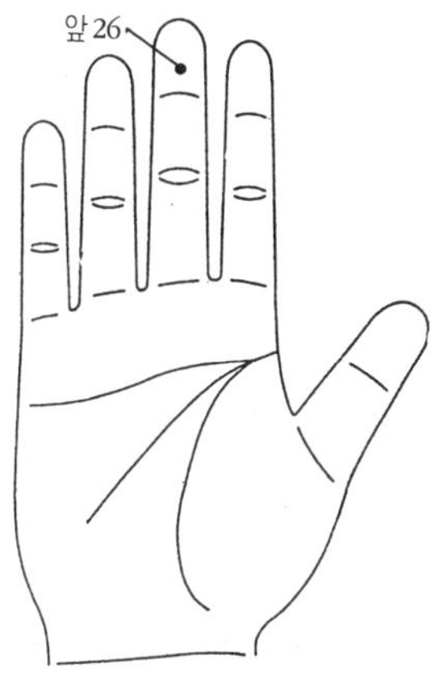

재채기나 콧물이 날 때

코에 상응하는 자리에 뜸을 뜨거나 압봉, 자석을 붙인다.

알레르기성 체질은 몸이 허약하여 항체에 대한 면역 기능이 약해져 생기게 되는데, 이때에는 기본방에 뜸을 꾸준하게 뜨면 효과가 있다.

(2) 코피가 날 때

일반적으로 코피는 금방 그친다. 그러나 심한 경우에는 좀처럼 그치지 않는데, 이때에는 아래의 그림에 해당하는 자리를 고무줄이나 실로 묶었다가 풀어주기를 3~4차례 하면 코피가 멎게 되고 좀처럼 재발하지 않게 된다.

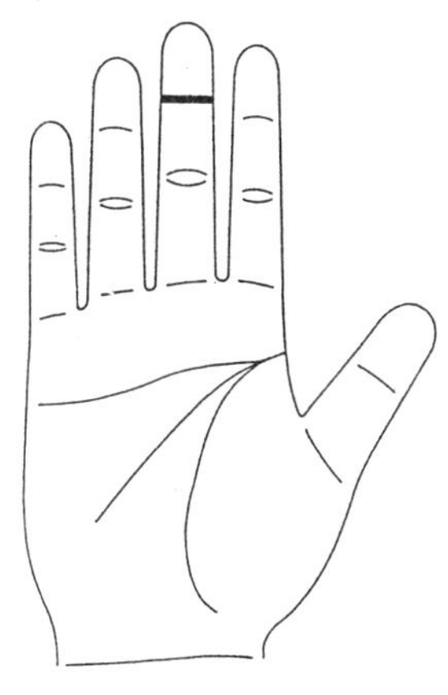
코피가 날 때

3) 눈이 아플 때

봄철 꽃가루에 의한 알레르기성 눈병이나 최루탄, 좋지 못한 공기 등으로 인하여 눈이 아플 때는 눈의 상응점에 압봉이나 자석을 붙여주면 효과가 있다.

80년대 말 데모가 한창이던 시절에 시내 곳곳에는 최루탄 냄새가 거리를 가득 메웠었다. 이때 대부분의 사람들이 최루탄의 매운

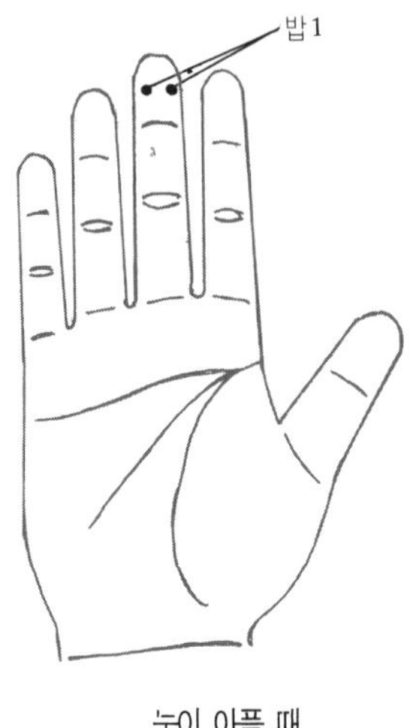

눈이 아플 때

냄새에 눈물을 흘릴 때, 수지침을 배운 사람들은 눈의 상응점에 압봉을 붙여 어려움없이 거리를 지날 수 있었다. 또한 봄철에 많이 날리는 꽃가루에 고생을 하던 여러 사람에게도 효과가 있었다.

4) 목이 아플 때

(1) 기도가 아플 때

지나친 흡연이나 자동차 매연, 공장의 연기, 사무실의 탁한 연기, 강의나 연설 후, 먼지 등으로 목이 아플 때는 죽염이나 소금으로 양치질하는 것이 좋다. 그러나 일상적으로 사용할 수 있는 방법으로 목의 상응점 중에서 특히 아픈 곳에 압봉이나 자석을 붙여주는 방법이 있다. 특별히 아픈 곳이 없는 경우는 앞20, 앞22, 앞24에 압봉이나 자석을 붙여준다.

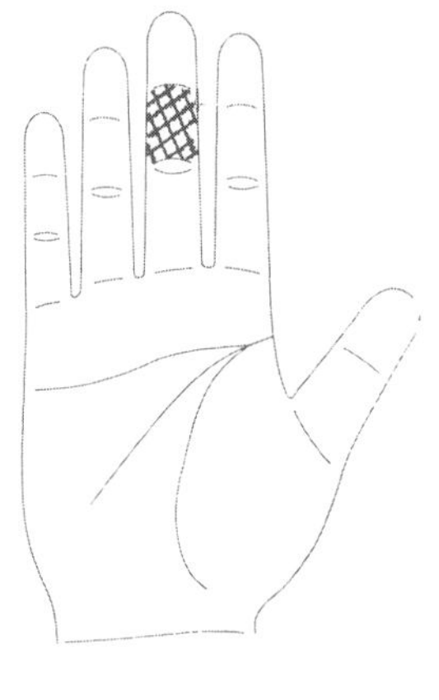

기도가 아플 때

(2) 목뼈나 목의 근육이 아플 때

최근에 발표한 통계를 보면 4세대 중 1세대는 자동차를 소유하고 있는 것으로 나타났다. 이렇듯 자동차의 증가로 인하여 자동차 사고 또한 늘어나는데, 이것으로 생기게 되는 탈의 하나가 목디스크와 같은 목의 통증이다. 이는 평상시나 잠잘 때의 좋지 못한 자세나 피로, 스트레스, 고혈압 등에 의해서도 생긴다. 이때는 뒤15번, 뒤17번에 우선적으로 침을 놓고, 그 다음에는 압봉이나 자석, T침을 붙여 주면 효과가 있다.

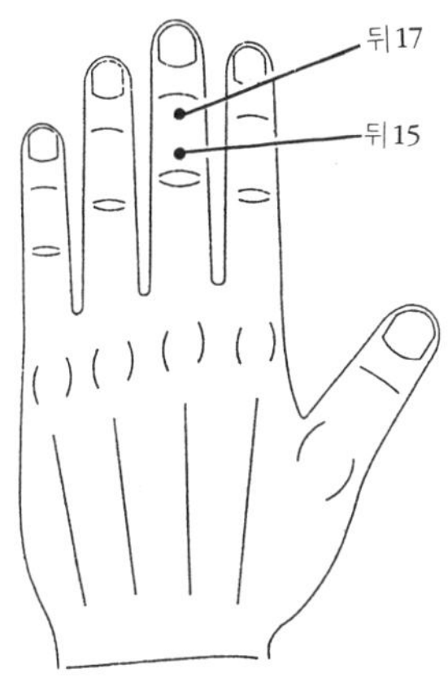

목뼈나 목의 근육이 아플 때

목의 근육이 아플 때도 손에서 목에 해당되는 자리의 압통점을 찾아 풀어주거나 위와 같은 방법을 취하면 효과가 있다.

5) 관절염이나 삔 데

관절염은 나이 든 사람이나 주부에게 많은 질환인데, 심하면 다리가 부어오른다거나, 걷거나 서 있는 것조차 힘들게 된다.

어느 주부가 집안에 큰 일이 있어서 무리를 해 다리가 부어 통증을 호소했던 일이 있었다. 공교롭게도 그날따라 침이 없어서 급한 대로 왼손 새끼 손가락 중간

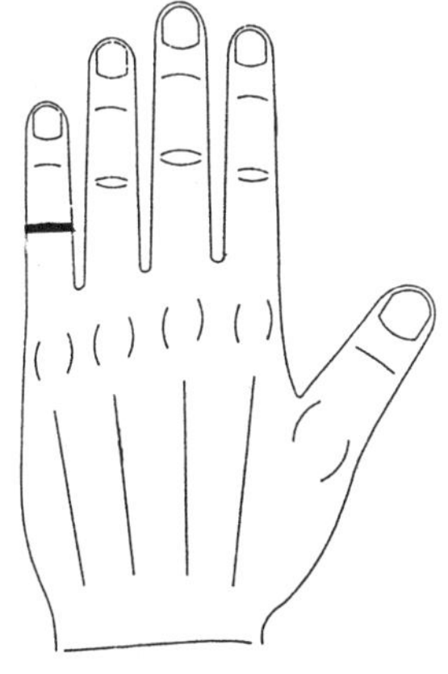
관절염이나 삔 데

마디를 3~4분 정도 돌려 주었더니 다리의 부기가 2/3 정도 가라앉았고, 통증을 호소하던 주부도 한결 편안해 했다. 삐었을 때도 마찬가지의 방법을 사용하면 된다. 그리고 상응점에 침을 놓거나 은반지를 낀다든지, 압봉이나 자석을 붙여주는 것도 좋은 방법이다.

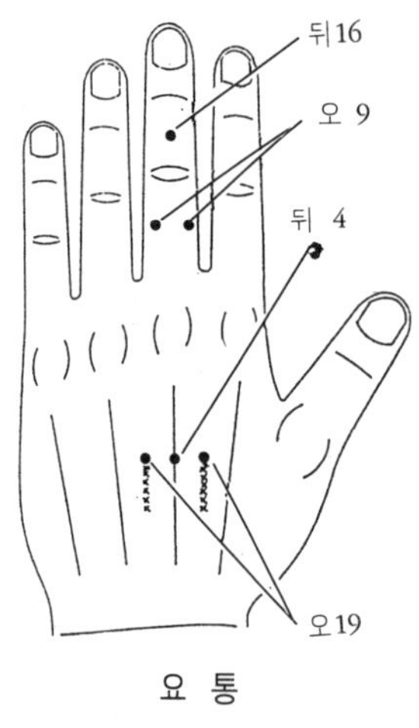

요 통

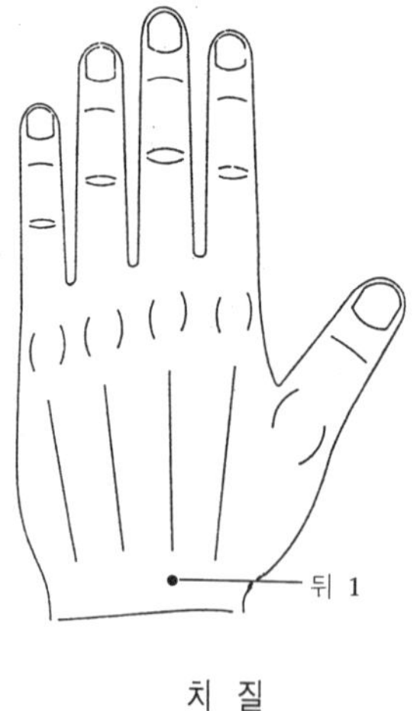

치 질

6) 요 통

요통이 생기는 원인은 크게 2가지로 볼 수 있다. 첫째는 무거운 것을 든다든지 좋지 못한 자세를 취한 데서 오는 근육성 요통과 두 번째로 콩팥 기능의 저하로 오는 기능성 요통이다. 이때에는 뒤4번 자리의 양 옆에서 특히 아픈 부분을 찾아 침이나 압봉, 자석을 붙여주면 효과가 있다. 그 밖에도 뒤16번에 뜸을 뜨는 것도 좋고, 오9번, 오19번에 침을 놓는 것도 좋은 방법이다.

7) 치 질

치질이 있을 때 손쉬운 방법으로 효과가 큰 것 중의 하나가 뒤

1번에 압봉을 붙이는 것이다. 자기 전에 붙여 다음날 일어날 때까지 붙이는 것만으로도 효과를 볼 수 있다. 심한 경우에도 이틀이 지나면 확실하게 효과가 있음을 느낄 수 있다.

8) 설 사

설사는 속이 덥거나 차가워 생기는데, 일반적으로 속이 찰 때 생기는 것이 대부분이다. 이때 가장 좋은 방법은 앞7번에 뜸을 뜨듯하게 뜨는 것이다〔앞1번을 병행해도 좋다〕. 그리고 지나친 설사로 다리에 경련이 일어날 때는 뒤1번에 뜸을 떠주면 효과가 있다.

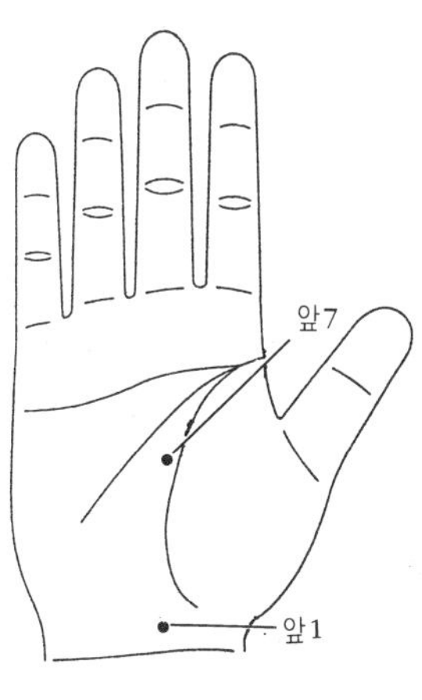

설 사

9) 멀미, 소화불량, 과식

소화가 안되거나 과식을 했을 때는 앞11번이나 앞13번에 자극을 주거나 압봉, 자석을 붙여주면 효과가 있다. 또 1가지 방법은 앞11번, 앞13번과 함께 기본방에 뜸을 떠주는 것이다.

멀미를 잘 하는 사람에게 차나 배, 비행기를 타기 전에 앞7번,

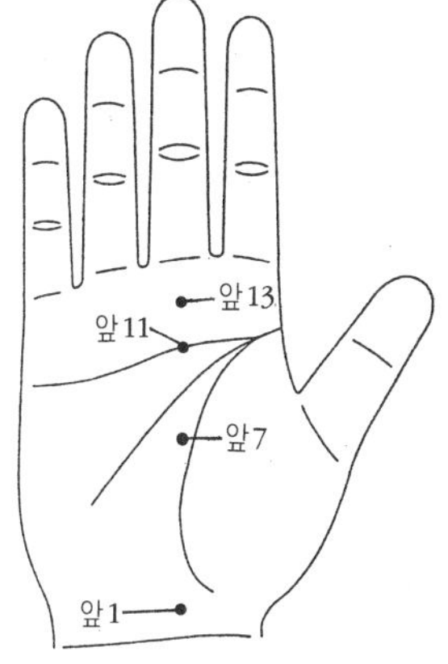

멀미, 소화불량, 과식

앞13번에 압봉이나 자석을 붙여주면 효과가 있다. 간혹 잊고서 압봉을 붙이지 못했을 경우에는 은색 동전을 꼭 쥐고 있어도 효과가 있다.

10) 가슴이 두근거릴 때

시험을 보러 간다거나 감정이 상하여 흥분했을 때, 긴장이나 걱정 등으로 가슴이 두근거릴 때는 오9번, 밥11번, 밥13번에 압봉이나 자석을 붙여주면 한결 나아진다. 또는 은반지를 가운데 손가락에 끼는 것도 좋은 방법이다.

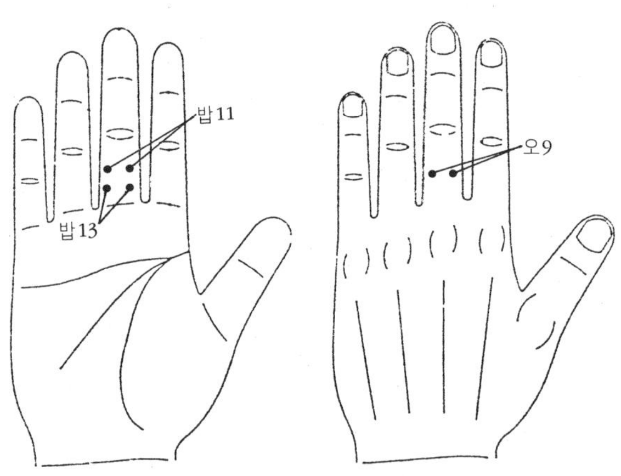

가슴이 두근거릴 때

2. 임상 치료법

1) 정력을 강화시켜 주는 기본방

기본방이란 하나의 처방을 하는 데 있어서 약방의 감초처럼 사용되는 처방을 말한다. 가령, 방광염의 처방을 할 때, 우선적으로 기본방을 놓은 후 방광염의 처방을 놓는 것이다. 기본방에는 남자에게 사용하는 기본방과 여자에게 사용하는 기본방이 다르다. 그 이유는 남자와 여자의 탈이 나기 쉬운 부위가 다르기 때문이다.

남자는 오줌보에 탈이 나기 쉽다. 물론 피곤하거나 몸이 좋지 않을 때 오줌이 누렇게 된다거나 거품이 생기는 등의 현상은 여자에게도 해당되지만, 남자와는 상황이 다르다. 복잡한 회사일로 인해 신경을 많이 쓴다거나, 지나친 일로 인해 몸이 처질 때, 지나친 성생활로 인해 정력이 감퇴될 때 나타나는 증상은 오줌발이 약해지는 것이다. 바로 남자에게 있어서의 오줌발은 자신의 건강을 나타내는 척도가 된다.

이런 이야기가 있다. 옛날 어느 시골에 딸 하나만을 둔 농사꾼이 있었다. 농사꾼이 나이가 들어감에 따라 농사짓는 일이 예전과 같지 않게 되자, 생각끝에 데릴 사위를 얻기로 했다. 그런데, 간단한 시험을 해서는 어떤 사람이 힘이 센지 좀처럼 알 수 없었다. 그래서 사위가 될 후보들과 얼큰하게 술을 마신 후 오줌을 함께 누면서, 누가 오줌발이 센가를 보고 결정했다고 한다.

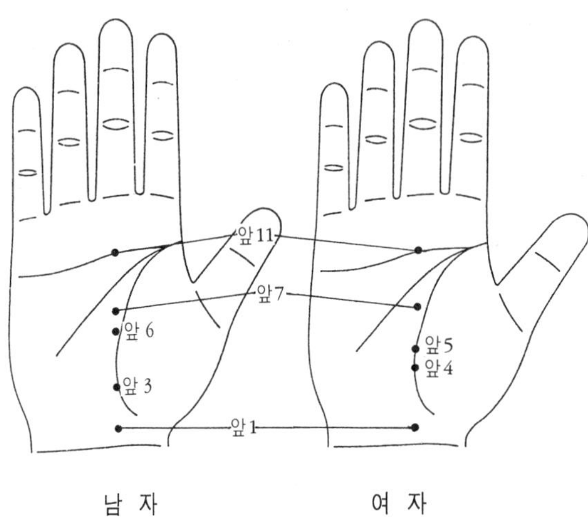

여자에게 있어서 탈이 나기 쉬운 부분은 바로 자궁이다. 그래서 여자가 건강한지 안 한지는 바로 생리 주기를 보고 구별하게 된다. 아기를 낳았든 낳지 않았든 사실상 이것은 중요한 것이 아니다. 다만 아기를 낳은 부인들의 경우가 좀더 약해질 확률이 높을 수는 있지만, 결혼 전 얼마만큼 자신의 몸 관리를 잘했는가 하는 것이 중요한 것이다. 요즘 예쁘게 보이려는 마음으로 한 겨울에도 미니스커트를 입는 것을 볼 수 있는데, 이것은 몸을 차게 하기 때문에 좋지 않다. 그렇지 않아도 생리로 인해 기혈순환에 영향을 받는데, 몸을 차게 함으로써 생리불순이나 생리통, 손발이 차가운 증상, 냉대하 등과 같은 좋지 못한 현상이 생기게 된다. 이러한 것은 다만 위의 현상으로 끝나는 것이 아니라, 임신하게 되면 입덧이 심하거나 더 심하면 임신중독이나 산후의 후유증이 생길 수도 있다.

이상과 같은 증상을 치료하는 좋은 방법은 그림과 같은 자리에 꾸준하게 뜸을 뜨는 것이다. 대단히 간단한 방법이지만, 회사일을 마치고 집에 돌아왔을 때나 하루의 일과를 마치고 휴식을 취할 때, 아니면 일하는 중 잠시 쉬는 시간에 뜸을 뜨는 습관은 바로 건강을 약속하는 좋은 양생법인 것이다.

2) 인사불성의 위급한 상황

한글 학자 주시경 선생이 젊은 나이에 급체로 명을 달리했다는 것을 아는 사람은 그리 많지 않을 것이다. 이때 누군가가 주시경 선생의 열 손가락이나 열 발가락 끝을 따주었다면, 오늘날의 우리말 연구는 보다 발전했을 것이다. 바늘이나 삼릉침(三稜針), 무통 사혈침으로 피를 내주는 방법〔瀉血〕은 기사회생(起死回生)을 시키는 방법으로 예로부터 많이 사용해 왔다.

사혈을 하는 경우는, 급체, 주체, 식중독, 일사병, 가스중독, 뇌졸중, 고혈압, 심장마비 등의 위급한 상황에 사용한다. 대부분의 위급한 환자는 병원에 가기 전까지의 시간을 미처 견디지 못하고 숨을 넘기는 경우가 많다. 이때 열 손가락 끝을 따주어 사혈한다는 것은 바로 위험한 고비를 넘길 수 있는, 다시 말해서 사람의 목숨을 살릴 수 있는 대단히 중요한 처치법이다.

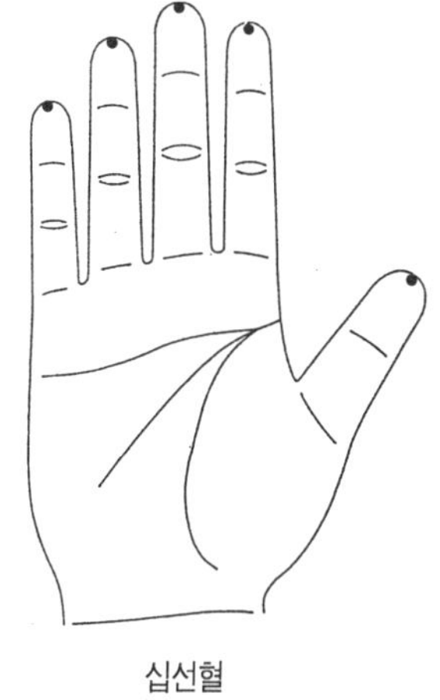
십선혈

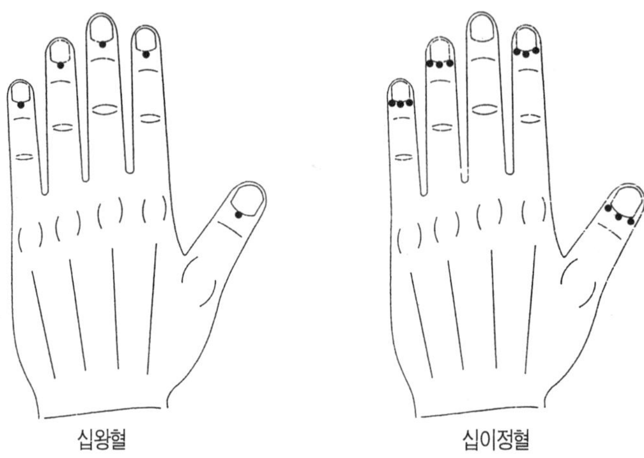

한번은 모친상을 당한 나이가 지긋한 분이 장례를 무사히 마치고 가족들과 이야기하던 중 갑자기 쓰러졌다. 평소에 고혈압 증세는 있었지만, 뜻하지 않은 큰 일을 당했을 때 이와 같은 일은 종종 있다. 놀란 가족들의 요청으로 가보니 모두가 어찌할 바를 모르는 상태였다. 이때 열 손가락 끝을 따주었더니 한 손가락에서 피가 1m 남짓 솟구쳤다. 그런 후 환자는 아무 일도 없었다는 듯이 정상을 회복했다.

손끝을 따주는 자리에 따라서 십선혈(十宣穴), 십왕혈(十王穴), 십이정혈(十二井穴)로 구별되고 있다. 그러나 흔히 사용되는 것은 십선혈이다.

3) 생리통, 소아 백일해, 소갈

생리통이나 어린아이의 백일해 때 통증을 줄이거나 위험한 고비를 넘길 수 있는 손쉬운 방법은 앞에서도 말한 바와 같이 손가락 끝을 따주는 것이다. 물론 열 손가락 모두 따주어도 되지만, 그렇지 않고 한 손가락만을 따주어 치료하는 방법도 있다.

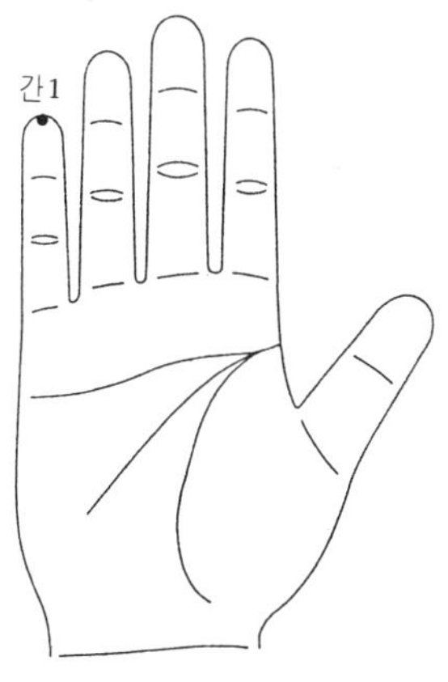

생리통, 소아 백일해, 소갈

생리통은 두통·치통과 함께 참기 힘든 통증의 하나이다. 생리통이 심할 때는 아무리 많은 진통제를 먹는다고 해도 통증이 쉽게 가라앉지 않는다. 또한 상습적인 진통제의 복용은 또 다른 탈을 유발시키기에 바람직하지 않다.

강의를 하고 있을 때였다. 한 젊은 여자가 통증이 심해 다른 사람의 시선을 아랑곳하지 않고 고통을 호소했다. 이때 오른손 새끼 손가락에 있는 간1번의 자리를 사혈해 주고 5분 정도 있으니 통증이 놀랄 정도로 사라져 편안해 하는 것을 볼 수 있었다. 어린아이의 백일해 때도 같은 방법으로 사혈을 해주면 된다. 물론 통증이 있을 때마다 사혈을 할 수도 있겠지만, 무엇보다도 근본적인 치료를 해주는 것이 중요하다. 근본치료를 하는 방법에는 약을 사용하는 방법도 있겠지만, 여기서는 침이나 뜸, 그 밖의 민간요법을 소개한다.

생리통을 근본적으로 치료하기 위해서는 우선 규칙적인 생활과 적당한 운동이 필요하다. 그리고 손과 발을 따뜻하게 해주어야 하는데, 그 방법으로 손을 자주 비벼준다거나 더운물에 손과 발을 담가 온열 자극을 하는 방법이 있다. 또한 기본방으로 뜸을 꾸준히 떠주는 방법이 있고, 이 책의 처방편에 있는 생리통이나 월경불순의 처방으로 침을 놓는 방법이 있다.

어린아이의 백일해 때도 같은 방법으로 사혈을 해주면 된다. 이때 남자는 왼손을 사용하고, 여자는 오른손을 사용한다. 그리고 계속해서 목이 마를 때는 간1번 자리에 뜸을 떠주면 효과가 있다.

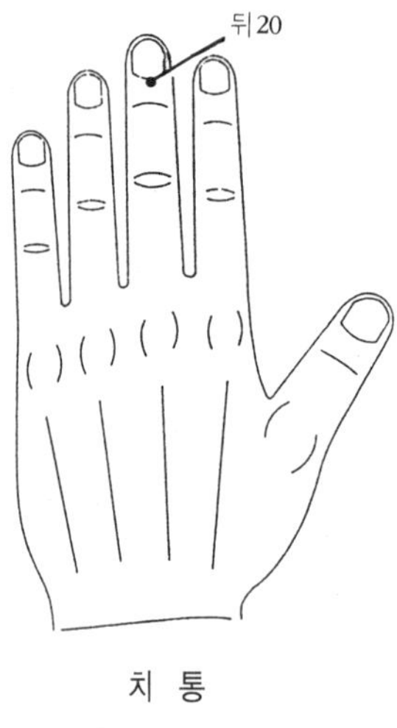

치 통

4) 치 통

치통 역시 생리통과 마찬가지로 참기 힘든 것 중의 하나인데, 이 때에는 새끼 손가락 손톱 끝(간1번)을 사혈하거나 뒤20번에 뜸을 떠주면 통증이 가라앉는 것을 느낄 수 있다. 그리고 죽염을 아픈 이가 있는 곳에 물고 있는 것도 좋은 방법이다.

5) 눈에 이상이 있을 때

(1) 눈병이 있을 때

어떠한 눈병이든 눈에 이상이 있을 때, 치료를 도와주는 보조 수단으로 오32번에 뜸을 뜨는 방법이 있다.

(2) 눈에 무엇이 낀 듯하고 눈물이 흐를 때

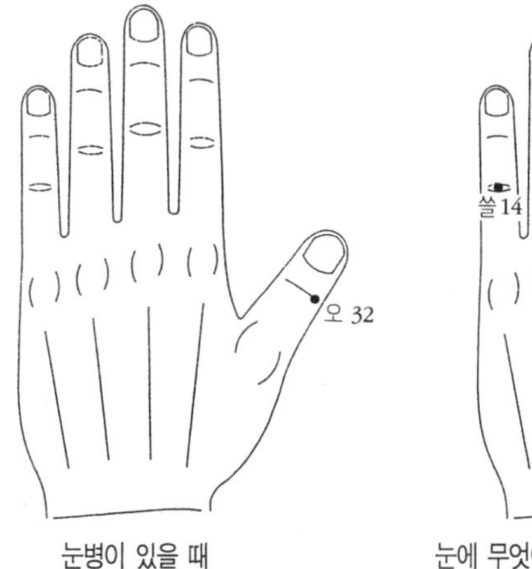

눈병이 있을 때

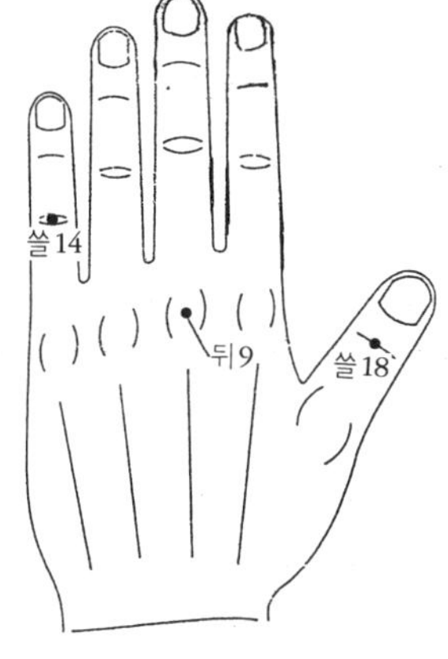

눈에 무엇이 낀 듯하고 눈물이 흐를 때

이때에는 뒤9번과 쓸14번, 쓸18번 그리고 그림에서 표시된 자리에 뜸을 떠준다.

(3) 피로에서 오는 근시

과로나 피로에 의해서 가까운 것은 잘 보이지만, 멀리 있는 것이 뿌옇게 보이거나 사물이 여러 개로 보일 때 오5번을 사혈한다.

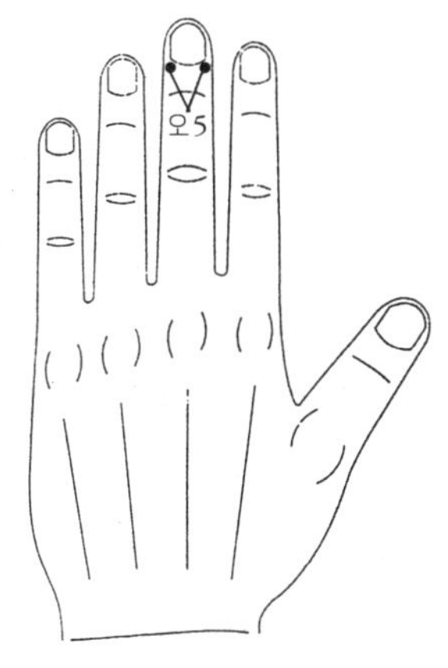

피로에서 오는 근시

6) 인후염

요즘 들어 자동차 매연, 공사장의 먼지, 공장의 연기, 쓰레기의 냄새, 담배 연기 등의 좋지 못한 환경으로 인하여 목의 통증을 호소하는 사람들이 많다. 이때에는 목의 상응점에 해당하는 앞20번, 앞22번, 앞24번에 압봉이나 자석을 붙인다. 그러나 통증이 심하여 물을 넘기기조차 어려울 때는 쓸21번을 사혈한다.

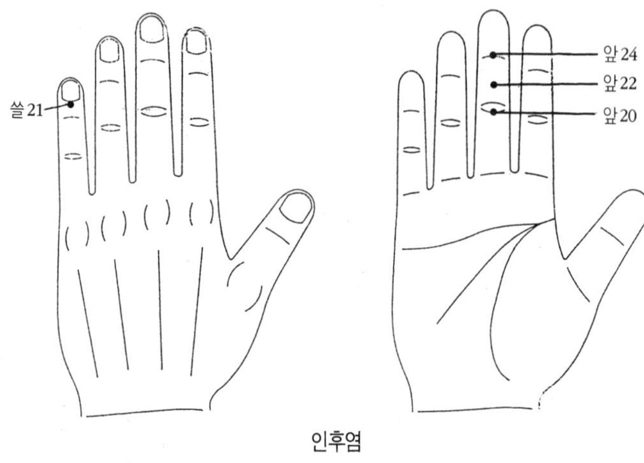

인후염

7) 변 비

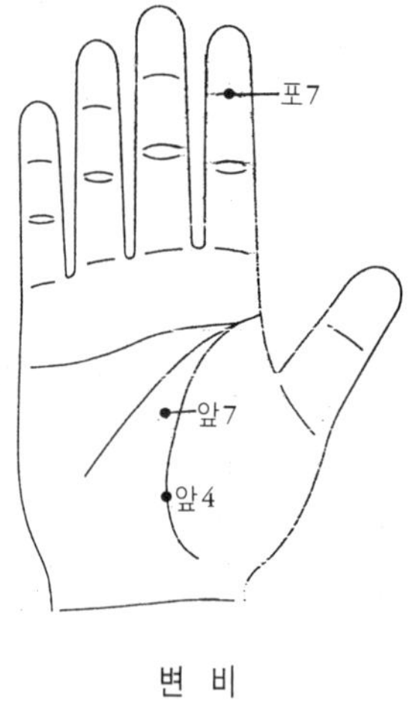

변 비

변비는 좋지 못한 생활 태도나 불규칙적인 식생활로 인한 신체의 쇠약으로 생기게 되지만, 다변화되어 가는 현대에 들어서면서 신경성에 의한 변비가 늘어나고 있다. 특히 신경이 예민한 여자들이나 생리불순이거나, 기혈순환이 고르지 못한 여자들에게 많다. 이때에는 여러 가지 민간요법과 같은 좋은 방법들이 있지만, 수지침의 방법으로는 포7번, 앞4번, 앞7번에 압봉이나 자석을 붙여주는 방법이 있다.

8) 주부습진

항시 물에 손을 담그고 있는 주부들이 고통스러워하는 것 중의 하나가 손이 가렵고 갈라지며, 각질화되는 주부습진이다. 이때에는 꾸준하게 기본방에 뜸을 뜨는 방법이 있고, 앞18번, 앞20번, 앞21번, 허3번, 허4번에 압봉이나 자석을 붙여주는 방법이 있다. 그리고 증상이 심한 경우에는 사혈을 해준다.

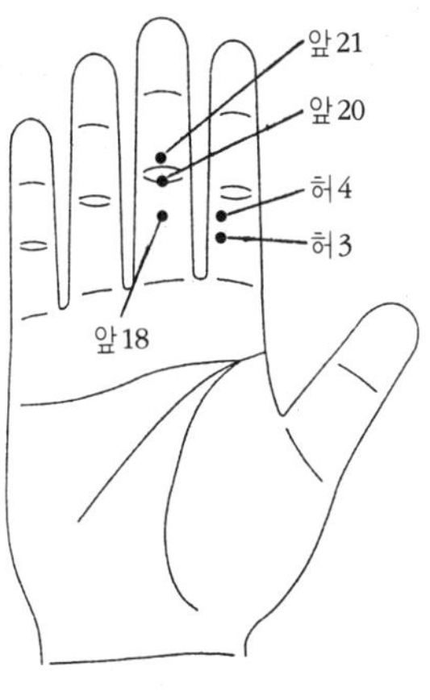

주부습진

9) 감 기

감기에 걸리려 할 때 열 손가락을 따주는 것으로도 감기를 미리 막을 수 있다. 그리고 매일 같이 뜨거운 물에 발을 담궈 주는 것도 감기를 예방하는 좋은 방법이다. 감기에 걸렸을 때, "약을 먹으면 1주일, 약을 안 먹으면 7일 걸린다"라는 우스갯소리가 있다. 아래

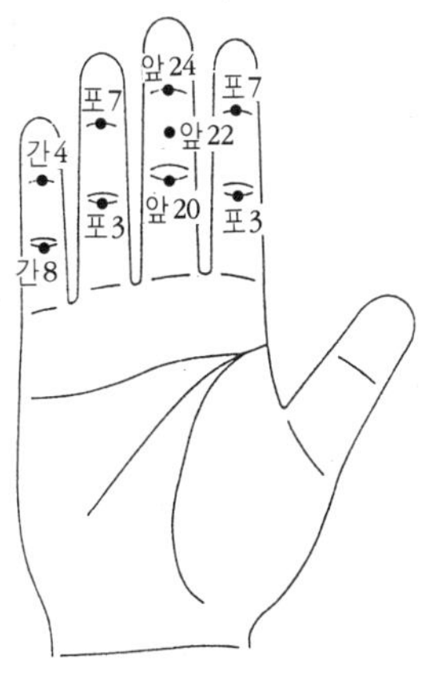

감 기

와 같은 방법 또한 대변에 낫게 하는 것은 아니지만, 감기를 낫게 하는 데 좋은 효과를 보이는 방법이다.

우선 감기에 걸릴 것 같거나 걸렸을 때는 간4번, 간8번, 포3번, 포7번, 앞20번, 앞24번을 사혈한다. 위의 자리를 사혈하는 것이 무서울 때는 위의 자리에 침을 놓아도 좋고, 열 손가락 끝을 대신 사혈해 주어도 좋다. 또 다른 방법으로는 앞20번, 앞22번, 앞24번에 압봉이나 자석을 붙여준다.

10) 밤에 오줌을 쌀 때〔야뇨증〕

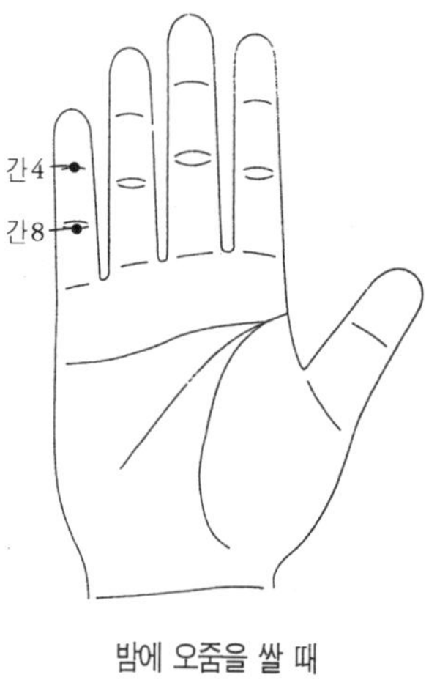

밤에 오줌을 쌀 때

3~4살이 지난 어린아이가 밤마다 오줌을 쌀 때는 아이가 자기 전에 간4번, 간8번에 압봉이나 자석을 붙여 재우면 효과가 있다.

11) 밥통에 열이 있을 때

근심이나 걱정으로 신경을 쓰다 보면 첫 번째로 나타나는 것은 속이 타는 것이다. 오행상 밥통은 생각이나 걱정과 깊은 연관이 있어 바로 근심이나 걱정을 하게 되면 밥통에 열이 몰리게 된다. 서양의학에서도 스트레스를 받게 되면 위산이 과다분비되고, 오래되면〔3일 이상〕 위벽에 구멍이 생기게 된다는 보고가 있다. 옛말에 "사촌이 땅을 사면 배가 아프다"는 것도 이러한 점에서 생각하면

납득하기 쉬울 것이다. 곧 마음을 잘 다스리는 것이 바로 장수하는 지름길이다.

속에 열이 있으면 입술이 마르거나 갈증을 느끼게 되는데, 이때에는 간11번, 포2번, 앞15번에 침을 놓거나 T침을 붙인다. 또한 위의 자리는 편두통이 있을 때도 치료하는 자리이다.

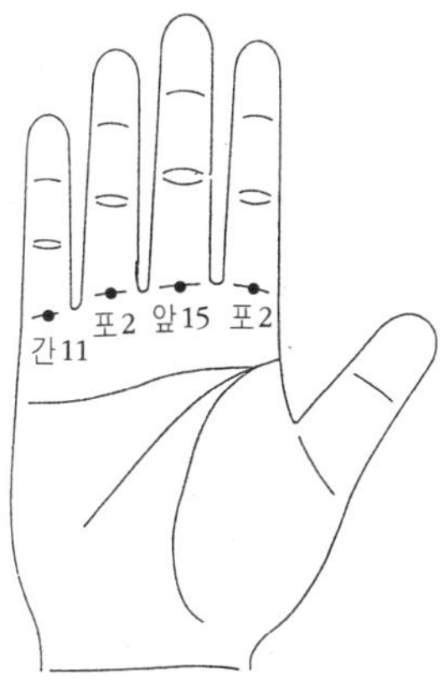

밥통에 열이 있을 때

12) 어린아이가 경련을 일으킬 때[소아 경기]

적응력이 약한 아기가 높은 곳에서 떨어지거나 큰소리에 놀랐을 때, 배나 비행기 등의 바뀐 환경으로 인하여 경련을 일으킬 때는 좀처럼 울음을 그치지 않으며 퍼런 똥을 싸기도 한다. 이러한 상태가 오래될수록 상황이 악화될 수 있는데, 이때에는 당황하지 말고 포2번, 포3번, 포7번을 사혈해 주면 쉽게 낫는다.

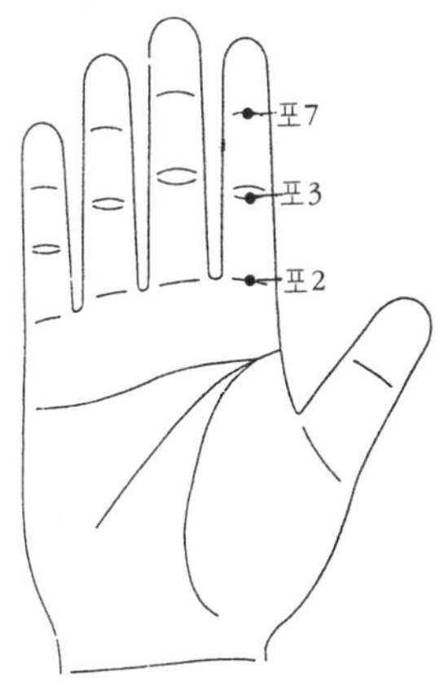

어린아이가 경련을 일으킬 때

미국에 갈 때의 일이었다. 비행기가 이륙하는 것에 놀랐는지 갓난아기가 울기 시작하였다. 아기 어머니가 울음을 그치게 하려고 했지만, 아기는 좀처럼 울음을 그치지 않았다. 안내양이 와서 여러 가지로 애를 써보았지만, 소용이 없었다. 이때 나는 아기의 어머니께로 가서 도와주겠다고 이야기를 하였다. 처음에는 못미더워하던 아기의 어머니도 주위 승객들의 시선도 민망하고 달리 방법이 없었던 까닭에, 아기의 손에서 사혈하는 것을 허락하였다. 그래서 위의 침자리[포2, 3, 7번]를 따주었더니 잠시 후 울음을 그치고 이내 잠들었다. 아기의 어머니는 자신이 못미더워하던 것을 미안해 했고, 그후 샌프란시스코 공항에 도착할 때까지도 그 아기는 편안한 모습이었다.

13) 위 염

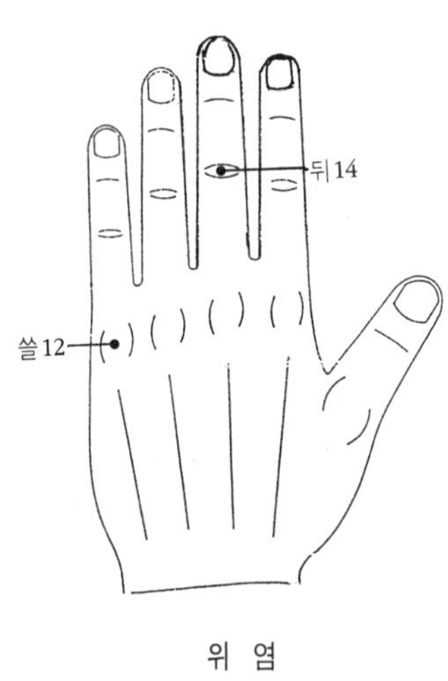

위 염

아래의 처방은 하루에 1번 침을 놓는 위염의 처방과는 달리, 휴식시간 등 짧은 시간에 장소와 상관없이 수시로 사용할 수 있는 방법이다. 이 방법을 처방편에 있는 위염의 처방과 함께 사용하면 더욱 좋을 것이다.

위염이 있을 때는 뒤14번, 쓸12번에 뜸을 꾸준하게 뜬다. 치료할 때 앞7번을 함께 사용하면 좋은데, 동시에 뜸을 뜨게 되면 한쪽이 뜨거워 견디기 어려울 것이다. 그러므로 손바닥, 손등을 차례로 뜨면 한결 수월하다.

14) 구내염

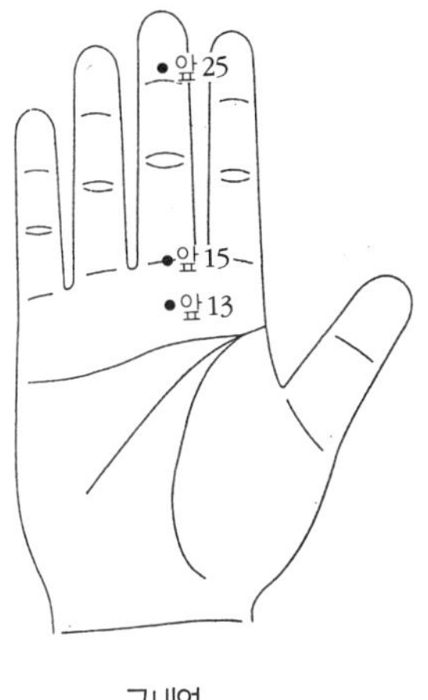

구내염

입안이 불결하거나 밥통의 이상으로 생기는 구내염은 처방편에 있는 구내염의 처방과 함께 아래의 처방을 사용하면 더욱 좋다. 구내염이 있을 때는 앞13번, 앞15번, 앞25번에 침을 놓거나 압봉, 자석을 붙인다. 그리고 기본방과 함께 뜸을 뜬다.

15) 간염이나 비뇨기에 이상이 있을 때

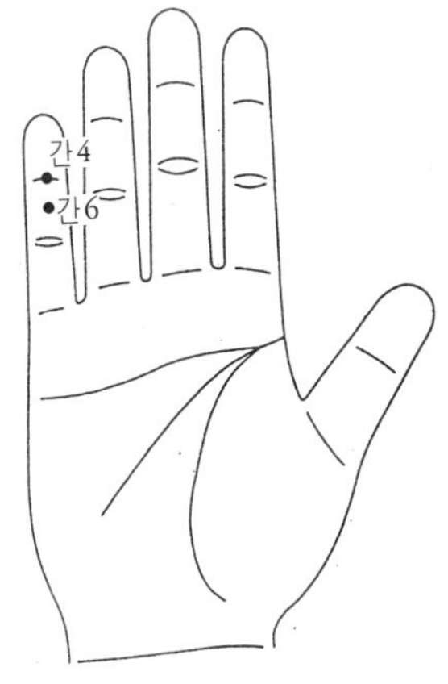

간염이나 비뇨기에 이상이 있을 때

간염이 있을 때 우선적으로 부항을 사용하여 치료하는 것을 권하고 싶다. 부항을 등에 있는 유혈 자리를 중심으로 고루 붙여주며 특히, 간의 유혈이나 모혈 자리에 중점적으로 붙여주면 된다. 그 다음 사용할 수 있는 방법으로 간4번, 간6번에 압봉이나 자석을 붙여준다.

간의 기능이 약해지면 성기능

이나 비뇨기계의 기능이 약해진다. 발기가 잘 안된다거나 빈뇨, 월경불순, 대하, 오줌을 잘 못 누는 등의 증상이 나타나는데, 이 때 사용해도 효과가 있는 자리이다.

16) 호흡곤란

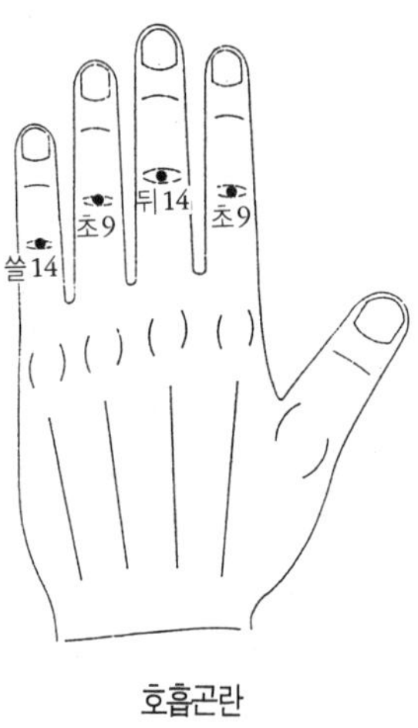

호흡곤란

신경을 많이 쓰거나 감정을 상하게 되면, 배에 통증이 생기거나 숨쉬는 것이 불편해진다. 특히 심장이 약하여 잘 놀라는 사람이나 걱정을 많이 하여 항시 마음이 불안한 사람, 성격이 예민하여 작은 일에도 감정의 변화가 심한 사람들에게서 쉽게 볼 수 있는 증상이다. 이때 뒤14번, 쓸14번, 초9번에 침을 놓으면 통증이 가라앉게 된다.

제 2 편 탈을 고치는 바탕

제1장 오행혈

오행혈(五行穴)이란 사암 도인이 만든 오행침법의 침자리로서, 탈을 치료하기 위한 처방에 사용하던 침자리이다. 오행혈은 오행론을 바탕으로 12줄기〔경락〕에 다섯 가지의 기운〔목·화·토·금·수〕을 전통적인 침법의 침자리인 오수혈(五輸穴)과 합하여 사용한다. 즉, 줄기의 끝부분에서 몸통 쪽을 향하여 차례로 배당된 오수혈〔정혈(井穴), 형혈(滎穴), 유혈(兪穴), 경혈(經穴), 합혈(合穴)〕에, 음의 줄기에서는 목·화·토·금·수의 순서대로, 양의 줄기에서는 금·수·목·화·토의 순서대로 배당한다. 다시 설명하면, 음의 줄기에서는 정혈(목), 형혈(화), 유혈(토), 경혈(금), 합혈(수)이 되고, 양의 줄기에서는 정혈(금), 형혈(수), 유혈(목), 경혈(화), 합혈(토)이 된다.

『황제내경』「영추」에서는 “탈이 장(臟)에 있으면 정혈을 다스리고, 탈로 인하여 얼굴색이 변하면 형혈을 다스리며, 탈이 오래되어 심한 자는 유혈을 다스리고, 탈로 인하여 목소리가 변했으면 경혈을 다스리며, 탈이 밥통이나 무절제한 식생활로 생겼으면 합혈을 다스린다”고 하였다. 또「난경」에서는 “명치 밑이 그득할 때는 정혈을 다스리고, 몸에서 열이 날 때는 형혈을 다스리고, 몸이 무겁고 뼈마디가 쑤시고 아플 때는 유혈을 다스리고, 가래나 기침이 날 때는 경혈을 다스리고, 기가 치밀어 오를 때는 합혈을 다스린다”고 하였다. 이상의 내용을 정리하면 다음과 같다.

1. 오행혈의 의미와 하는 일

오행혈	음	양	오행혈의 의미와 하는 일
정혈	목	금	줄기의 기가 샘물처럼 솟아나오는 곳으로, 탈이 장(臟)에 생겼거나 명치 밑이 그득하고 답답할 때 사용한다.
형혈	화	수	줄기의 기가 소용돌이치듯 형성되는 곳으로, 탈로 인하여 얼굴의 색이 변했을 때나 몸에서 열이 날 때 사용한다.
유혈	토	목	줄기의 기가 쏟아지듯 들어가는 곳으로, 탈이 오래도록 심한 경우에 그리고 몸이 무겁고 뼈마디가 쑤시고 아플 때 사용한다.
경혈	금	화	줄기의 기가 유유히 흐르듯 지나가는 곳으로 탈로 인하여 목소리가 변하였거나 가래나 기침이 날 때 사용한다.
합혈	수	토	줄기의 기가 흘러와서 다시 모이는 곳으로, 탈이 무절제한 식생활로 인하여 생겼을 때나 기가 거슬러 오를 때 사용한다.

2. 오행혈의 위치

1) 음의 줄기에 있는 오행혈

오행혈 / 줄기	정(목)	형(화)	유(토)	경(금)	합(수)
허파 줄기(금)	소상 허11	어제 허10	태연 허 9	경거 허 8	척택 허 5
지라 줄기(토)	은백 지 1	대도 지 2	태백 지 3	상구 지 5	음릉천 지 9
염통 줄기(화)	소충 염 9	소부 염 8	신문 염 7	영도 염 4	내소해 염 3
심포 줄기(상화)	중충 포 9	노궁 포 8	태능 포 7	간사 포 5	곡택 포 3
콩팥 줄기(수)	용천 콩 1	연곡 콩 2	태계 콩 4	복류 콩 5	음곡 콩 7
간 줄기(목)	태돈 간 1	행간 간 2	태충 간 3	중봉 간 4	곡천 간 8

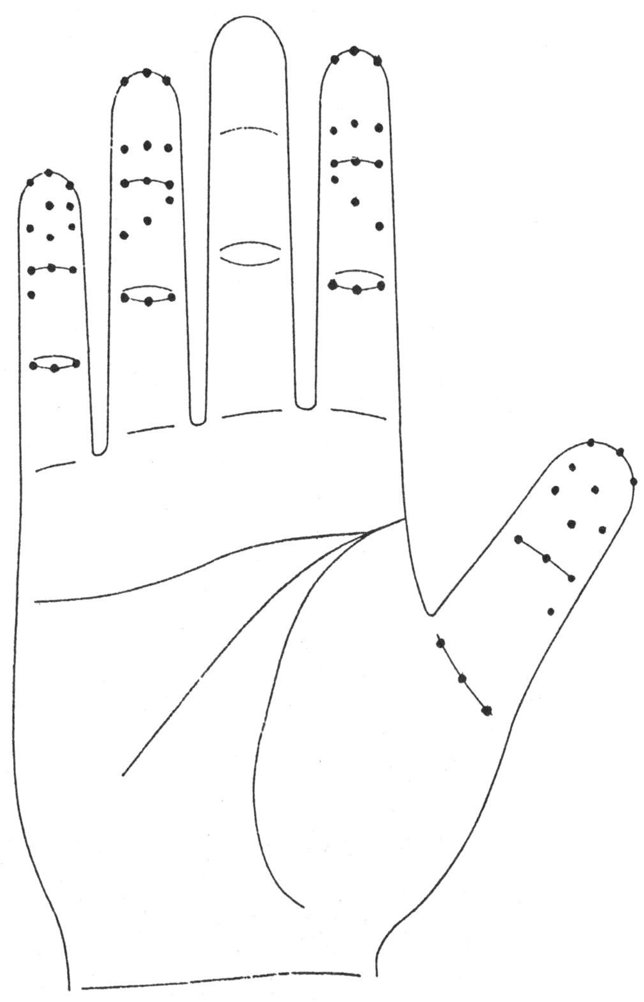

〈그림 1〉 음의 줄기에 있는 오행혈의 위치

2) 양의 줄기에 있는 오행혈

오행혈 / 줄기	정(금)	형(수)	유(목)	경(화)	합(토)
큰창자 줄기(금)	상양 큰 1	이간 큰 2	삼간 큰 3	양계 큰 5	곡지 큰11
밥통 줄기(토)	여태 밥38	내정 밥37	함곡 밥36	해계 밥34	족삼리 밥31
작은창자 줄기(화)	소택 작은 1	전곡 작은 2	후계 작은 3	양곡 작은 5	외소해 작은 7
삼초 줄기(상화)	관충 초 1	액문 초 2	중저 초 3	지구 초 6	천정 초 9
오줌보 줄기(수)	지음 오36	족통곡 오35	속골 오34	곤륜 오32	위중 오28
쓸개 줄기(목)	족규음 쓸21	협계 쓸20	족임읍 쓸19	양보 쓸17	양릉천 쓸15

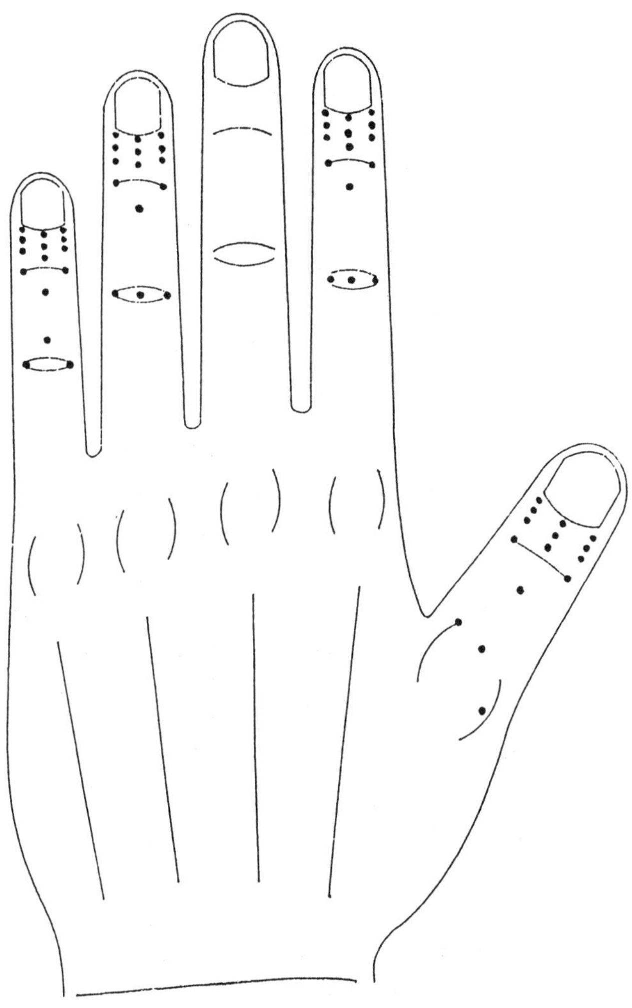

〈그림 2〉 양의 줄기에 있는 오행혈의 위치

제2장 허실보사

1. 허(虛)

허하다는 것은 기혈이 부족하거나 배알이 허손되어 기능이 약해진 상태를 말한다. 다시 말하면, 정기(正氣)가 부족하여 몸의 저항력과 생리적 기능이 약해진 상태이다. 탈이 허할 경우의 일반적인 증상은 얼굴이 창백하고 정신적·육체적 피로가 쉽게 오며 기운이 없어서 말하기 싫어하고 가슴이 두근거리며 절로 땀이 나거나 식은땀이 난다. 맥은 허하면서 힘이 없고 느리다. 허(虛)는 원기허탈(原氣虛脫)에서 나온 말인데, 허맥(虛脈)의 줄임말로도 쓰인다.

2. 실(實)

실하다는 것은 몸의 기능장애로 기혈이 울결(鬱結)되거나 습담(濕痰)이 모이거나 음식을 잘못 먹었거나 벌레나 세균에 감염되어 사기(邪氣)가 왕성해진 상태를 말한다. 탈이 실한 경우의 일반적인 증상은 열이 몹시 나고 얼굴이 벌개지며 갈증이 나고 번조증이 생기며 심하면 정신이 혼미해지고 헛소리하며 배가 그득해지면서 아픈 데 눌러주는 것을 싫어하며 똥이 굳어지고 오줌은 벌거며 누런 혀이끼가 두껍게 낀다. 맥은 실하고 힘이 있으며 빠르다. 실(實)은 병기침실(病氣侵實)에서 나온 말인데, 실맥(實脈)의 줄임말로 쓰인다.

3. 보(補)

기, 혈, 음, 양이 허해서 생긴 여러 가지 허증을 치료하는 방법이다. 허증에는 기허(氣虛), 혈허(血虛), 음허(陰虛), 양허(陽虛)가 있으므로 보법에도 보기(補氣), 보혈(補血), 보음(補陰), 보양(補陽)법이 있다. 이러한 보법들은 단독으로도 쓰이지만 흔히 보기보혈, 보음보양 등으로 배합하여 쓰는 경우도 있다. 현대 의학적으로 보법이란 흥분성이 낮아진 상태에 약한 자극을 줌으로써 흥분성을 높여 주는 방법을 말한다. 보법은 준보(峻補)와 완보(緩補)로 나누는데 준보는 보하는 작용이 센 약으로 급하게 보하는 것이고, 완보는 보하는 작용이 평순한 약으로 완만하게 보하는 것을 말한다.

4. 사(瀉)

기, 혈, 음, 양이 실해서 생긴 여러 가지의 실증을 치료하는 방법으로 보법의 반대 방법이다. 현대 의학적으로 사법이란 흥분성이 높아진 상태에 센 자극을 줌으로써 가라앉히는 방법을 말한다. '실즉사지(實則瀉之)'는 실증은 사법으로 치료하는 원칙을 가리키는 말이다.

제3장 보사법

보사법(補瀉法)이란 허(虛)한 탈에는 보(補)하는 방법을 취하여 치료하고, 실(實)한 탈에는 사(瀉)하는 방법을 취하여 치료하는 방법을 말한다. 보사법은 두 가지로 나눌 수 있는데, 첫 번째가 침자극의 세기에 따라 보하고 사하는 방법이고, 두 번째가 침자극의 세기와는 상관없이 보하고 사하는 방법이다.

첫 번째, 침자극의 세기에 따른 보사법은 침의 굵기, 침을 비비는 각도, 꽂아두는 시간에 관계된다. 수지침에서는 일정한 굵기〔제일 가는 것〕로 사용하지만, 굵은 침을 쓰거나 비비는 각도가 크거나 꽂아두는 시간이 길수록 자극의 세기가 크다〔유침보사법, 염전보사법, 제삽보사법, 질서보사법〕.

두 번째, 수지침에서 많이 사용하는 방법으로, 침자극의 세기와는 상관없는 보사법으로 숨쉬는 것, 침을 찌르는 방향, 비벼주는 것과 관계된다〔영수보사법, 호흡보사법, 개합보사법〕.

보사법에는 단순보사법과 복합보사법이 있다. 단순보사법은 한 가지만의 보사법을 사용하여 탈을 치료하는 방법이고, 복합보사법은 단순보사법을 두 가지 이상 복합하여 탈을 치료하는 방법이다.

1. 단순보사법(單純補瀉法)

1) 유침보사법(留針補瀉法)

침자극의 세기를 조절하는 방법의 하나로서, 침을 꽂아두는 시간에 따라 자극의 세기를 조절하는 방법이다. 일반적으로 가는 침〔수지침이 여기에 해당한다〕을 기준으로 하여 10분 정도 꽂아두는 것을 보법, 15분까지는 평보사법, 20분 이상부터 1～2시간까지는 사법에 속한다. 전통적인 침법으로 굵은 침을 사용할 때 침의 굵기와 환자의 반응에 따라 자극의 세기가 다르기 때문에 앞에서 말한 시간에 구애받아서는 안된다. 침이 굵으면 10분이 안되었다고 해도 사법이 될 수 있기 때문이다.

2) 염전보사법(捻轉補瀉法)

침자극의 세기를 조절하는 방법의 하나로서, 침을 놓고 침감〔針感 ; 침을 맞고 난 후 손이 따뜻해지거나 차가워지는 것〕이 나타난 다음 침을 비비는 각도, 횟수, 간격, 속도 등에 따라 구분한 보사법이다. 보법은 침을 비비는〔돌리는〕 각도를 180도 정도로 하고 속도는 느리게, 횟수는 적게, 간격은 길게 하여 자극을 약하게 준다. 사법은 침을 비비는 각도를 360도 이상 크게 하고, 속도는 빠르게, 횟수는 여러 번, 간격은 짧게 하여 자극을 세게 준다.

3) 질서보사법(疾徐補瀉法)

침을 놓을 때는 천천히 꽂았다가 뺄 때는 빨리 빼는 것이 보법이고, 침을 놓을 때는 빨리 꽂았다가 침을 천천히 빼는 것은 사법이다.

4) 제삽보사법(提插補瀉法)

침자극의 세기를 조절하는 방법의 하나로서, 침을 꽂고 침놓는 깊이를 3등분하고 3단계로 나누어 얕은 층에서 깊은 층까지 꽂았다 뺐다 하는 것을 거듭하는 방법이다. 뽑는 것을 '제(提)', 꽂는 것을 '삽(插)'이라 한다. 보법은 꽂았다 뺐다 하는 폭이 작고 속도가 느린 것으로 자극량이 적다. 처음 1단계〔얕은 층〕까지 찌르고 좀 쉬었다가 2단계〔중간 층〕까지 찌르며 또 좀 쉬었다가 다시 3단계〔깊은 층〕까지 찔러 침감이 나타나면 침을 1단계까지 뽑는다. 이렇게 몇 차례 반복한다.

사법은 꽂았다 뺐다 하는 폭이 크고 속도가 빠른 것으로 자극량이 많다. 침을 놓아야 할 깊이까지 놓은 후 3단계로 나누어 먼저 2단계〔중간 층〕까지 뽑고 좀 쉬었다가 1단계〔얕은 층〕까지 뽑은 후 다시 좀 쉬었다가 침감이 나타나면 다시 깊은 층까지 바로 찌른다. 이렇게 몇 차례 반복한다.

5) 영수보사법(迎隨補瀉法)

줄기가 흐르는 방향과 관계하여 보하고 사하는 보사법이다. 줄기가 흐르는 방향대로 찌르면 보법이고, 줄기가 흐르는 방향의 반대로 찌르면 사법이다. 수지침에서 많이 쓰는 방법이다.

6) 호흡보사법(呼吸補瀉法)

침을 놓거나 뺄 때 환자의 호흡과 배합하는 보사법을 말한다. 숨을 내쉴 때 침을 놓고 들이쉴 때 빼는 것은 보법이고, 숨을 들이쉴 때 침을 놓고 내쉴 때 빼는 것은 사법이다. 전통침법에서 배 부위에 침을 놓을 때 많이 쓰는 방법이다.

7) 개합보사법(開闔補瀉法)

침을 뽑은 다음 침자리를 손가락으로 가볍게 문질러주면 보법이고 침을 흔들어 뽑은 침자리를 그대로 두면 사법이다.

2. 복합보사법(複合補瀉法)

복합보사법에 속한 용호교전법, 자오도구법, 자오영수법, 청룡파미법, 적봉영원법, 적호요두법은 수지침에서도 사용할 수 있는 방법들이다. 그러나 그외의 방법은 수지침에서는 사용하지 않지만 참고로 소개한다.

1) 허임보사법(許任補瀉法)

침을 5푼 놓는다고 할 때, 먼저 2푼 정도 찌른 다음 조금 있다가 다시 2푼 찌르고 잠시 후에 1푼을 마저 찌른 다음 환자에게 숨을 들이쉬게 하면서 침을 단번에 빼고 손가락으로 침자리를 문질러주는 것이 보법이다. 반대로 침을 단번에 5푼 깊이로 찌른 다음 조금 있다가 2푼 정도 빼고 또 조금 있다가 2푼 정도 빼고 다시 한참 있다가 환자에게 숨을 내쉬게 하면서 침을 다 빼고 침자리는 그대로 두는 것이 사법이다. 이 방법은 제삽보사법과 호흡보사법, 개합보사법을 동시에 적용한 것이다.

2) 소산화법(燒山火法)

질서보사법, 제삽보사법, 염전보사법, 구륙보사법, 호흡보사법, 개합보사법 등 6가지의 보사법 중에서 보법에 속하는 방법만을 동시에 적용하는 종합적인 보법으로서 양기를 보하는 방법이다. 침을 놓아야 할 깊이를 3등분하고 숨을 내쉴 때에 제1단계까지 찌른 다음 염전보사법의 보법을 쓰고 다시 같은 방법으로 2단계까지 찌르고 다시 3단계까지 같은 방법을 쓴 다음, 숨을 들이쉬면서 침을 1단계까지 한번에 뽑는다. 이런 방법을 9번 거듭하고 침을 뽑은 다음에는 침자리를 비벼준다. 환자는 소산화법에 의하여 침을 놓은 부위에 열감을 호소한다. 주로 손발이 늘 찬 사람이나 양기가 허하고 차가운 경우에 적용한다.

3) 투천량법(透天凉法)

질서보사법, 제삽보사법, 염전보사법, 구륙보사법, 호흡보사법, 개합보사법 등 6가지 보사법 중에서 사법에 속하는 방법만을 동시에 적용하는 종합적인 방법으로서 열을 내리게 하는 방법이다. 침을 뽑을 때 3단계로 뽑는다. 숨을 들이쉴 때에 놓아야 할 깊이까지 단번에 찌르고 염전보사법의 사법을 쓴 다음 숨을 내쉴 때에 2단계까지 뽑고 다시 염전보사의 사법을 쓰고 또 숨을 내쉴 때에 1단계까지 뽑으면서 같은 방법을 쓴다. 이러한 방법을 6번 거듭하고 마지막에 숨을 내쉬면서 침을 뽑고 침구멍은 비비지 않는다. 투천량법은 피부온도를 낮추는 작용을 하는 보사법으로서, 주로 겨울에 손발이 달아오르거나 양기가 왕성한 증후〔양증〕에 적용한다.

4) 양중은음(陽中隱陰, 선보후사법)

침을 1치 깊이로 놓으려고 할 때, 먼저 5푼 정도의 깊이로 찌르고 제삽보사법의 보법〔침끝을 피하에까지 끌어올릴 때에 힘있게 빠른 속도로 하고 찌를 때에는 가볍게 천천히 찌르는 것〕을 9번 거듭한 다음에〔이때 침을 찌른 부위에서 열감을 느끼게 된다〕 다시 5푼 더 찔러 1치 깊이에까지 이르게 한 다음 제삽보사법의 사법〔침끝을 피하까지 끌어올릴 때는 가볍게 천천히 하고 1치 깊이까지 힘있게 찌르는 것〕을 6번 거듭하고〔이때는 침을 놓는 부위에서 서늘한 감을 느끼게 된다〕 침을 빼는 방법이다. 이 방법은 보법이 기본이지만 사법도 있기 때문에 양중은음이라고 하였다. 임상에서는 흔히 허증과 실증을 겸한 데에 쓴다.

5) 음중은양(陰中隱陽, 선사후보법)

침을 1치 깊이로 놓으려 할 때, 침을 먼저 1치 깊이로 찌른 다음 제삽보사법의 사법을 9번 거듭하여 침 놓은 부위에 서늘한 감이 있을 때 5푼 깊이까지〔즉 절반 정도 뺀다〕 당겨 뺀다. 그리고 보사의 보법〔피하까지 뺄 때는 힘있게 빠른 조작으로 하고 다시 찌를 때에는 가볍게 천천히 하는 것〕을 9번 거듭하여 침 놓은 부위에 열감이 약간 나타나면 침을 뺀다. 이 방법은 먼저 깊이 놓고 후에 얕은 곳까지 빼올리며 또 질서보사법과 제삽보사법을 6~9번 배합하여 먼저 사하고 후에 보하는 것이다. 이 방법은 사법이 위주인데 그중에도 보법이 있기 때문에 음중은양이라고 한다. 임상에서 실증에 허증이 겸한 것을 치료하는 데 쓰이던 방법이다.

6) 용호교전법(龍虎交戰法)

침을 꽂고 왼쪽으로 9번 돌리고 오른쪽으로 6번 돌리는 방법으로 여러 번 거듭하는 자극방법이다. 줄기의 기 흐름을 잘 통하게 하고 아픔을 멈출 목적으로 쓴다.

7) 자오도구법(子午搗臼法)

침을 일정한 깊이로 놓은 다음 천천히 끌어올리면서 왼쪽으로

9번 돌리고 다시 천천히 찌르면서 오른쪽으로 6번 돌리는 것을 여러 번 거듭하는 방법이다. 자오도구법은 음양을 조절하고 줄기의 기를 원활하게 소통시키는 데 사용한다.

8) **자오영수법**(子午迎隨法)

자오영수법을 9·6보사법이라고도 한다. 9라는 수는 '자(子)'인데 양이고, 6이라는 수는 '오(午)'인데 음에 속한다. 9와 6은 9번과 6번이라는 횟수에 의하여 보사법과 제삽법을 하는 방법인데 9번 제삽하는 것을 여러 번 거듭하거나, 6번 제삽하는 것을 여러 번 거듭하는 방법이다. 9수로는 양을 보하고 6수로는 음을 보한다. 그리고 음력에 의해 음에 해당되는 날에는 양의 줄기에 침을 놓고 양에 해당되는 날에는 음의 줄기에 침을 놓는다.

9) **청룡파미법**(青龍擺尾法)

영수보사법, 구륙보사법을 배합한 방법이다. 침을 꽂고 침감이 나타난 다음 침끝이 탈이 있는 쪽으로 향하도록 사침을 하고 침자루를 좌우로 노젓는 것처럼 9번 흔들어준다. 이 방법은 기혈을 통하게 하는 작용이 있어 기혈이 막혀 통하지 않는 데 쓴다. 어떤 고전에서는 침을 꽂은 채 그대로 두고 좌우로 튀기는 방법이라고 하였다.

10) 창구탐혈법(蒼龜探穴法)

침 놓는 단계를 3단계로 나누어 꽂고 단번에 뽑는 질서보사법과 위아래, 좌우로 침 방향을 바꾸어 사침하는 방법을 배합한 것인데, 침 방향을 바꿀 때마다 각각 질서보사법을 쓴다. 창구탐혈법은 침감이 사방으로 퍼지도록 하여 줄기의 기를 소통시킨다. 기혈이 막혀 통하지 않는 데 쓴다.

11) 적봉영원법(赤鳳迎源法)

침을 깊이 꽂았다가 쑥 빼올려서 침이 저절로 흔들릴 때 또는 들이밀면서 침자루가 원이 되게 가볍게 돌리는 방법이다. 적봉영원법은 줄기의 기혈이 몰려 있는 탈에 쓴다.

12) 적호요두법(赤虎搖頭法)

침을 꽂고 오른쪽으로 돌리면서 빼올리고, 왼쪽으로 돌리면서 들이밀며 겸해서 좌우로 침대를 흔드는 방법이다.

13) 유기법(留氣法)

먼저 7푼쯤 찔러서 약간 끌어올렸다 찔렀다가 다시 본래의 깊이대로 약간 빼올리는 방법이다. 침감이 없으면 다시 여러 번 거듭한다. 기가 막혀 생긴 탈에 사용하던 방법이다.

14) 제기법(提氣法)

침을 놓고 침감이 나타난 다음에 힘있게 피하까지 뽑았다가 다시 천천히 꽂는 방법을 6번 거듭하는 것이다. 사기를 사하는 데 쓴다. 이 방법은 침 놓은 자리의 침감을 세게 나타내는 데 일정한 의의가 있으며, 뼈마디가 아프고 저리며 심하면 부으면서 팔다리에 운동장애가 오는 증상을 치료하는 데 쓰인다.

침을 놓아서 침감이 오게 하고, 침자루를 약간 비빈 다음 약간 침을 빼올려서 침에 경락의 기운이 오게 하는 방법이다. 이 방법은 살갗이 차고 감각이 둔한 것을 치료할 때 쓰인다.

3. 보사를 하는 방법

보사를 하는 데 있어서 허파를 보하는 처방이든, 허파를 사하는 처방이든 이와 같은 하나의 처방에는 보하는 것과 사하는 것이 함께 어우러져 탈을 고치게 된다. 다시 말해서 허파가 허해서 '허파를 보하는 처방'을 쓸 경우에, 허파를 보하는 처방인 태연(허9), 태백(지3), 어제(허10), 소부(염8)와 같이 4개의 침자리를 써야 한다. 이 4개의 침자리 중에 2개는 보하는 작용을 하고, 2개는 사하는 작용을 한다. 따라서 하나의 처방에는 보하는 것과 사하는 것이 하나가 되어 허파를 보하는 작용을 한다.

수지침을 처음 배우는 사람이나 일반적으로는 위 4개의 침자리에 직침〔곧게 세워 찌르는 것〕을 한다〔현대에서는 침치료의 보사법에 대하여 크게 생각하지 않는 경향이 있다〕. 그러나 수지침에 대하여 사전 지식이 있는 사람일 경우에는 하나의 처방 속에 있는, 보하는 침자리는 보하고 사하는 침자리는 사하는 보사법을 사용하게 된다. 허파가 허할 때 '허파를 보하는 처방'으로 예를 들면 다음과 같다.

영수보사법으로 보사를 할 경우, 태연(허9), 태백(지3)의 자리는 보하는 자리이기에 보법을 써서 줄기가 흐르는 방향대로〔줄기는 낮은 번호 즉, 침자리 1번에서부터 높은 번호로 흐르는 것을 말한다〕 비스듬히 찔러야 하고, 어제(허10), 소부(염8)의 자리는 사하는 자리이기에 사법을 써서 줄기가 흐르는 반대 방향으로 비스듬히 찔러야 한다.

여기서 의문스러운 것은, "처방이란 어떻게 만들어졌고 어떤 이유로 하나의 처방에 보하는 것이 있고 사하는 것이 있는가"라는 점이다. 이와 같은 질문에 한마디로 말한다면, 그것은 '오행배혈법'의 원리로 만들어진 것이라고 할 수 있다.

오행배혈법이란 '오유배혈법(五兪配穴法)'이라고도 하는데, 12줄기에 배당되어 있는 오행혈의 다섯 가지의 속성과 오행론의 상생·상극 관계를 바탕으로 침자리를 가지고 처방을 만드는 방법이다.

여기서 잠시 오행론에 대하여 설명하면 다음과 같다. 오행에는 목〔나무〕, 화〔불〕, 토〔흙〕, 금〔쇠〕, 수〔물〕 다섯 가지가 있다. 이 다섯 가지의 기운은 서로 돕고 서로 못살게 하면서 서로를 견제한다. 이것은 자연의 순리·조화를 보여주는 것으로, 사람에게 있어서나 침자리에 있어서도 마찬가지가 된다. 가령, 나무가 자라기 위해서는 물이 필요하듯이, 나무의 속성을 지닌 간이 부족할 때〔허할 때〕나 간을 북돋아 주고자 할 때는 물의 속성을 지닌 콩팥을 키워준다〔상생관계 : 나무에 있어서 물은 어미에 해당한다. 반대로 물에 있어서 나무는 아들에 해당한다〕. 거꾸로 나무가 너무 무성하게 자라 가지를 쳐야 할 경우에는 쇠로 만든 도끼나 톱 등을 사용하여 가지를 쳐버린다〔상극관계 : 나무의 입장에 있어서 쇠는 자신을 못살게 구는 적이다〕. 나무의 속성을 지닌 간이 너무 지나칠 때〔실할 때〕에는 쇠의 속성을 지닌 허파를 키워주면 자연스레 간을 짓누르게 되는 것이다〔자세한 것은 음양오행론 참조〕.

이 오행배혈법은 17세기 사암 도인이 『난경』의 내용을 발전시켜 만든 오행침 원리의 하나이다. 사암 도인 이전에는 『난경』에서 말하고 있는 대로, 배알이 허하면 그 배알의 어미만을 보하고, 배알이 실하면 그 배알의 자식만을 사하는 방법만을 써왔다. 그러나 사암 도인은 허할 때 어미만을 보하는 것〔허즉보기모(虛則補其母)〕뿐만 아니라, 괴롭히고 있는 배알까지 사해 주도록 하였다〔허즉사기관(虛則瀉其官)〕. 또한 실할 때는 실한 배알의 아들을 사해 주는 것〔실즉사기자(實則瀉其子)〕뿐만 아니라, 실한 배알을 못살게 할 수 있는 배알을 보해 주도록 하였다〔실즉보기관(實則補其官)〕.

허파가 허한 경우를 예로 들어 설명하면 다음과 같다. 허할 때는 허한 것의 어미에 해당되는 것을 보하라고 했다〔허즉보기모(虛則補其母)〕. 보하는 데 있어서는 (1)허파 줄기〔오행상 금에 해당한다〕의 오행혈 중에서 토〔금에 해당되는 허파 줄기의 어미에 해당되는 오행혈이다]에 해당되는 태연(허9)과 (2)허파 줄기의 어미에 해당되는 지라 줄기[오행상 토에 해당한다]의 토에 해당되는 오행혈인 태백(지3)을 보해준다. 또한 허할 때는 허한 것을 괴롭히고 있는 것을 사하라고 했다[허즉사기관(虛則瀉其官)]. 사하는 데 있어서는 (3)허파 줄기의 화에 해당되는 오행혈인 어제(허10)와 (4)허파 줄기를 괴롭히는 배알인 염통 줄기의 화에 해당되는 오행혈인 소부(염8)를 사해 준다.

지금까지 허파가 허한 경우에 허파를 보하는 처방에 대한 설명을 간단하게 정리하면 아래와 같다.

보하는 자리 – 금(허파줄기)의 토(태연, 허9)
토(지라줄기)의 토(태백, 지3)
사하는 자리 – 금(허파줄기)의 화(어제, 허10)
화(염통줄기)의 화(소부, 염8)

지나친 일로 인하여 간의 기능이 항진되어 '실'해져 있을 때, '간을 사해 주는 처방'을 가지고 다시 한번 설명해 보자.

① 먼저 간이 오행상 무엇에 해당되는지를 알아야 한다[간은 오행상 목에 해당된다].

② 다음으로 오행상 간의 아들에 해당되는 것이 무엇인지를 알아본다[간의 아들에 해당되는 것은 화이다].

③ 마지막으로 간을 괴롭힐 수 있는 것을 알아본다[간을 괴롭힐 수 있는 것은 금이다].

④ 그런 후 '실즉사기자(實則瀉其子)'라는 원칙에 따라, 목

인 간 줄기의 화의 자리(행간, 간2)와 화에 해당되는 줄기〔염통 줄기〕의 화의 자리(소부, 염8)를 사한다〔목의 화, 화의 화〕.

⑤ '실즉보기관(實則補其官)'이라는 원칙에 따라, 목인 간 줄기의 금의 자리(중봉, 간4)와 금에 해당되는 줄기인 허파줄기의 금의 자리(경거, 허8)를 보한다〔목의 금, 금의 금〕.

이상과 같이 배운 오행배혈법을 이용하여 12줄기의 허실보사의 침자리를 살펴보면 아래의 표와 같다.

〈표 1〉 오행배혈법

실증일 때 사하는 처방		처방	허증일 때 보하는 처방	
사하는 침자리	보하는 침자리	배알	보하는 침자리	사하는 침자리
척택(허5) 음곡(콩7)	어제(허10) 소부(염8)	허파	태연(허9) 태백(지3)	어제(허10) 소부(염8)
이간(큰2) 통곡(오35)	양계(큰5) 양곡(작은5)	큰창자	곡지(큰11) 족삼리(밥31)	양계(큰5) 양곡(작은5)
신문(염7) 태백(지3)	내소해(염3) 음곡(콩7)	염통	소충(염9) 태돈(간1)	내소해(염3) 음곡(콩7)
외소해(작은7) 족삼리(밥31)	전곡(작은2) 족통곡(오35)	작은창자	후계(작은3) 족임읍(쓸19)	전곡(작은2) 족통곡(오35)
태능(포7) 태백(지3)	곡택(포3) 음곡(콩7)	심포	중충(포9) 태돈(간1)	곡택(포3) 음곡(콩7)
천정(초9) 족삼리(밥31)	액문(초2) 통곡(오35)	삼초	중저(초3) 족임읍(쓸19)	액문(초2) 통곡(오35)
상구(지5) 경거(허8)	은백(지1) 태돈(간1)	지라	대도(지2) 소부(염8)	은백(지1) 태돈(간1)

여태(밥28) 상양(큰1)	함곡(밥36) 족임읍(쓸19)	밥통	해계(밥34) 양곡(작은5)	함곡(밥36) 족임읍(쓸19)
용천(콩1) 태돈(간1)	태계(콩4) 태백(지3)	콩팥	복류(콩5) 경거(허8)	태계(콩4) 태백(지3)
속골(오34) 족임읍(쓸19)	위중(오28) 족삼리(밥31)	오줌보	지음(오36) 상양(큰1)	위중(오28) 족삼리(밥31)
행간(간2) 소부(염8)	중봉(간4) 경거(허8)	간	곡천(간8) 음곡(콩7)	중봉(간4) 경거(허8)
양보(쓸17) 양곡(작은5)	족규음(쓸21) 상양(큰1)	쓸개	협계(쓸20) 통곡(오35)	족규음(쓸21) 상양(큰1)

제4장 보사처방

1. 허 파

1) 허실증상

허파가 허할 때	허파가 실할 때
숨결이 약하고 밭다	가벼운 일을 하여도 숨이 차고 거칠다
대부분이 만성질환 증세가 있다	
식은땀을 흘리고 얼굴이 창백하다	
살갗이 거칠어진다	
기침을 한다	기침을 한다
말소리는 가늘고 말하기 싫어한다	말하기 싫어한다
찬것을 싫어한다	
손과 발은 후끈후끈 달아오른다	목이 쉬거나 목구멍이 붓고 아프다
잠을 잘 못이룬다	
입과 목이 마른다	
양볼이 벌겋게 달아오른다	
	누런 가래가 나오고 심하면 피가 섞인 가래를 토한다
	코피가 잘 나고 어깨, 가슴, 겨드랑이가 아프다

2) 허실처방

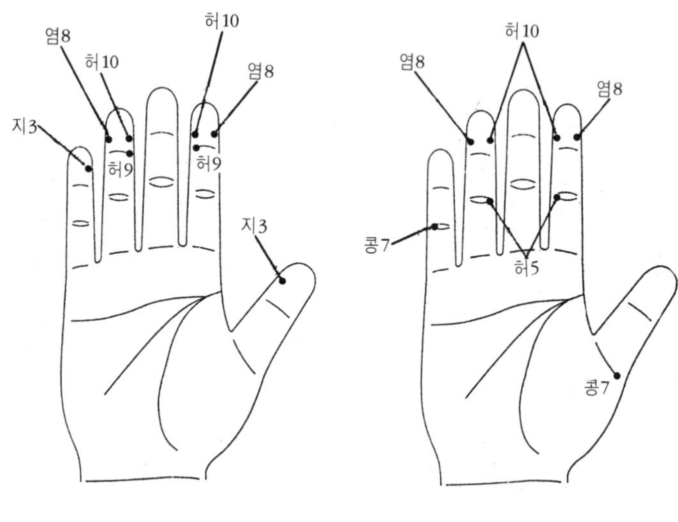

허파를 보하는 처방　　　허파를 사하는 처방

가) 허파를 보하는 처방

보하는 침자리 – 태연(허9), 태백(지3)

사하는 침자리 – 어제(허10), 소부(염8)

나) 허파를 사하는 처방

보하는 침자리 – 어제(허10), 소부(염8)

사하는 침자리 – 척택(허5), 음곡(콩7)

2. 큰창자

1) 허실증상

큰창자가 허할 때	큰창자가 실할 때
뱃속에서 소리가 나고 은근히 아프다	배가 아프다
변이 무르고 빛깔이 허옇다	변비가 있고 똥을 누면 냄새가 심하다
손발은 차고 소화는 잘 안되며 입맛을 잃는다	
	구역질을 하기도 한다
	입과 입술이 마르고 열이 난다
설사를 하고 심하면 미주알이 나오기도 한다	똥구멍이 붓기도 한다
오줌은 맑고 오줌발은 길다	오줌발은 짧으면서 오줌에 피가 섞여 나오기도 한다
	혈압이 오르고 짜증이 나며 잠을 잘 못잔다

2) 허실처방

가) 큰창자를 보하는 처방

보하는 침자리 – 곡지(큰11), 족삼리(밥31)

사하는 침자리 – 양계(큰5), 양곡(작은5)

나) 큰창자를 사하는 처방

보하는 침자리 – 양계(큰5), 양곡(작은5)
사하는 침자리 – 이간(큰2), 통곡(오35)

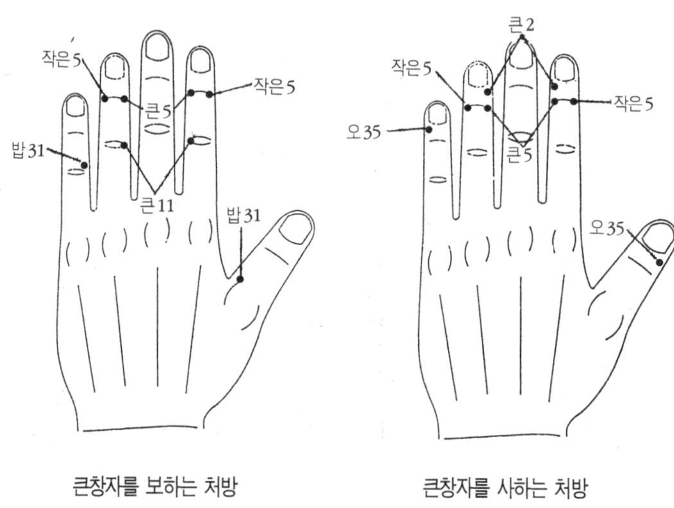

큰창자를 보하는 처방 큰창자를 사하는 처방

3. 밥 통

1) 허실증상

밥통이 허할 때	밥통이 실할 때
입술과 혀가 창백하다	입이 마르고 악취가 난다
	잇몸이 붓고 아프다
입맛이 없다	입맛이 없고 갈증이 난다
소화가 잘 안된다	윗배가 부르고 신물이 올라온다
명치 밑이 막힌 듯 답답하다	똥을 잘 누지 못한다

2) 허실처방

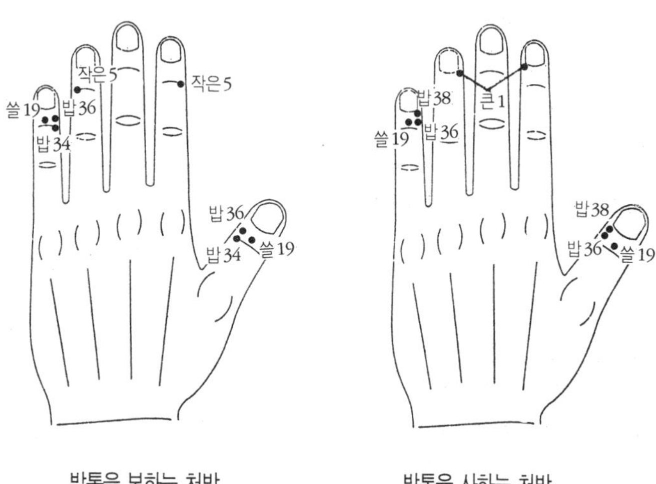

밥통을 보하는 처방 밥통을 사하는 처방

가) 밥통을 보하는 처방

보하는 침자리 – 해계(밥34), 양곡(작은5)

사하는 침자리 – 함곡(밥36), 족임읍(쓸19)

나) 밥통을 사하는 처방

보하는 침자리 – 함곡(밥36), 족임읍(쓸19)

사하는 침자리 – 여태(밥38), 상양(큰1)

4. 지 라

1) 허실증상

지라가 허할 때	지라가 실할 때
살이 빠진다	
입맛이 없고 소화가 안된다	식욕이 왕성하여 지나치게 먹고 잠이 많다
구역질이 난다	
얼굴이 누렇게 뜬다	피부가 누렇다
팔다리에 힘이 없다	팔다리에 힘이 없고 관절염이나 신경통이 많다
배에서 끓는 소리가 난다	
	헛배가 부르고 온몸이 쑤시기도 한다
똥이 묽거나 설사를 하게 된다	똥·오줌을 누는 것이 불편하다

2) 허실처방

가) 지라를 보하는 처방

보하는 침자리-대도(지2), 소부(염8)

사하는 침자리-은백(지1), 태돈(간1)

나) 지라를 사하는 처방

보하는 침자리-은백(지1), 태돈(간1)

사하는 침자리-상구(지5), 경거(허8)

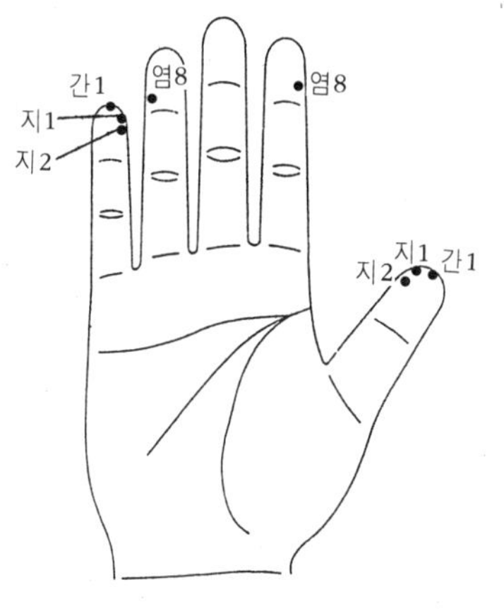

지라를 보하는 처방

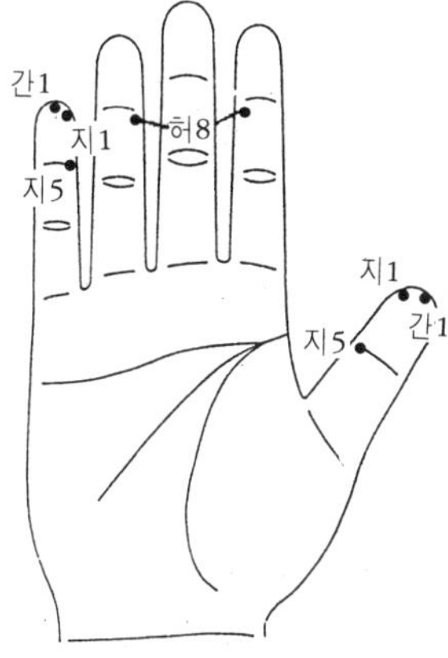

지라를 사하는 처방

5. 염 통

1) 허실증상

염통이 허할 때	염통이 실할 때
가슴이 두근거리고 답답하며 불안 · 초조하다	가슴이 답답하다
깜짝깜짝 잘 놀라고 꿈을 자주 꾼다	잠을 자지 못한다
자면서 오줌을 싸거나 정액이 흘러나온다	오줌은 적황색을 띤다
손발이 차고 손을 떤다	
건망증이 있다	
잘 즐거워하지 않는다	항상 잘 웃으며 공상이나 허황된 생각이 많다
	몸에 열이 많아 차분히 있지

	못한다
혈압이 내려간다	혈압이 올라가고 뒷골이 당긴다
식은땀을 흘린다	
얼굴에 핏기가 없고 입술이 창백하다	얼굴이 붉고 갈증이 난다

2) 허실처방

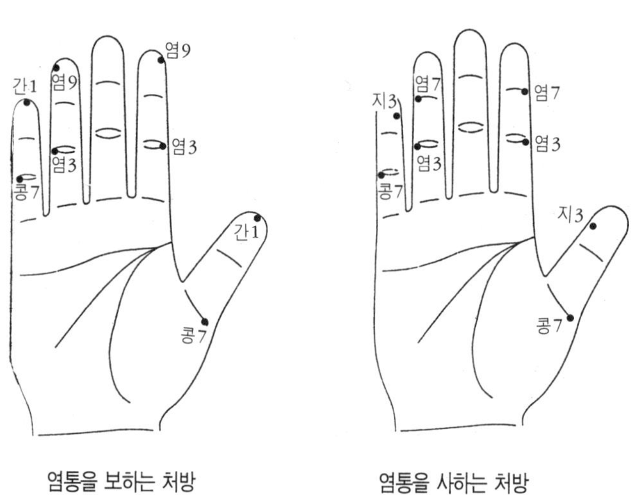

염통을 보하는 처방 염통을 사하는 처방

가) 염통을 보하는 처방

보하는 침자리－소충(염9), 태돈(간1)

사하는 침자리－내소해(염3), 음곡(콩7)

나) 염통을 사하는 처방

보하는 침자리－내소해(염3), 음곡(콩7)

사하는 침자리－신문(염7), 태백(지3)

6. 작은창자

1) 허실증상

작은창자가 허할 때	작은창자가 실할 때
아랫배가 아프다	아랫배가 아프고 적이 만져지기도 한다
오줌은 맑으나 자주 보고 오줌발이 짧다	오줌을 자주 누고 몸이 붓는다
설사를 한다	
	허리나 등뼈가 아프고 뒷목이 뻣뻣하다
	입속이나 혀가 헐기도 한다

2) 허실처방

가) 작은창자를 보하는 처방

보하는 침자리 – 후계(작은3), 족임읍(쓸19)

사하는 침자리 – 전곡(작은2), 족통곡(오35)

나) 작은창자를 사하는 처방

보하는 침자리 – 전곡(작은2), 족통곡(오35)

사하는 침자리 – 외소해(작은7), 족삼리(밥31)

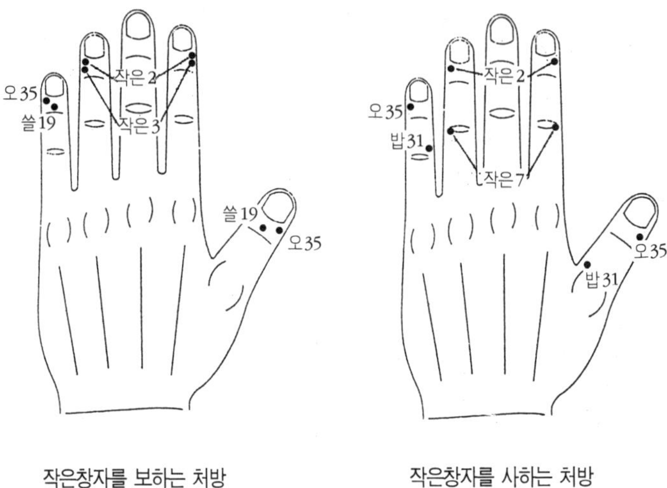

작은창자를 보하는 처방 　　 작은창자를 사하는 처방

7. 오줌보

1) 허실증상

오줌보가 허할 때	오줌보가 실할 때
오줌을 자주 누며 오줌 빛깔이 맑다	오줌 빛깔이 적황색이고 피나 고름이 섞여 나온다
오줌이 잘 안 나와 몸이 붓는 경우도 있다	오줌이 잘 안 나오며 오줌을 눌 때 열을 느끼며 아프다
오줌이 자신도 모르게 흐른다	
대체로 혈압이 낮다	몸살이 난 것처럼 으시시하고 혈압이 오른다

2) 허실처방

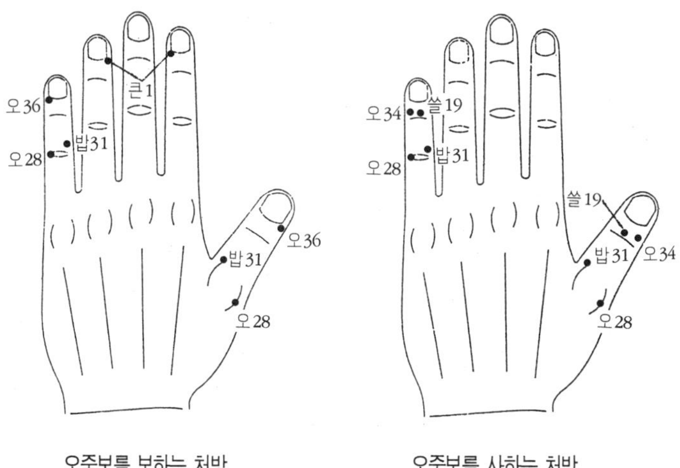

오줌보를 보하는 처방 오줌보를 사하는 처방

가) 오줌보를 보하는 처방

보하는 침자리 – 지음(오36), 상양(큰1)

사하는 침자리 – 위중(오28), 족삼리(밥31)

나) 오줌보를 사하는 처방

보하는 침자리 – 위중(오28), 족삼리(밥31)

사하는 침자리 – 속골(오34), 족임읍(쓸19)

8. 콩 팥

1) 허실증상

콩팥이 허할 때	콩팥이 실할 때
머리카락이 빠지고 살갗이 거칠어진다	
정력이나 치아가 약해진다	정력이 약해져 조루를 한다
신경이 예민해지고 귀가 울린다	감기에만 걸리면 목이 붓고 귀가 울린다
건망증이 심하다	
얼굴에 핏기가 없고 어지럽다	얼굴이 붓고 검게 된다
	손발이 차고 잘 붓는다
	말을 잘 못하거나 혀가 굳는다
코피가 잘 난다	
밤이 되면 열이 난다	한밤중에 설사를 한다
소화력이 떨어지고 똥은 변비에 가깝다	
	허리나 무릎이 시리다
오줌은 적황색이며 심하면 피오줌을 누기도 한다	오줌을 자주 눈다

2) 허실처방

가) 콩팥을 보하는 처방

보하는 침자리－복류(콩5), 경거(허8)

사하는 침자리－태계(콩4), 태백(지3)

나) 콩팥을 사하는 처방

보하는 침자리 – 태계(콩4), 태백(지3)

사하는 침자리 – 용천(콩1), 태돈(간1)

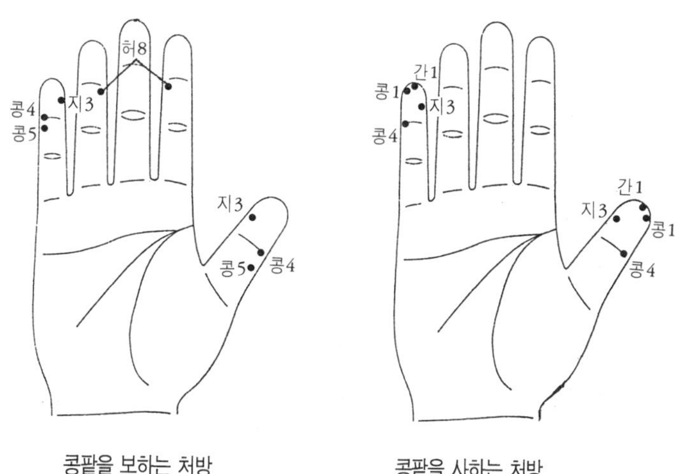

콩팥을 보하는 처방 콩팥을 사하는 처방

9. 심 포

1) 허실증상

심포가 허할 때	심포가 실할 때
염통이 허한 것과 비슷하다 혈압이 낮아지고 맥박이 늦어진다	염통이 실한 것과 비슷하다 혈압이 높고 가슴이 답답하다 얼굴이 상기되고 손바닥은 뜨겁다

체온이 낮아 추위 · 더위에
잘 견디지 못한다

2) 허실처방

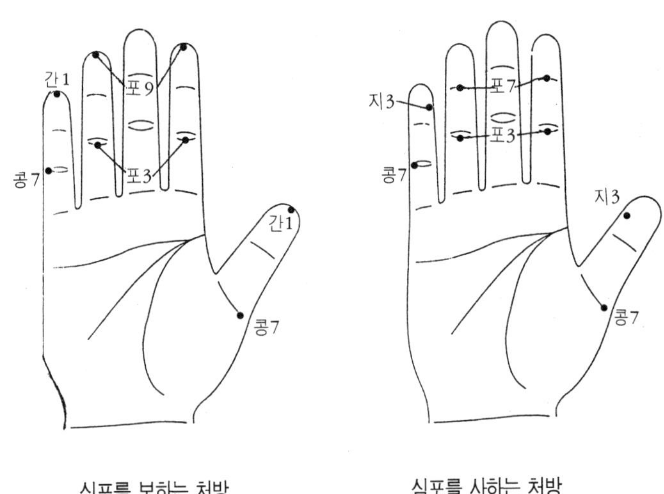

심포를 보하는 처방 심포를 사하는 처방

가) 심포를 보하는 처방

보하는 침자리 – 중충(포9), 태돈(간1)

사하는 침자리 – 곡택(포3), 음곡(콩7)

나) 심포를 사하는 처방

보하는 침자리 – 곡택(포3), 음곡(콩7)

사하는 침자리 – 태릉(포7), 태백(지3)

10. 삼 초

1) 허실증상

삼초가 허할 때	삼초가 실할 때
염통이 실한 것과 비슷하다	염통허증, 콩팥실증, 작은창자 실증과 비슷하다
피부가 가렵다	
	오줌을 잘 못 눈다
	이마에 땀이 잘 나며 혀는 마르고 목은 붓는다
소화가 잘 안되고 배는 부르며 누르면 오히려 좋아한다	
몸은 차고 설사를 한다	
가슴이 답답하고 정신이 불안하다	가슴이 답답하다

2) 허실처방

가) 삼초를 보하는 처방

보하는 침자리 – 중저(초3), 족임읍(쓸19)

사하는 침자리 – 액문(초2), 통곡(오35)

나) 삼초를 사하는 처방

보하는 침자리 – 액문(초2), 통곡(오35)

사하는 침자리 – 천정(초9), 족삼리(밥31)

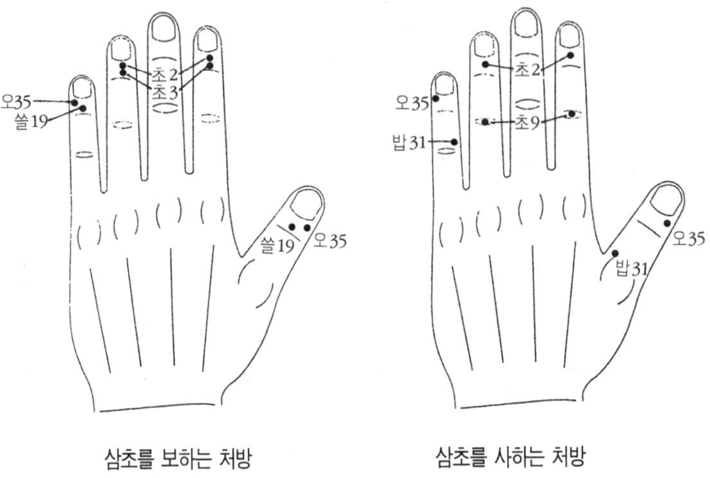

삼초를 보하는 처방 삼초를 사하는 처방

11. 쓸 개

1) 허실증상

쓸개가 허할 때	쓸개가 실할 때
잘 놀라고 줏대가 없다	
잠을 잘 못자고 한숨을 잘 쉰다	잠은 잘 자지만 화를 잘 낸다 한숨을 잘 쉰다
윗배가 답답하고 구역질을 하기도 한다	뱃속이 그득하고 불안해 한다
	머리가 몹시 아프다
	똥이 굳어지고 때로는 황달이 생긴다
어지럽고 눈이 잘 보이지 않으며 난시나 황시 등이 생긴다	눈이 잘 안보이거나 귀가 어둡다

2) 허실처방

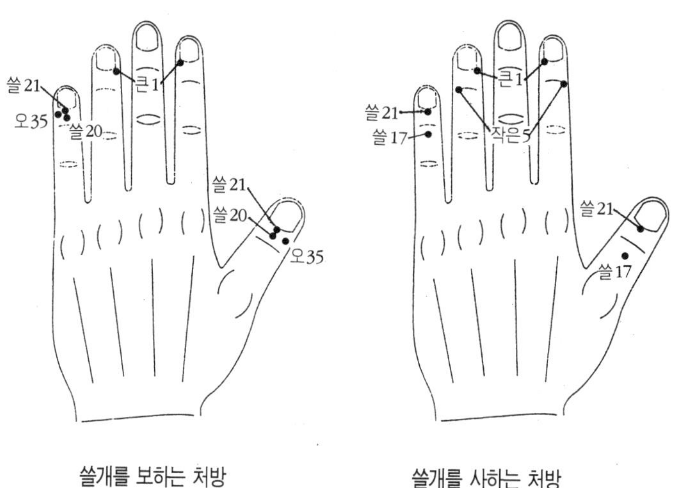

쓸개를 보하는 처방 쓸개를 사하는 처방

가) 쓸개를 보하는 처방

보하는 침자리 – 협계(쓸20), 통곡(오35)

사하는 침자리 – 족규음(쓸21), 상양(큰1)

나) 쓸개를 사하는 처방

보하는 침자리 – 족규음(쓸21), 상양(큰1)

사하는 침자리 – 양보(쓸17), 양곡(작은5)

12. 간

1) 허실증상

간이 허할 때	간이 실할 때
얼굴이 푸르고 손톱이 각질화된다	얼굴이 검어진다
귀가 울리고 눈이 나빠진다	눈이 충혈되거나 쌍꺼풀이 생기고 눈이 나빠진다
묽은 가래가 나오고 구토를 하기도 한다	신물이 올라오고 토하기도 한다
	입맛과 소화력이 떨어진다
사타구니가 당기듯 아프다	사타구니가 당기고 아프다
	옆구리가 결리고 아프다
어지럽고 손발이 차다	손발이 떨린다
뱃속에 응어리 같은 것이 있다	
힘줄이 당긴다	
	머리가 맑지 못하다
	등이 뻣뻣하고 피오줌을 누기도 한다

2)허실처방

가)간을 보하는 처방

보하는 침자리－곡천(간8), 음곡(콩7)

사하는 침자리－중봉(간4), 경거(허8)

나)간을 사하는 처방

보하는 침자리 – 중봉(간4), 경거(허8)
사하는 침자리 – 행간(간2), 소부(염8)

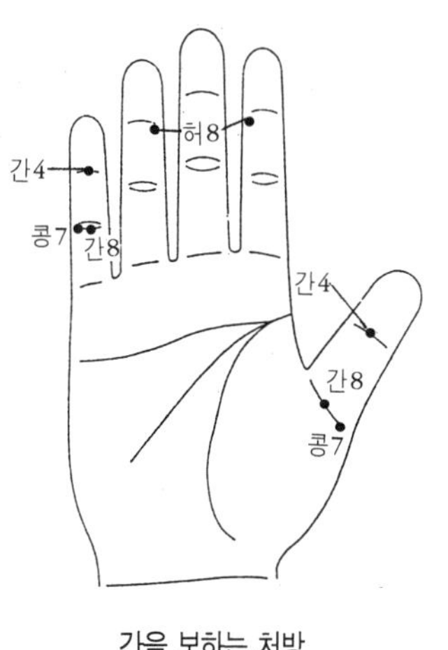

간을 보하는 처방

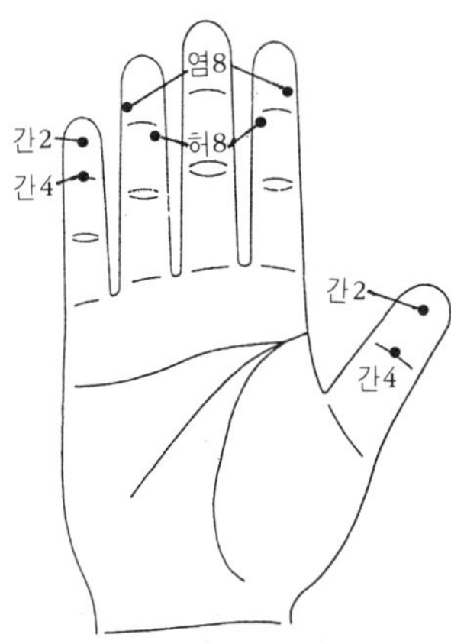

간을 사하는 처방

제 3 편　탈에 대한 처방

제1장 소화기 질환

1. 구내염

구내염은 구강점막의 넓은 범위에 염증성 변화를 일으키는 탈이다. 구내염은 입안이 불결하거나, 불규칙적인 생활, 과로, 충분치 못한 영양상태 등으로 온몸이 약해지거나, 밥통이나 다른 소화기 질환의 영향으로 인하여 생기게 된다. 그 밖에도 비타민 B 결핍의 영향으로 화농균에 쉽게 감염되어 생기기도 하고, 감기나 홍역이 원인이 되어 생기기도 한다.

구내염의 일반적인 증상은, 입안이 벌겋게 붓는다든지, 부어오른 입을 제대로 다물지 못하여 침이 흐르게 된다든지, 입술의 안쪽, 혓바닥, 입천정, 잇몸 등에 노란빛을 띠는 작은 반점이 생겨 물집이 되거나 커지는 증상을 보인다.

* 민간요법

① 죽염을 더운물에 풀어서 입안을 씻어 준다.

② 입안이 헐은 경우에는 그 부위에 꿀을 발라 주거나 결명자를 끓여 수시로 먹는다.

③ 입안에서 냄새가 날 때는 김 20장을 삶은 물을 3번에 나누어 마신다.

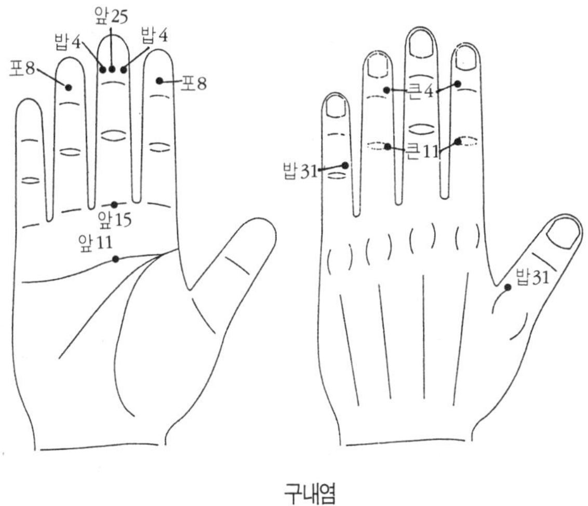

구내염

2. 구토, 멀미

밥통에서의 조화가 깨지게 되면 밥통은 자정능력을 잃게 되는데, 이때 소화관의 이상운동으로 인하여 일어나는 현상이 구토나 멀미이다. 다시 설명하면, 식체(食滯)나 식상(食傷), 외적인 감염 등에 의하여 비위가 약해지면, 아래로 내려가야 할 위기(胃氣)가 거꾸로 치솟아서 생기게 되는 탈이다.

'구토'는 소리를 내면서 내용물을 게우는 것이다. 소리만 있고 내용물이 없는 것을 '구(嘔)'라 하고, 소리도 있고 내용물도 있는 것은 '토(吐)'라고 한다. 그러나 일반적으로는 정확하게 구분하지 않고, 모두를 가리켜서 '구토(嘔吐)'라고 말한다. 그러나 소리는 내면서 내용물을 게우지 않는 것을 '건구(乾嘔)'라고 한다.

구토는 '허증(虛證)인 구토'와 '실증(實證)인 구토'로 구분할 수 있다. 허증인 구토는 탈이 생긴 지 오래된 상태에서 토하게 되는 것으로, 내용물도 적고 토한 내용물의 냄새도 심하지 않다. 실증인 구토는 탈이 생긴 지 오래되지 않고 급성인 것으로, 토하는 내용물이 많으며 냄새가 심하다. 허증일 때는 비위를 보하는 방법으로 치료해야 하고, 실증일 때는 외사나 식체와 같은 요인들로 뭉치고 막혀 있는 기를 풀어 주도록 해야 한다.

수지침으로 할 수 있는 치료방법은 허증일 때는 밥통을 보하는 처방을 병행하고, 실증일 때는 밥통을 사(瀉)하는 처방을 병행한다.

* 민간요법

① 생강을 갈아 꿀을 섞은 다음 끓여서 먹인다. 그러나 조심할 것은, 구토나 멀미를 한 후에는 어떠한 음식도 넘기기 어려운 상태이니 대번에 마시게 하지 말고, 처음에는 조금만 마

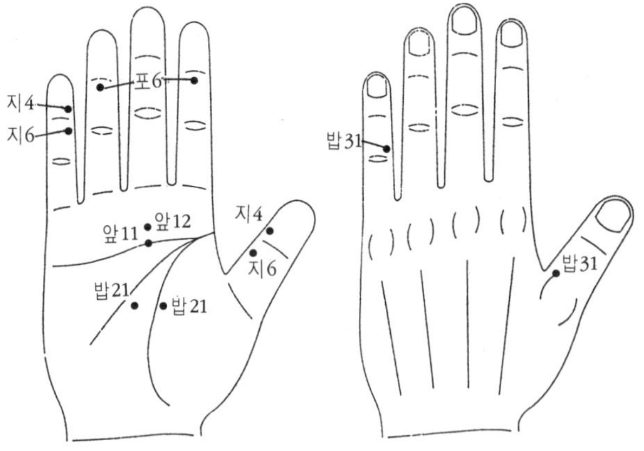

구토, 멀미

시게 하여 적응하게 한 다음에 마시게 한다.

② 10g 남짓의 귤 껍질과 약간의 생강을 넣고 푹 끓인 물을 수시로 마신다.

③ 녹두가루와 설탕이나 꿀을 1숟가락씩 끓는 물에 넣어 풀어 마신다.

3. 급·만성 위염

위염은 위점막에 여러 가지 원인으로 인하여 염증이 생긴 것을 말한다. 그 원인은, 감정이 상하여 간이나 지라의 기능에 장애가 생기거나, 비위가 허한 틈을 타서 한사(寒邪)가 침입하거나, 음식을 잘 씹지 않고 삼킨다거나, 과식하거나, 술을 과음하거나, 상하거나 썩은 음식을 잘못 먹어 생기게 된다.

위염에는 '급성 위염'과 '만성 위염'이 있다. 급성 위염은 상한 음식이나 과음, 과식과 같은 부주의한 섭취로 연쇄구균, 대장균 등과 같은 세균에 감염되어 생기게 된다. 급성 위염의 증상은, 밥통 부위에 아픔을 느끼게 되며, 구토나 설사를 하고, 입맛이 없어지고, 소화력이 떨어진다. 또 심한 갈증을 느끼고 배가 더부룩하며 팽만감을 느끼게 된다.

만성 위염은 급성 위염의 원인을 치료하지 않고 그냥 내버려 두었을 때나 체질적인 원인, 비타민 부족, 신경성 등으로 나타나게 된다. 만성 위염의 증상은 입맛이 떨어지고, 소화를 제대로 시키지 못하게 되며, 밥통 부위가 아프며 트림이 난다.

동의(東醫)에서는 위염을 '곽란(霍亂)' 또는 '교장사(絞腸痧)'

라고도 하는데, 마치 밥통이 덩실덩실 춤을 추듯 상하로 심하게 움직이는 것 같다고 하여 붙여진 이름이다. 곽란은 토하고 설사하는 '습곽란(濕霍亂)'과 토하지도 못하고 설사도 없는 '건곽란(乾霍亂)'이 있다. 건곽란은 '교장사' 또는 '교각사(絞攪痧)'라 불리우는 것으로 배가 비트는 것처럼 아프다는 뜻에서 붙여진 이름이다.

대부분의 위염은 식사나 그 밖의 원인이 있은 후, 수 시간에서 20여 시간 내에 발병하게 된다. 위염의 전조증상은 식욕이 떨어지고 속이 거북해지며 헛배가 부르기도 한다. 그리고 방귀도 잦아지고 변비가 생기기도 하며, 열이 나면서 구역질을 하다가 토하거나 설사를 하며, 입에서 냄새가 난다. 처음 설사에는 노란색 똥이 나오나 차차 물과 같이 되고 횟수도 잦아진다. 탈이 가벼울 때는 아프지도 않아 별 문제가 될 것은 없지만, 탈이 깊을 때는 심한 통증과 급격한 수분 상실 때문에 피부 수축과 염통의 이상 항진, 허탈 증세를 나타내기 때문에 신속한 조치를 취하지 않으면 생명에 지장이 있을 수 있으니 전문가에게 보이는 것이 바람직하다.

급한 상황일 때의 구급 방법은 설사로 인하여 급격하게 상실된 수분을 보충해 주는 것과 손과 발의 각 열 가락 끝을 따주어 막힌 피를 돌게 해주는 것이 필요하다. 전염성 식중독일 때는 중독 증세도 심해지고 단번에 생명을 잃게 되는 수도 있으니, 신속한 대처가 필요하다.

＊ 민간요법

① 위장 질환이 있는 사람들은 청량음료나 커피, 자극성이 강

한 음식〔고춧가루, 소금, 파, 마늘, 후춧가루, 양파 등〕, 술, 담배 등은 피하는 것이 좋다.

② 또한 음식으로는 고구마, 죽순, 우엉, 호박은 피하는 것이 좋다.

③ 만성 위염인 경우에는 규칙적인 생활, 적당한 운동〔특히 복부운동〕이 필요하며, 특히 배 부위에 부항을 뜨는 것이 대단히 효과적이다.

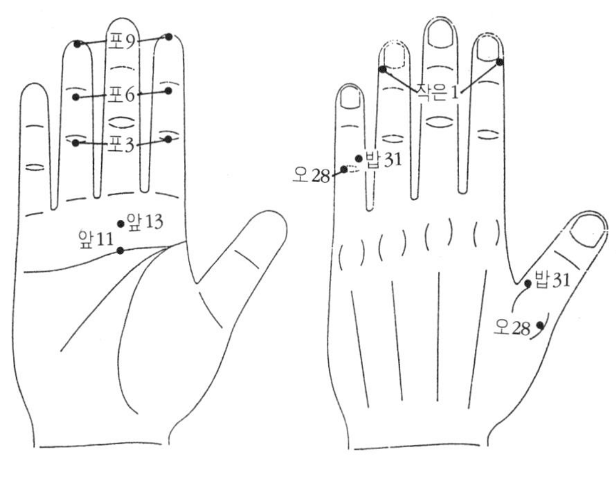

급·만성 위염

4. 딸꾹질〔애역(呃逆)〕

딸꾹질이란 짧고 연속적인 소리가 목구멍에서 나는 탈을 말한다. 딸꾹질은 속이 차거나 열이 있을 때와 같이 밥통에서의 조화가 깨지게 되면, 밥통의 기가 위로 떠 생기게 된다.

딸꾹질에는 '실증(實證)인 딸꾹질'과 '허증(虛證)인 딸꾹질'이 있다. 실증인 경우에는 딸꾹질의 소리도 힘이 있고 연속적이며 얼굴과 온몸에 열감이 있다. 허증일 경우에는 소리는 약하고 얼굴이 창백하며 손발이 차가워진다.

＊ 민간요법

① 꿀이나 누런 설탕을 끓는 물에 타서 마신다.

② 연시나 건시 1개를 붉은 빛이 돌며 엿 같이 될 때까지 푹 고아서 먹는다.

③ 심할 경우에는 곶감 4개를 삶아, 그 물을 천천히 마시면 곧 멎는다.

④ 목 좌우에 있는 인영혈(人迎血)을 양쪽 손가락으로 약 10초 정도 꼭 누른다. 이렇게 하기를 몇 차례 반복한다.

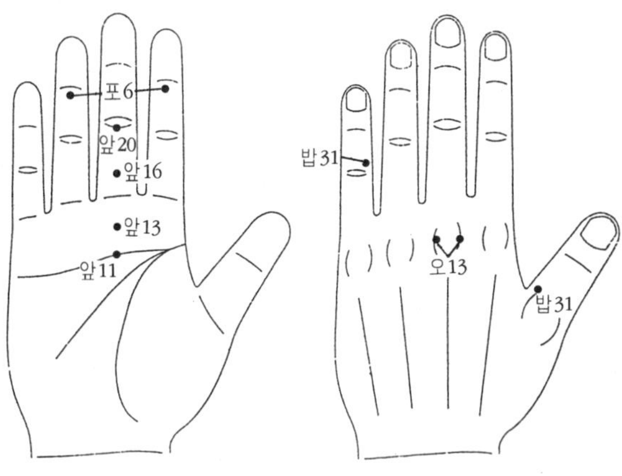

딸꾹질

5. 위 통

위통은 오랫동안 음식의 양과 시간을 조절하지 못하였거나, 칠정(七情), 어혈(瘀血) 등으로 인하여 비위가 약해지고 차가워져 생기게 된다. 그리고 간의 기가 맺혀 지라에 영향을 주어 생기기도 한다. 따라서 짜고 맵고 단것과 같이 자극적인 음식을 먹는다든지, 걱정이나 근심을 지나치게 한다든지, 무리하게 일을 하여 몸을 지치게 한다든지, 과식을 하거나 과음한 상태에서 성생활을 했을 때, 위통이 생기는 확률이 높으니 조심해야 한다. 그리고 뜨겁거나 차가운 음식을 지나치게 먹었거나 배를 차게 하였을 경우에도, 밥통에서의 기혈 순환이 온전하지 못하게 되고 위액의 분비도 줄어들어 위통이 생기게 된다.

위통의 증상으로 속이 차갑고 허한 경우에는, 명치 밑이 은근히 아프고, 자주 신물을 토하거나 트림을 한다. 이때에는 따뜻한 것을 먹거나 밥통 부위를 따뜻하게 하면 아픔이 멎거나 가벼워진다. 밥통이 갑자기 아파 오며 구역질이 나는 경우에는, 먼저 상한 음식을 먹었거나 과식을 하지 않았는가를 생각해야 하고, 그 다음은 중독에 의한 위염인가, 아니면 밥통과 창자의 염증에 의한 것인가를 의심해야 할 것이다. 그러나 밥통의 통증이 맹장이 있는 오른쪽으로 옮겨가며 나타난다든지, 처음부터 오른쪽에 나타난다면 맹장염일 가능성이 높으니 맹장염을 의심해야 할 것이다.

* 민간요법

① 아랫배가 아플 때는 겨자씨 찧은 것이나, 더운 수건을 배꼽 위에다 붙이고 자주 바꾸어 준다.

② 갑자기 배가 아플 때는 참기름이나 들기름을 1숟가락 먹으면 효력이 있다. 경우에 따라서는 설사를 하게 되는데 설사를 한 후 아픔이 멎게 된다.

1) 윗배가 아플 때

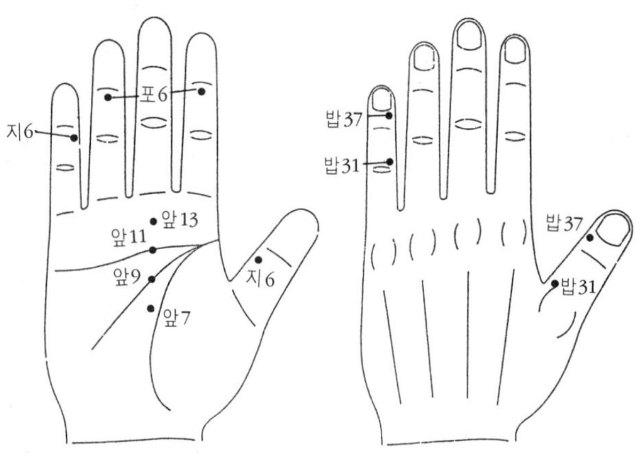

윗배가 아플 때

2) 아랫배가 아플 때

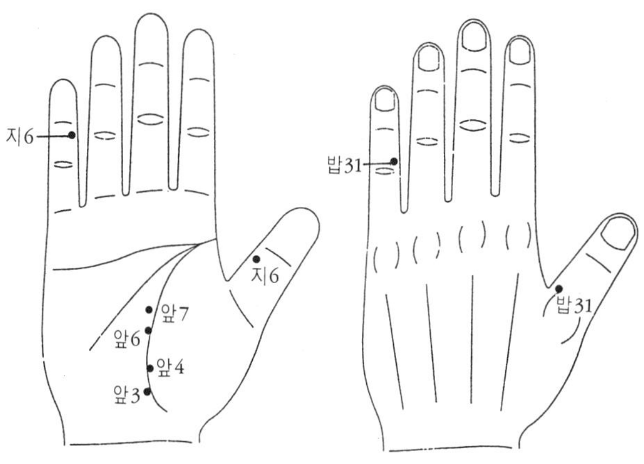

아랫배가 아플 때

6. 소화불량

소화불량은 음식을 먹고 난 후 제대로 소화하지 못하여 배의 윗부분이 무엇인가에 막힌 듯이 답답하게 느껴지고, 헛배가 불러 더부룩하며 트림이 나는 증상을 말한다.

소화불량인 경우는 일반적으로 식사를 한 후 좀처럼 배가 가라앉지 않으며, 공복시에는 신물이 올라오기도 하고, 다소의 통증이 동반된다. 탈이 깊을 때는 머리가 아프며 어지럽고, 손발이 차가워진다. 또한 소화불량이 있는 사람들을 보면 불면증을 호소하는데,

이는 소화장애로 인하여 염통의 기능이 항진되었기 때문이다.

＊ 민간요법

① 소화를 잘 시키지 못할 때 무를 갈아서 먹는 것도 좋은 방법이다. 그러나 속이 쓰릴 정도로 한번에 지나치게 먹거나 자주 먹는 것은 삼가해야 할 것이다.

② 익모초를 잘게 썰거나 즙을 내어 공복에 마신다.

③ 당근 반을 불에 구워서 식전에 장기 복용한다.

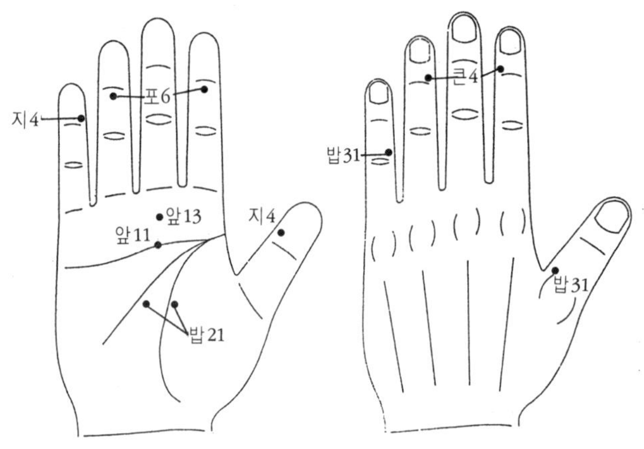

소화불량

7. 십이지장궤양

십이지장궤양은 생리적으로 분비되는 위액〔위산(pepsin)〕이 단백질로 형성된 십이지장 점막까지도 소화함으로써, 십이지장의 조직을 상하게 한 것을 말한다. 십이지장궤양이 생기게 되는 원인에 대해서 아직 정확하게 밝혀지지는 않았지만, 대체로 십이지장에 한정된 자율신경이나 중추신경의 이상, 체질, 유전, 세균 등이 원인이 되어 발생하는 것으로 보고 있다.

일반적으로 십이지장궤양의 통증이 위궤양의 통증보다도 심한데, 식후 2시간 이내에는 통증이 생기지 않는 것이 특징이다. 십이지장궤양은 배의 정중선에서 우측에 많이 생기며, 공복시나 야간에 통증이 심하다. 과산인 경우에는 식사를 하면 통증이 가라앉는 것을 볼 수 있다. 십이지장궤양의 대표적인 증상으로 복통, 구토, 토혈(吐血) 3가지를 들 수 있다.

* 위궤양

위궤양은 십이지장궤양과 마찬가지로 생리적으로 분비되는 위액이 음식물은 물론, 단백질로 형성된 위점막까지도 소화함으로써 위점막의 조직을 상하게 한 것을 말한다.

위궤양이 생기게 되는 원인에는 많은 것들이 있지만, 현대에 들어서면서 산업화에 따른 생활의 변화로 신체적 · 정신적 스트레스에 의한 위궤양이 대부분을 차지하고 있다. 그리고 위궤양에 있어서 특징적인 것으로는 환절기에 재발하는 것과 같은 주기적인 증상을 보인다는 것이다.

위궤양의 증상은, 위산의 과다로 구역질을 하며 윗배가 아프고, 심하면 피까지도 토한다. 이런 증상은 배의 정중선에서 좌측에 많이 나타나며, 통증은 식후 30분~1시간 이내에는 생기지 않는다는 특징이 있다.

* 민간요법

① 사과를 껍질 채 갈아서 하루에 3번씩 먹는다.

② 보통 크기의 생감자 1개를 깨끗이 씻은 후 껍질 채 갈아서

식전마다 먹는다.

③ 그 밖에도 음식으로는 인삼, 생강, 두릅, 결명자 등이 좋다.

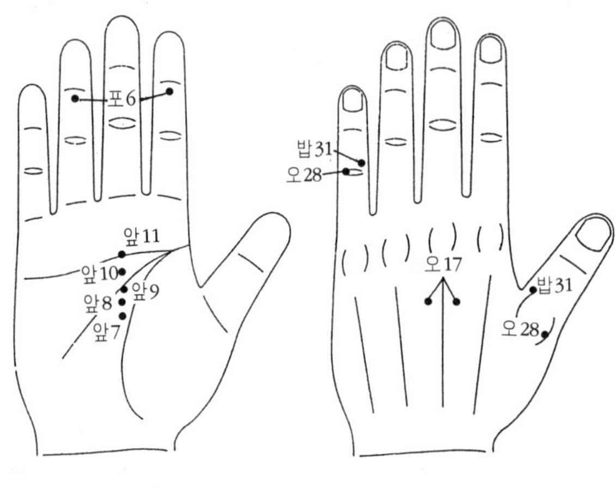

십이지장궤양

8. 위경련

위경련은 갑자기 밥통 부위에 심한 통증을 느끼는 탈로서, 잠자기 전에 식사를 한다든지, 과식이나, 상한 음식을 먹었다거나, 걱정이나 근심과 같은 스트레스가 원인이 되어 밥통 근육운동의 저하로 생기게 된다.

위경련의 증상은, 속이 메스껍고 헛구역이 나며, 심하면 어지러움을 느끼고 식은땀이 나며 손발이 싸늘해진다.

* 민간요법

① 위경련이 시작되었을 때는 죽염〔죽염이 없을 때는 일반 소

금]을 물에 타서 마시게 하여 먹은 것을 토하게 한다. 그 다음 하룻동안은 물만 먹고 단식을 하는 것이 좋다.

② 우엉 뿌리를 즙을 내어 계속해서 먹는다.

③ 달걀 껍질을 불에 바짝 구워 갈아서 먹는다.

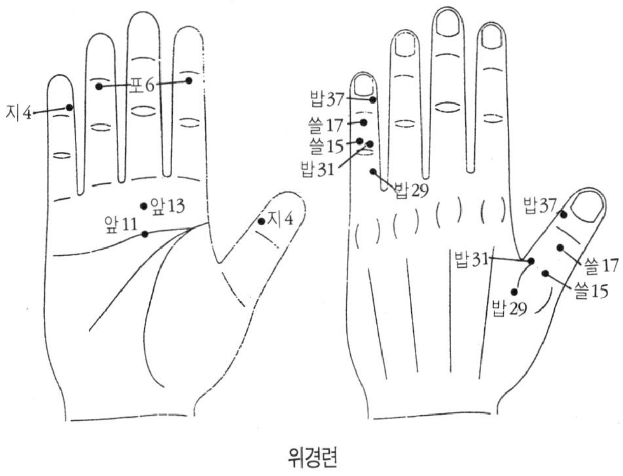

위경련

9. 위하수(胃下垂)

위하수는 밥통이 밑으로 처진〔늘어난〕 탈을 말한다. 위하수가 생기게 되는 원인은, 음식을 지나치게 먹거나, 잠자리에 들기 전에 식사를 한다든지, 움직임이 적은 일을 하루 종일 계속해 밥통에 무리를 주어 기능을 저하시키는 데 그 원인이 있다.

위하수가 되면 소화를 제대로 못하는 것은 물론이고, 똥을 누는 것이 일정치 못해 신경쇠약에 걸리거나, 밥통 부위에 압박감을 느끼게 된다. 또한 두통이나 불면증 등이 생기기도 하고, 더욱 심해지면 우울해져 일에 대한 의욕이 없어지고 쉽게 피곤을 느끼게 된다.

대개 위하수증이 있는 사람이나 위무력증이 있는 사람들에게서 식곤증이 많은 것을 볼 수 있다.

＊ 민간요법

① 익모초를 잘게 썰거나 즙을 내어 공복에 먹는다.

② 칡뿌리를 잘게 썰어 물을 넣고 푹 고아서 먹거나, 칡뿌리 짠 물을 먹는다.

③ 가막조개나 우렁이 끓인 물을 먹는다. 그냥 먹기가 어려울 경우에는 국이나 찌개에 넣어 먹어도 좋다.

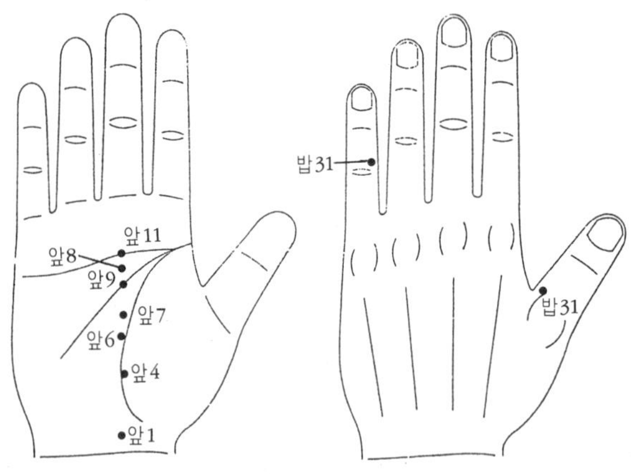

위하수

10. 만성 장염

장염이라고 하면 탈을 막연하게 구분하는 것으로, 일반적으로 설사와 복통을 주된 증상으로 하는 탈을 가리킨다. 장염은 '급성 장염'과 '만성 장염'으로 나눌 수 있다. 급성 장염은 상한 음식을 잘못 먹어 감염성 장염균에 감염되어 창자에 염증이 생긴 것을 말한다. 만성 장염은 급성 장염의 상태가 열흘 이상 지속되거나, 소화기 장애, 과식·과음, 만성 위염·만성 담낭염·췌장염 등과 같은 질환으로 창자의 염증이 지속되는 상태를 말한다. 일단 설사나 끈적끈적한 똥, 변비가 상습적으로 있다면, 우선적으로 만성 장염을 의심해 보아야 할 것이다.

장염의 공통된 증상은 설사, 복통, 배 부위의 불쾌감이다. 급성 장염의 경우에는 갑자기 설사하고, 배 부위가 아프며, 구역질을 하거나 구토를 하기도 한다. 세균의 감염에 의한 설사일 경우에는 열이 있다. 만성 장염의 경우 우선적으로 똥을 누는 것에 이상이 생기게 된다. 그리고 복통이 있고 아랫배가 아프고 답답하며 식욕이 떨어진다. 때로는 구역질을 하기도 한다.

만성 장염은 지나친 흡연자나 신경질적인 사람에게 많다.

* 민간요법

① 만성 장염에도 위장 질환의 경우와 마찬가지로 자극성이 강한 것이나 청량음료, 커피, 술, 담배를 피하는 것이 좋다.

② 찬것과 발효성이 있는 것을 피하며, 야채나 지방이 많은 것

을 피하는 것이 좋다.

③ 목이 마르는 것이 만성 장염의 특징이지만, 만성 장염에는 물을 삼가하는 것이 좋다.

④ 갈증이나 설사가 심할 때는 질경이 잎에 약간의 소금을 넣고 달여, 처음 것은 걸러내고 다시 달여서 마시면 좋다.

⑤ 인삼을 달인 것이나 보리차를 마시는 것도 도움이 된다.

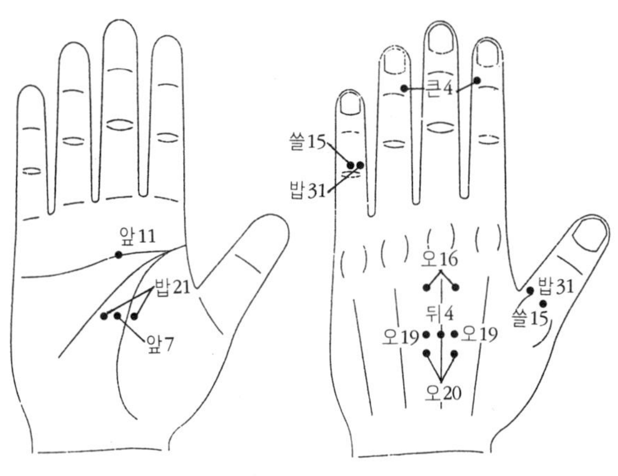

만성 장염

11. 변 비

변비라고 하면 2~3일 이상 배변이 없거나 배변이 있다고 해도 물기가 적은, 굳은 똥을 누는 등의 증상을 말한다. 변비에 있어서는 똥을 누는 횟수나 양보다 똥의 굳기가 더 문제가 된다. 일반적으로 건강한 사람은 하루에 1번씩 연한 똥을 보는 것이 정상적인 것이지만, 변비가 심한 사람은 1주일에 1번 내지 2~3번 똥을 누는 사람도 있다. 이런 경우에도 본인이 아무런 고통을 느끼지 않을 때는 '변비'라 하지 않고 무심하게 넘어가기도 하지만, 이러한 것을 가리켜 많은 사람들이 겪고 있는 '상습성 변비'라고 한다.

상습성 변비에는 '무력성 변비'와 '경련성 변비'로 구분된다. 무력성 변비는 운동부족 및 똥을 참는 습관이 있거나, 신체의 쇠약으로 위벽의 긴장이 감퇴되었을 때 생기게 된다. 이 무력성 변비는 똥이 굵고 물기가 적으며 항문이 찢어져 출혈하는 증상을 보인다. 경련성 변비는 신경이 과민한 사람에게 많이 발생하는 것으로서, 가느다란 똥을 누거나 조금씩 덩어리진 똥을 누게 된다. 또한 뒤를 본 뒤에도 똥이 남아 있는 듯이 느끼는 때가 있고, 왼쪽 하복부에 통증을 느끼기도 한다. 무력성 변비에는 고통스러운 증세가 적으나 경련성 변비에 있어서는 통증이나 불쾌감이 있는 경우가 많다.

변비가 오래되면 두통, 현기증, 구역질, 불면증 등의 전신증상이 나타나고 활동력이 줄어들게 되며 정신이 불안하게 된다. 일반적으로 이러한 증상은 뒤를 보고 나면 없어지지만, 근본적인 치료를 하지 않는 한 상습적으로 반복된다는 데 문제가 있다.

＊ 민간요법

① 만성 변비에는 사과와 당근을 강판에 갈아 아침 공복에 먹는 것을 1달 정도 한다.

② 다시마를 적당한 크기로 잘라 깨끗한 물에 하룻밤을 담가 놓았다가 다음날 아침 공복에 마신다.

③ 매일 아침 공복에 냉수를 마신다.

④ 규칙적인 생활과 식사를 한다.

⑤ 들기름과 같은 식물성 기름이 좋다.

⑥ 미역, 굴과 같이 차가운 성질을 지니고 있으면서 미끄러운 음식이 좋다.

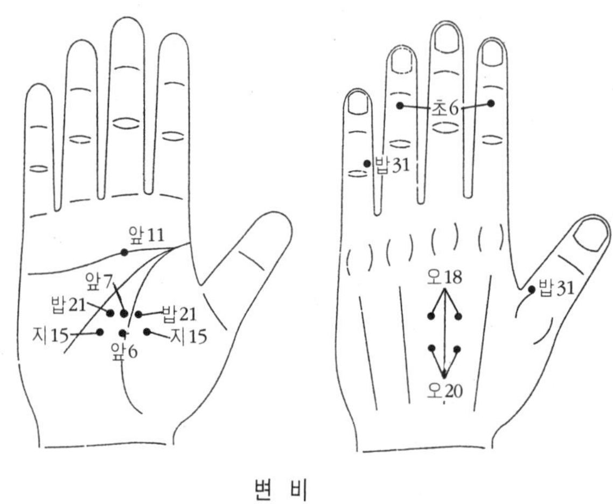

변 비

12. 설 사〔복사(腹瀉)〕

설사는 똥이 묽고 누는 횟수가 잦은 것으로, 창자에서의 수분 흡수가 제대로 되지 않아 생기게 된다. 설사라는 말에 있어서 '설(泄)'이란 똥은 묽고 나왔다 멎었다 하는 것을 가리키는 것이고, '사(瀉)'는 물 같은 똥이 순식간에 쏟아지는 것을 가리키는 것이다. 설사가 생기게 되는 원인은, 사기가 밥통을 침범하든가, 비위 · 콩팥 · 작은창자의 약화, 음식의 무절제 등으로 인하여 생기게 된다.

설사는 '열이 나면서 설사하는 경우'와 '몸이 차면서 설사하는 경우'로 구분할 수 있다. 우선 열이 나면서 설사하는 경우는 똥의 빛깔이 노란색을 띠게 되고, 입은 마르게 되며 번열(煩熱)이 나게 된다. 또한 뱃속은 아프면서 메스껍고 항문에 작열감을 느끼게 되며 오줌의 빛깔이 붉은 것을 볼 수 있다. 또 몸이 차면서 설사하는 경우에는 배설하는 물질은 맑고 청랭하든지 아니면 음식이 소화되지 않은 상태 그대로 나오는 것을 볼 수 있다. 그리고 손과 발은 차가워지고 기력은 약해지는 것을 볼 수 있다.

설사가 오랫동안 계속되다 보면 증상이 어느새 나타났다가 사라지기를 반복하여 몸은 날이 갈수록 여위게 된다. 이런 경우 특별히 주의할 것은, 설사로 인한 체내의 수분감소와 피부노화, 치질이나 미주알이 빠지는 것이다.

* 민간요법

① 연근을 갈아서 소금으로 간을 맞춰 먹는다. 소금으로 간을 하지 않고 먹어도 상관없다.

② 장염〔장카타르〕으로 인한 설사에는 2~3마리의 정어리를 튀겨서 먹으면 곧 낫는다.

③ 파의 하얀 뿌리만을 잘라서 달여 먹는다. 혹시 그냥 달여 먹는 것이 어려울 경우는 죽에 넣어 먹는다.

④ 마늘 1통을 구워 식전마다 1쪽씩 먹는다.

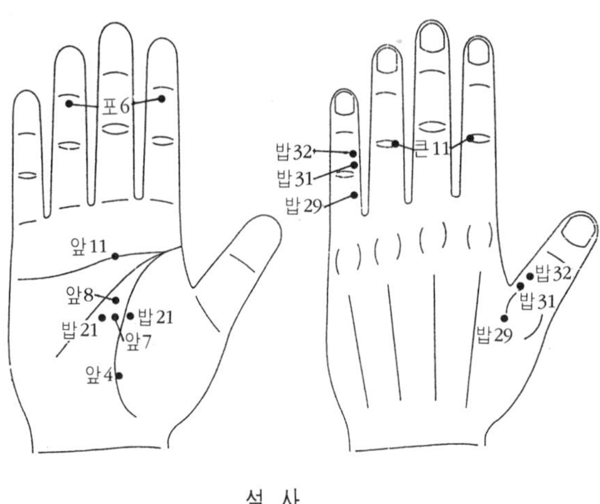

설 사

13. 장폐색(腸閉塞)

장폐색이란 창자의 속이 좁아지거나 막히는 것으로 인하여 통과장애를 일으키는 탈을 말한다. 장폐색이 생기는 원인은, 오랫동안 변비가 있었다거나, 하루 종일 앉아서 일을 한다거나, 지나치게 신경을 쓴다거나, 창자의 운동이 항진되어 생기게 된다.

장폐색의 증상은, 급성시 갑작스런 통증을 느끼며 구토를 하고 배설하는 것이 어려워진다. 그리고 배에 가스는 차게 되지만 가스의 배출이 어렵게 된다. 탈이 심한 경우에는 배에서 큰 덩어리 같은 것이 만져지기도 한다.

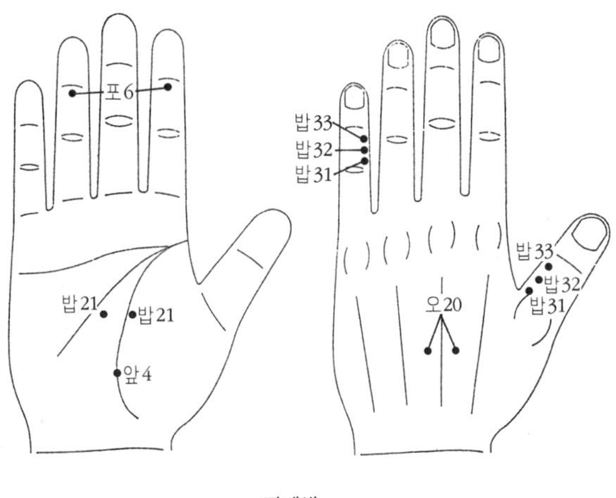

장폐색

14. 맹장염〔충수염(蟲垂炎), 장옹(腸癰)〕

맹장염은 맹장 끝에 붙어 있는 충수돌기에 생긴 화농성 염증을 말한다. 맹장염을 일으키는 정확한 원인은 아직 밝혀지지 않았지만, 일반적으로 말하는 맹장염이 생기게 되는 원인은 다음과 같다. 음식 조절을 잘못하였거나 지나친 노동이나 운동으로 인한 피로, 외상, 이물질에 의하여 맹장이 막히거나, 감염〔대장균, 포도구균, 연쇄구균 등〕으로 인하여 맹장 속의 압력이 올라가고 염증을 일으켜 생기게 된다.

실제로 느낄 수 있는 전조증상을 보면, 처음에는 입맛을 잃게 되고, 가벼운 변비, 설사, 구토 등이 있다가 배가 아픈 것을 볼 수 있다. 이러한 전조증상이 있은 후 2~12시간이 지나면 오른쪽 아랫배 부위에 한정하여 통증을 느끼게 된다. 이 통증은 걷거나 기침을 하는 것에 의하여 증폭되고, 열이 생기게 된다. 이러한 증상이 있을 때는 수술을 받아야 한다. 그렇지 않고 방치하면 맹장에 구멍이 생겨 범발성 복막염을 일으키게 되고, 생명까지도 위험할 수 있다.

맹장염을 수지침으로 치료할 수 있는 경우는 만성 맹장염에 국한되지만, 급성일 경우에 열 손가락의 끝을 따주는 것은 위험한 고비를 넘길 수 있는 좋은 방법이다. 참고로 맹장염은 과로를 했다거나 감기나 그 밖의 탈로 인하여 몸이 약해진 상태에서 많이 발병한다.

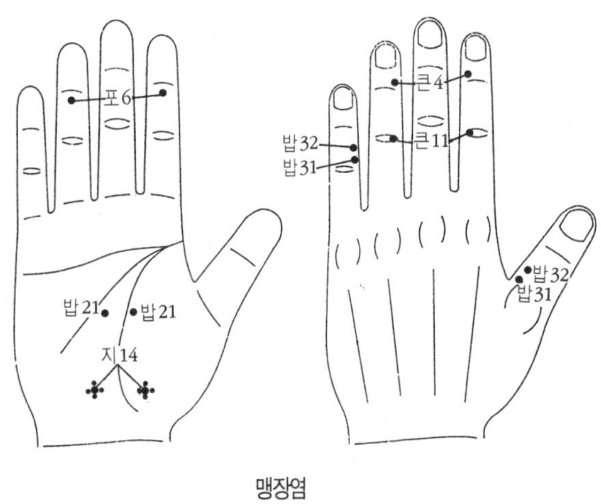

맹장염

15. 치 질

치질은 큰창자의 마지막 부분인 직장의 항문관부에 생기는 염증성 질환으로서, '치핵(痔核)'과 '치루(痔瘻)' 및 '혼합치(混合

痔)'로 구분된다. 치질 하면 보통 치핵을 말하는데, 치핵은 직장 항문관부의 직장 정맥총이 늘어져서 정맥이 혹 모양으로 확장된 것을 말한다.

치질의 원인은, 맵고 자극성이 있는 음식과 술을 지나치게 먹는 것, 오래 앉아 있거나 서 있는 것, 해산할 때나 무거운 것을 들 때 배에 지나치게 힘을 주는 것, 변비나 오랜 설사, 잦은 성생활 등 중초의 기가 처져 어혈과 탁한 기가 항문에 막힌 결과 발병하게 된다.

치핵은 또 '외치핵'과 '내치핵'으로 분류되는데, 보통 외치핵은 '숫치질', 내치질은 '암치질'이라고 한다. 그리고 이런 치핵이 오래되어 터지면 균이 들어가 곪게 되고 헐게 되는데, 이것을 '치루'라고 한다. 치핵과 치루가 함께 있는 것을 '혼합치'라고 한다. 크기는 콩알 크기로부터 밤알 크기의 결절이 1개 또는 여러 개 있으면서 가렵거나 뒤를 본 후에 아프고 피가 나오며 항문 밖으로 빠져나오기도 한다.

(1) 내치핵

내치핵은 치핵이 항문 안에 생긴 것으로 선홍색 또는 청자색이다. 초기의 증상은 배변 후에 출혈이 되는 것이며, 피의 색깔은 선홍색으로 똥과 혼합되지 않고 때로는 피만 쏟아져 내리기도 한다. 그러나 대개 저절로 지혈되고 통증이 없는 것이 특징이다. 그러나 중기가 되면 치핵이 커지고 배변시에 항문 밖으로 나오지만, 배변 후에는 저절로 들어간다. 후기가 되면 배변 때뿐만 아니라 기침을 하거나 서 있을 때도 빠져나와 저절로 들어가지 않는다. 치핵으로 인한 출혈은 '치혈'이라 하며, 대량의 치혈이 되풀이되면 빈혈이 생기게 된다.

(2) 외치핵

외치핵은 치핵이 항문 밖에 생긴 것으로 대개 다갈색을 띤다. 외치핵은 '혈전성 외치핵'과 '염증성 외치핵'으로 구분할 수 있다. 혈전성 외치핵은 치핵 밖의 정맥에 혈전이 생겨 통증과 염증이 생기는 것을 말한다. 염증성 외치핵은 감염으로 치핵에 염증이 생기게 되며 항문에 수종이 생기고, 통증이 있으며, 노란색의 분비액이 나오고, 가려움증이 생기는 것을 말한다.

* 민간요법

① 치질에는 자극적인 음식을 피하고 몸을 피로하게 하지 말아야 한다. 또한 술이나 담배, 동물성 단백질이나 지방질은 좋지 않다.
② 죽염을 따뜻한 물에 풀어 환부를 깨끗하게 닦아 준다.
③ 구운 마늘을 즙을 내어 거즈에 바른 후 환부에 대고 맛사지를 한다.
④ 치질이 심해서 피가 나올 경우에는 겨자씨를 갈아서 꿀로 개어 환부에 바른다.

* 탈 항

탈항은 큰창자의 마지막부인 직장을 유지하고 있는 근육이 약해져 항문 부근의 직장 속이 항문 밖으로 나온 질환을 말한다. 탈항은 임신, 만성 변비, 노인성 변비 등이 원인이 되어 생기게 되는데, 처음에는 손으로 밀어 넣으면 안으로 들어가지만 오래되면 들어가기 어렵게 된다. 탈항 자체에 통증이 있는 것은 아니지만, 오래되면 옷 등에 스쳐 염증을 일으키게 된다.

＊ 민간요법

① 따뜻한 물에 죽염을 풀어 환부를 깨끗하게 씻어 준다.

② 매운 고춧가루를 환부에 뿌리는 것도 어느 정도 효과가 있다.

③ 자극성이 없는 기름으로 환부를 바른 후 손으로 밀어 넣는다.

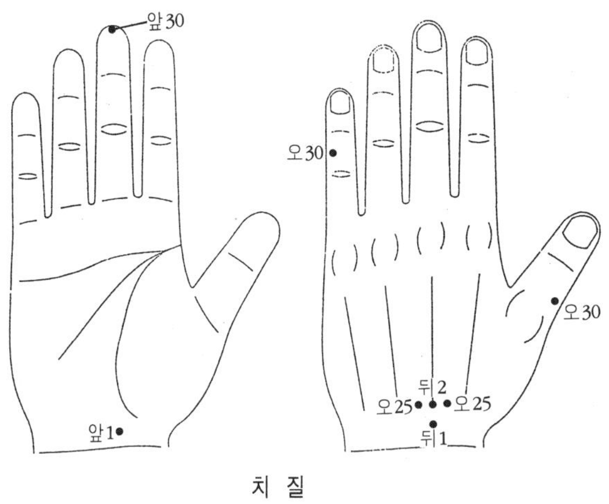

치 질

16. 간 염

간장병 중에 가장 많은 것이 바이러스에 의한 전염성 간염이다. 간염은 간에 염증이 생기는 것으로, 급성 간염과 만성 간염으로 구분할 수 있다. 보통 우리가 알고 있는 간염은 A형 바이러스 간염이나, B형 바이러스 간염, 그리고 C형 바이러스 간염이다.

보통 급성 간염이라고 통칭되는 A형 바이러스 간염은, 음식이나 음료수 등을 통하여 사람들의 입으로 감염되는 유행성 간염이다. A형 바이러스 간염에 감염되면, 처음에는 감기에 걸린 것과 비슷한 증상이 일어나고, 그 다음은 황달 증상이 나타나게 된다. 또한 전신이 나른하다든지, 식욕이 떨어진다든지, 구토 증상이 나타나기도 한다. 간염의 상태는 환자에 따라 다르겠지만, 약 1개월 정도면 회복되는 것이 보통이다.

B형 바이러스 간염은 혈액이나 정액을 통하여 감염된다. 특이할 만한 것은 B형 바이러스를 갖고 있다고 해도 금방 발병하지 않기 때문에, 보균자 자신도 자신이 바이러스를 가지고 있는지를 알기 어렵다는 점이다. 또한 금방 발병하지 않기 때문에 만성화되기 쉬운 점도 있다.

C형 바이러스 간염이란 A형도 B형도 아닌 바이러스를 가리킨다. C형에는 A형과 비슷한 것과 B형과 비슷한 것 등 세 종류가 있다고 한다. 일상적인 이야기이지만, 급성 간염이 장기화되면 만성 간염이 되고 서서히 간이 침해를 받아 간경변이 된다. 급성이 만성으로 되는 확률은, A형의 경우는 0.1%이고 B형과 C형은 2~3%이다.

＊황 달

황달은 온몸과 눈 그리고 오줌이 누렇게 되는 탈이다. 황달이 생기는 원인으로 대표적인 것은, 음식조절을 잘못하여 밥통이 조화를 잃어버리고 담즙이 배설되지 못하는 답즙의 울체(鬱滯)를 들 수 있다.

황달의 증상은 살갗이나 눈, 오줌 등이 누렇게 되는 것을 주된 증상으로 하고, 그 밖에도 몸이 무겁고 노곤하며 입맛을 잃어 점차적으로 몸이 여위게 된다. 황달은 일반적으로 급성인 '양황(陽黃)'과 만성인 '음황(陰黃)'으로 구별한다. 양황일 경우에는 한열(寒熱)이 교대로 나타나고, 얼굴의 색은 밝은 황색이며, 입이 쓰고 마르며, 가슴이 막히고 메스꺼우며, 배는 팽팽하게 부르고, 굳은 똥이 나온다. 음황일 경우에는 피부는 황색이나 검은 기가 있고, 열은 없든가 미열이 있으며, 신체는 나른하고 활력이 없다. 밥통의 기능이 감퇴되고 똥은 연하며 오줌은 담황색을 띠게 된다.

* 민간요법

① 육식이나 지방이 들어 있는 음식은 좋지 않으며, 바지락과 같은 조개류나 냉이가 좋다.

② 쑥으로 만든 음식이나 뜸이 좋다.

③ 미나리 300g을 즙을 내어 식후마다 먹는다. 이때 하루는 생즙 그대로 먹고 하루는 끓여서 뜨겁게 해서 먹는다.

④ 밀싹을 즙을 내어 하루에 3번씩 식간(食間)에 1잔씩 마신다.

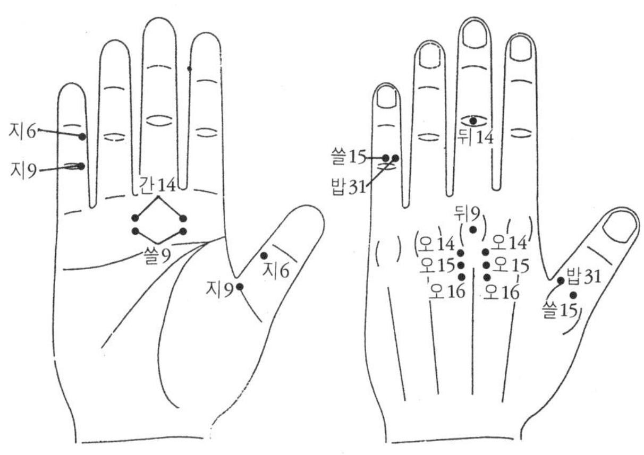

간 염

17. 담석증

담석증은 담즙성분으로 만들어진 담석에 의하여 발병하는 질환을 말한다. 담석증이 생기게 되는 정확한 원인은 알 수 없으나, 음식이나 감정을 잘못 조절하였거나 운동부족 등이 원인이 되어 생기는 것으로 보고 있다. 또한 담즙의 울체로 발병하게 되는 급성 담낭염과 병행하여 발병하게 된다. 담석을 가지고 있다고 해서 모두가 증세를 나타내는 것은 아니고, 오히려 대다수는 증세가 없는 것이 특징이다.

담석증이 발병하면 처음에 윗배에 불쾌감이나 배가 불러오르는 느낌, 메스꺼움, 구토 등이 있거나 배를 만지는 것을 싫어하게 된다. 그리고 통증이 갑자기 오른쪽 어깨 부위에 나타나기도 하며, 점차 열이 오르고 온몸에 황달이 생긴다.

* 담낭염

담낭염은 담석 등으로 쓸개즙의 배설에 장애가 생겼을 때, 혈액이나 창자에서 세균의 감염을 받아 일어나는 쓸개의 염증이다.

담낭염의 증세로는 고민이나 걱정이 있으면 명치에서 등에 걸쳐 잡아당기는 듯한 느낌이 들고, 그런 가운데 명치나 혹은 그 오른쪽에 묵직한 아픔과 함께 이따금 갑자기 통증이 오며, 그것이 오른쪽 등에서 어깨로 울리기도 한다. 이 통증은 지방이 많은 것을 먹거나 과식하거나, 과로나 변비 때문에 일어나는 일도 있지만, 밤에 통증이 일어나는 것이 특징이다. 통증에 이어 열이 나고 오한이 드는데, 며칠 내로 열이 내리고, 혹 4~5일 동안 불규칙하게 계속되는 경우도 있다.

담낭염을 앓고 있는 환자의 반 정도는 황달을 겸하게 되는데, 발작이 있을 때마다 황달을 일으키는 것은 아니고, 몇 차례 발작 가운데 한 차례 비율로 일어나는 것이 보통이다.

* 민간요법

① 몸을 피곤하지 않게 하며, 과음·과식, 지방질이 있는 음식 등을 삼가한다.

② 옥수수 수염을 달인 물이나 옥수수 차를 수시로 마신다.

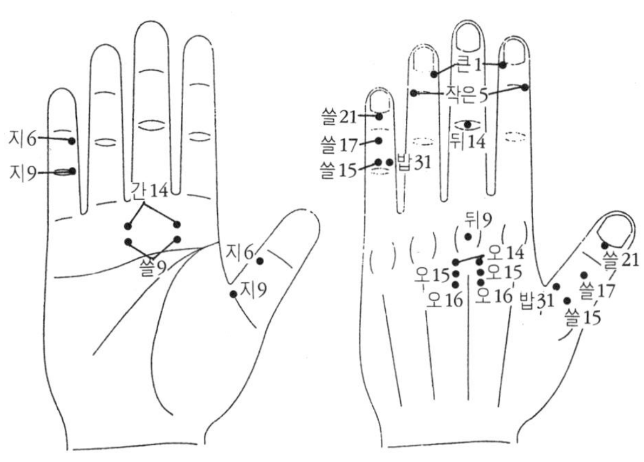

담낭염

제2장 호흡기 질환

1. 감 기

감기는 바이러스(Virus)라는 병원체나 그 밖의 세균으로 인하여 생기는 전염성 질환으로서, 호흡하는 기도의 윗부분에 생기는 급성 염증을 말한다. 동의학적인 관점에서 볼 때 감기는, 풍사(風邪)가 여름에는 열사(熱邪)와, 겨울에는 한사(寒邪)와 함께 코와 입, 살갗 등에 침입함으로써, 허파의 기가 온전한 활동을 하지 못하도록 하여 탈을 만들게 한다.

'풍한형'의 감기는, 열이 나고 머리는 아프지만 땀은 나지 않는다. 맑은 콧물은 흐르지만 코는 막혀 있고, 몸이 으슬으슬 춥고 팔다리는 힘이 없다. '풍열형'의 감기는, 몸에 열이 있고 머리의 통증을 심하게 호소한다. 기침을 하며 누런 가래가 나오고 목에 통증이 있다. 입안이 마르고 속이 타기에 물을 자주 찾는다.

＊ 민간요법

① 귤 껍질 5g 정도와 생강 14조각을 넣고 끓인 물을 먹는다.

② 고춧가루, 기름〔들기름, 참기름〕은 찻숟가락으로 하나, 파의 흰 뿌리부분 하나, 생강 작은 것 하나를 넣고 찧은 후 끓는 물과 함께 복용한다.

1) 풍한형

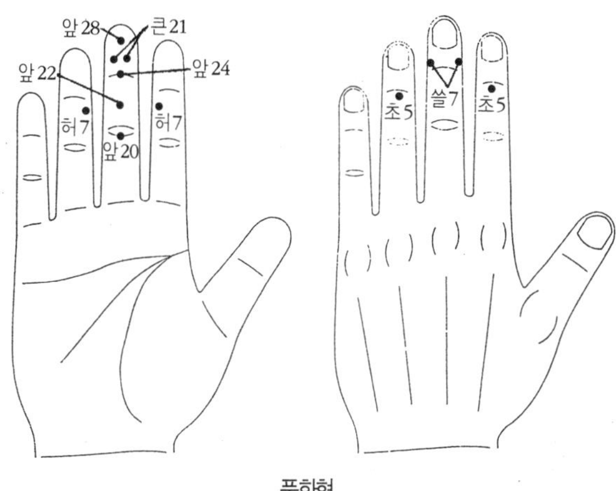

풍한형

2) 풍열형

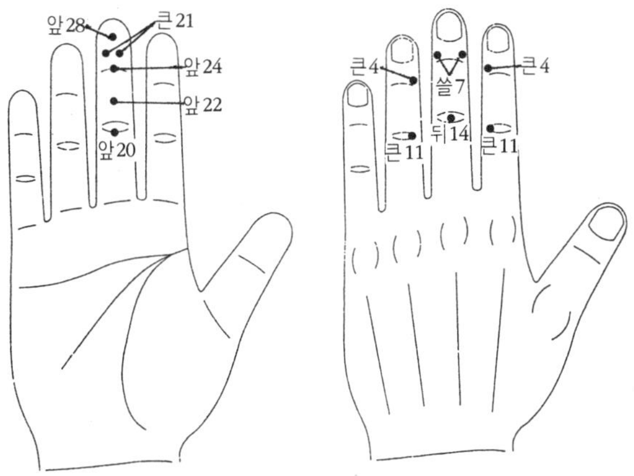

풍열형

2. 기관지염〔해수, 해소〕

기관지염은 감기와 같은 호흡기 질환이 오래되면 코나 목에 염증이 생기게 되는데, 이러한 원인으로 해서 처음에는 기관(氣管)만을 상하게 하던 것이 기관지(氣管支)까지 상하게 한 것을 가리킨다. 기관지염은 호흡기 질환이 많이 생기는 환절기에 많은데, 특히 허약체질이나 면역성이 약한 노인이나 어린아이에게 많은 것을 볼 수 있다.

기관지염은 좋지 않은 환경에 의하여 발생하게 되는데, 담배 연기나 자동차 매연, 공장의 유독성 가스, 먼지 등과 같은 기관지 점막을 자극하는 것들을 들이마셔 허파의 기능을 상실하게 되어 생긴다. 기관지염은 보통 4~5일에서 2~3주면 완치되지만, 노인과 같이 기능이 약해진 사람이나 심장병 환자, 척수나 허파에 탈이 있는 사람은 재발하기 쉬우니 조심해야 한다. 탈이 오래되면 만성 기관지염으로 되거나 천식으로 깊어지기도 한다. 참고로 알아야 할 것은 주어진 환경이 좋지 않아 먼지를 많이 들이마신 사람들이나 술을 많이 먹는 사람들은 처음부터 만성으로 나타나기도 한다는 것이다.

기관지염의 증상은, 온몸이 나른해지고 머리가 아프며, 처음에는 마른 기침이 나다가도 만성이 되면 기침이 심해지고 거친 소리〔건성카타르일 경우〕나 누런 가래〔점액농성일 경우〕를 동반한다. 그리고 목구멍 아래와 배 뒤쪽이 근질근질한 것을 느끼게 된다. 감기와 합병으로 올 때는 대개 열이 나며 오한이 있다. 찬 공기나 먼지를 마시면 기침이 심해지고 심지어는 열이 나기도 하는데, 이때에는 먼저 죽염 또는 소금으로 양치질을 한 후 따뜻한 방에서 안정을 취해야 한다. 이때 방이 건조해지지 않도록 주의해야 하며, 술과 담배는 피하고 영양이 많은 음식이나 신선한 과일이나 야채를 먹도록 한다. 계란탕이나 따뜻한 우유도 좋다.

＊ 민간요법

① 즙을 낸 생강에 조청〔일반 엿이나 꿀을 넣어도 된다〕을 넣고 따뜻한 물에 타서 마신다.

② 무즙에 꿀이나 조청을 타서 마신다.

③ 1사발의 물에 김 10장을 넣고 반이 될 때까지 달인 후 식후에 마신다.

④ 생땅콩 40g을 가루내어 물을 붓고 끓인 후 식후마다 복용한다. 계속해서 복용하게 되면 기침은 물론 가래도 없어진다.

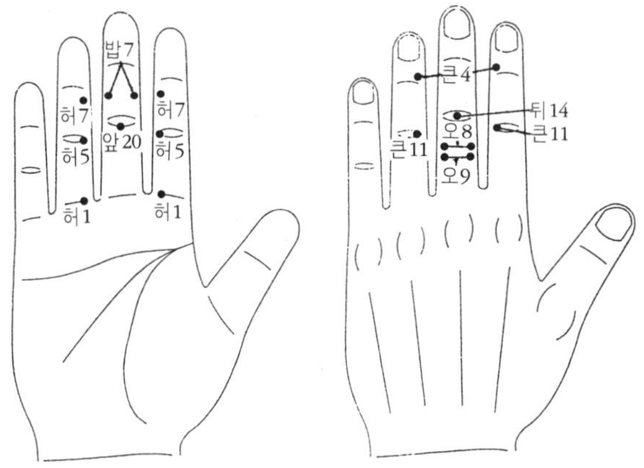

기관지염

3. 기관지 천식〔기천(氣喘), 효천(哮喘)〕

천식은 숨이 가쁘면서 호흡하는 것을 불편해 하는 탈을 말한다. 천식에 대한 정확한 원인은 밝혀지지 않았지만, 일반적으로 기관지에 끈적끈적한 물질이 생기거나 신경관계로 인한 경련의 발생으로 기관지와 모세혈관이 좁아져 발병한다고 보고 있다. 근래에는 급속한 산업성장으로 인한 환경의 변화로 이상체질, 즉 알레르기성 체질에 의한 발병도 보고가 되고 있다. 천식에는 '기관지 천식'과 '심장성 천식'이 있고, 아이들에게 생기는 '소아천식'도 있다.

천식의 증상으로서 대표적인 것은 숨가쁜 기침을 하는 것이다. 기침의 빈도는 일정하지 않으며, 심할 경우에는 숨쉬는 것이 어려워 얼굴이 붉어지고, 가슴이 답답함을 호소하며, 땀을 흘린다. 이때에는 누워 있다가도 견디기가 어려워 다시 일어나게 되며, 가슴이 답답하여 이불이나 베개와 같은 것을 가슴에 껴안고 기침하는 것을 볼 수 있다.

천식을 앓고 있는 환자가 기침을 할 때에는 숨을 들이마시는 것보다 숨을 내쉬는 것을 더 어려워한다. 이러한 증상이 오래되면 만성 기관지염이나 폐기종으로 악화되기도 한다.

* 민간요법

① 달팽이 엑기스가 노인성 질환인 천식에 좋다.

② 호도 8g과 인삼 2g에 2홉의 물을 넣고 반 정도가 될 때까지

졸인 다음 먹는다.

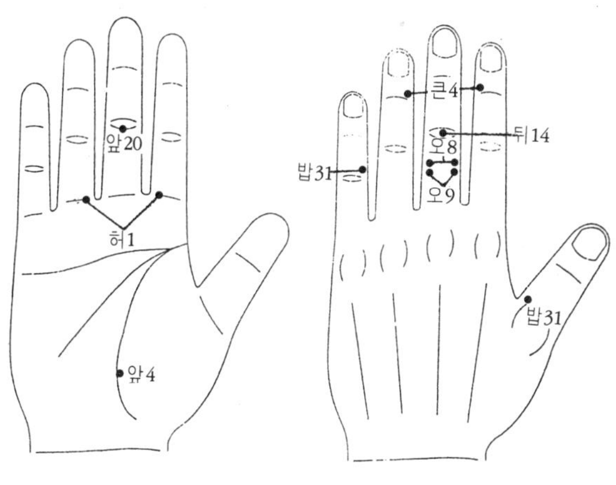

기관지 천식

4. 폐결핵〔노채(癆瘵), 폐로(肺癆)〕

우리가 알고 있는 폐결핵은 결핵균에 의한 감염으로 발병이 된다고 알고 있다. 그러나 감염에 의한 발병의 확률은, 폐결핵에 걸린 환자의 침이나 가래에 있는 결핵균을 통하여 10,000명이 감염이 되었다고 했을 때 발병하는 확률은 2명 정도로 매우 적다.

탈이 생기는 근본적인 원인은 과로이지만 오랜 탈을 앓고 난 후 몸이 약해진 경우에 발병하게 된다. 폐결핵은 한번 감염되고 나면 면역성이 생겨 다시는 걸리지 않는다고 알려져 있다. 그러나 감염에 의하여 발병할 확률이 적다고 하여도 환자 스스로가 조심해야 하며, 환자와 대화할 경우에는 1미터 이내에는 감염될 가능성이 있으니 그 이상 떨어져 이야기하는 것이 바람직하다.

폐결핵은 초기의 치료가 대단히 중요하다. 폐결핵의 증상은 처음에는 미열이 나며 몸이 나른하고 쉽게 피로해진다. 아울러 식욕감퇴, 두통, 견비통 등을 동반하게 되며 맥박이 빨라지고 몸무게가 빠진다. 탈이 심할 경우에는 기침과 가래가 나오고 피를 토하기도 하며 잠자리에서 땀을 심하게 흘리기도 한다.

폐결핵에 걸렸을 때는 무엇보다도 초기에 치료하도록 해야 하며, 충분한 영양을 섭취하게 하는 것이 중요하다. 아울러 충분한 수면과 정신적인 안정, 그리고 되도록이면 고열이 나지 않도록 하며 규칙적이며 적당한 운동을 하는 것이 좋다.

＊ 민간요법

① 연근을 갈아서 마신다.

② 마늘을 갈아서 자기 전에 반 숟가락씩 복용하거나, 마늘술을 담갔다가 자기 전에 소주잔으로 1잔씩 복용한다.

③ 영양가가 높은 음식을 충분하게 섭취하는 것이 좋으며, 은

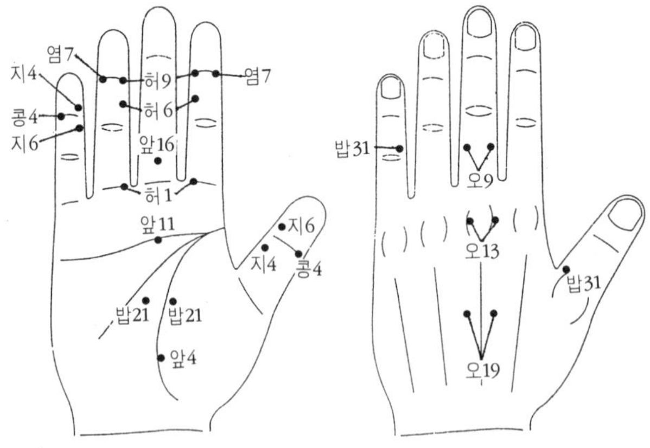

폐결핵

행, 당근, 호도, 파와 같은 음식도 좋다.

5. 폐 렴

폐렴이라 하면 기관지에 염증이 생긴 것으로 그 염증이 허파의 작은 부분에 퍼져 있는 것을 '기관지 폐렴'이라 하고, 전염성 균인 폐렴쌍구균이나 연쇄구균, 인플루엔자간균에 감염된 것을 '급성 폐렴'이라 한다.

기관지 폐렴은 음식을 잘못 삼켜 허파로 들어간 경우나 입안이나 식도에 염증의 균이 허파로 들어가 생기게 된다. 갓난 아기의 경우는 이물질을 잘못 먹어 생기기도 한다. 급성 폐렴은 세균감염에 의하여 생기게 되는데, 폐렴의 90%는 폐렴쌍구균에 의하여 생기게 된다. 환자의 가래에 있던 균이 공기중에 있다가 저항력이 약한 사람을 감염시킨다.

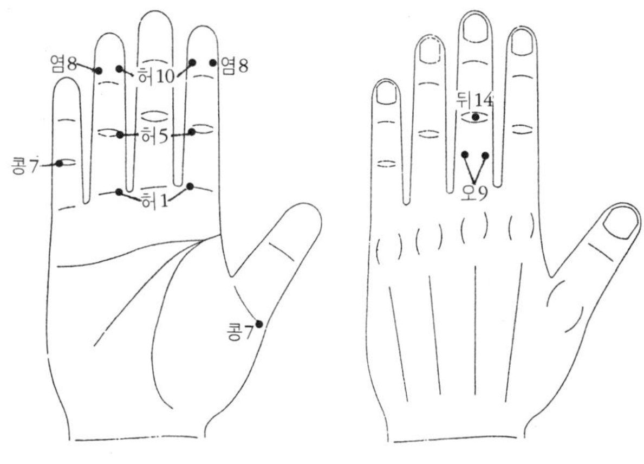

폐 렴

폐렴은 고열이 나면서 시작되는데, 일반적인 증상은 오한이 나며 숨이 가빠지고 기침과 가래가 나온다. 또한 온몸이 나른해지고 머리에 열이 나며 아프기도 한다.

6. 호흡곤란

호흡곤란은 호흡기 계통의 탈로 인하여 숨쉬는 것이 불편한 상태를 말한다. 염통의 이상이나 당뇨병, 빈혈, 뇌질환으로 인해 생기기도 한다. 천식은 숨을 들이쉬는 것보다 내쉬는 것이 어렵지만, 호흡곤란의 경우는 들이쉬는 것이나 내쉬는 것 모두가 불편할 수 있다.

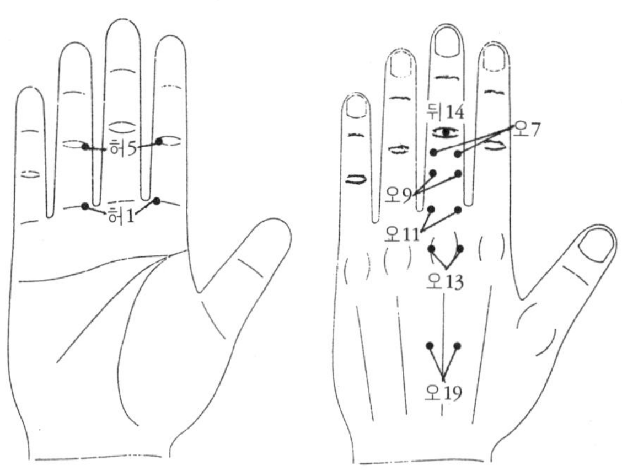

호흡곤란

7. 고혈압

고혈압은 우리나라에서도 가장 많은 질환의 하나이다. 고혈압을 겁내는 이유는 일단 발병하면 만성화되어 치료와 관리가 어렵고 복잡하며 뇌졸증이나 심부전증, 신부전증 등을 유발시키는 원인이 되기 때문이다. 고혈압은 크게 두 가지로 구분할 수 있는데, 고혈압 자체가 탈의 중심이 되는 '본태성 고혈압'과 고혈압 자체가 아닌 다른 탈을 유발시키는 원인이 되는 '증후성〔이차성〕 고혈압'으로 나눌 수 있다.

여기서는 고혈압 자체가 탈을 일으키는 본태성 고혈압에 대하여 말하면 본태성 고혈압에는 경증과 중증이 있다. 경증인 고혈압은 최대 혈압이 140～160mmHG, 최소 혈압이 90～100mmHG의 상태를 가리킨다. 경증일 때의 증상은, 가끔 어지럽고 골이 아프며 골이 깨질 듯이 아프며 이명이 오고 가슴이 두근거리며 손발이 마비가 오고 얼굴색이 붉고 열이 있으며 불면 등이 온다.

중증인 고혈압은 최대 혈압이 160mmHG 이상, 최소 혈압이 100mmHG 이상인 경우를 가리킨다. 중증일 때의 증상은, 심한 두통이 오고 심장박동이 빨라지고 시력이 저하되며, 협심통, 호흡곤란, 심한 변비, 야간 빈뇨, 안면홍조, 비출혈 등의 증상이 나타난다.

＊ 민간요법

① 양파나 가지를 되도록 많이 먹는다.

② 육식이나 자극적인 음식은 피하고 채소 위주의 식생활을 한다.

③ 음식을 먹을 때 너무 뜨겁거나 찬 것은 좋지 않다.

④ 규칙적인 생활과 적당한 운동을 꾸준하게 한다.

⑤ 갓 나온 감잎을 따서 1번 찐 다음 다시 말린다. 말린 감잎을 매 차례 10g씩 삶아 설탕이나 꿀을 타서 마신다.

⑥ 김 1장을 약한 불에 구워 물에 타서 먹는다. 하루에 3~4회 먹는다.

⑦ 녹두로 된 베개를 베면 머리가 가벼워지고 혈압도 내려간다.

⑧ 토마토를 즙을 내어 하루에 3잔씩 계속해서 복용한다. 토마토에는 산이 많이 있으므로 소화가 잘 안되는 사람이나 위산과다증이 있는 사람, 속이 냉한 사람 등은 좋지 않다.

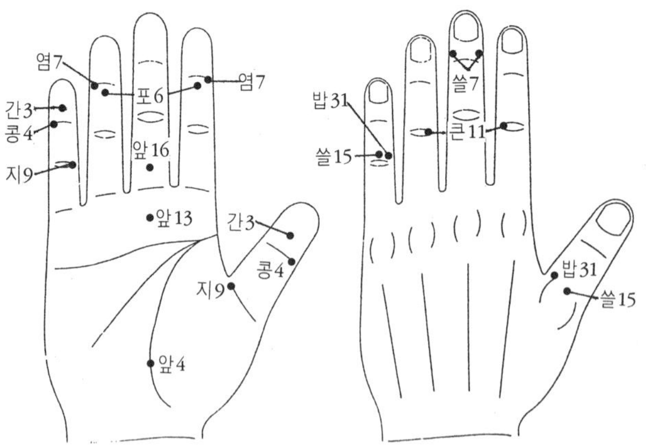

고혈압

8. 빈 혈

빈혈이란 혈액의 총량이 적다는 의미보다 혈액 속에 있는 적혈구 또는 혈색소(헤모글로빈)가 적다는 것이다. 건강한 사람의 혈액 1㎜³속에는 400~500만 개의 적혈구가 있어야 정상인데, 보통 300만 이하가 되면 빈혈이라고 한다. 빈혈은 골수내에서 만들어지는 혈량이 부족하게 되거나 적혈구의 파괴가 많은 경우, 오래 출혈이 계속되는 경우에 생긴다.

빈혈의 증상은 어지럽고, 눈에서 별이 보이고, 얼굴이 창백해지며, 자주 식은땀이 나고, 기운이 없고, 입이 마른다.

* 민간요법

① 흑염소를 푹 고아서 복용한다.

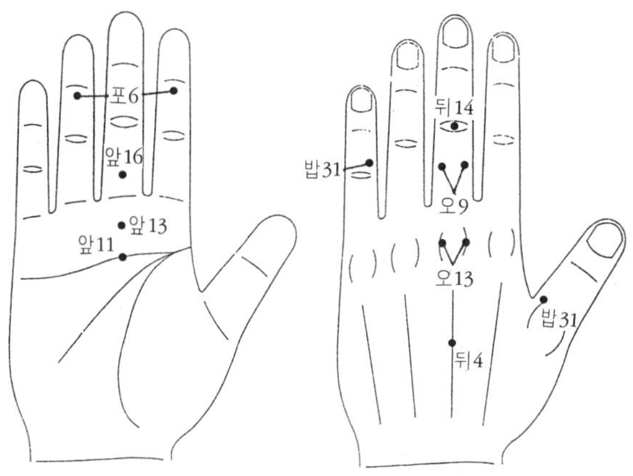

빈 혈

② 시금치, 붕어, 연근, 당근, 팥, 소의 간 등이 좋다.

9. 심계항진

심계항진은 염통의 기능이 이상적으로 고조되어 가슴이 두근거리며 불안해 하는 탈이다. 그러나 건강한 사람들도 흥분을 하거나 긴장을 하거나 갑자기 놀랐을 때에 심계항진이 되기 때문에, 상습적인 것이 아니고서는 크게 걱정할 필요는 없다. 심계항진이 되는 원인으로는 염통 자체에 탈〔심내막염, 심근염, 빈혈, 갑상선 기능항진 등〕이 있다거나 어혈, 담 등이 가슴이나 명치 밑에 몰렸을 때 생기게 된다.

심계항진의 증상을 보면, 겁이나 생각이 많아지며, 깊이 잠들지 못하고, 꿈이 많으며, 입맛이 떨어진다. 이런 질환이 있을 때에는 이 심계항진 이외에 더 중요한 다른 특유의 증세가 나타날 수 있

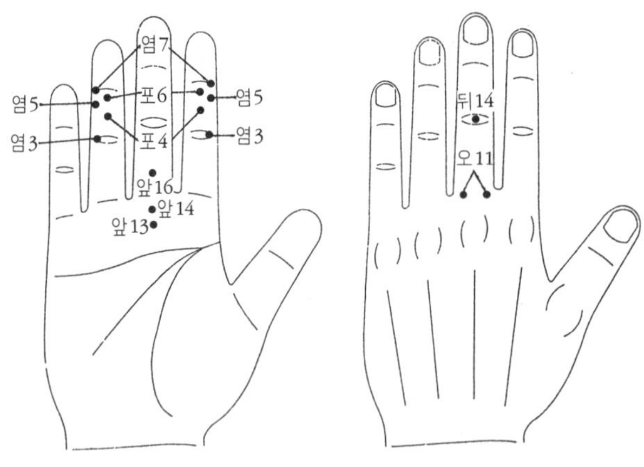

심계항진

고, 오히려 이 심계항진은 문제가 되지 않는 경우가 있다.

10. 심부전증

심부전증은 염통의 심근수축 기능의 이상으로 염통에서 생체 조직에서 필요로 하는 혈액량을 제대로 공급하지 못하여 생기게 되는 심장질환을 말한다. 심부전에서 대표적인 것이 '울혈성 심부전'인데, 울혈성 심부전은 만성의 심기능부전을 주원인으로 하고 있다.

만성의 심기능부전을 원인으로 하고 있는 울혈성 심부전은 순환혈액량이나 전해질 · 수분대사 등의 이상을 동반하고 전신순환과 폐순환의 울혈을 주증상으로 하는 순환부전 상태라고 하겠다.

심부전에는 좌심부전과 우심부전이 있다. 그러나 어느 쪽이든 간에 탈이 오래 지속되다 보면 양심부전의 형태로 발전하게 된다. 심부전의 원인이 되는 것은 보통 고혈압이나 관상동맥경화증, 심근경색, 대동맥판막증, 심근염, 심막염 등이다.

심부전 증상의 대표적인 것으로는 먼저 호흡곤란을 들 수 있다. 처음에는 활동에 따른 호흡곤란이 생기는 것이지만, 심해지면 가벼운 움직임에도 호흡이 곤란해지는 것을 느끼게 된다. 그리고 허파에 울혈이 되어 누워 있으면 숨쉬는 것이 힘들어 앉아 있거나 머리나 윗몸을 일으켜야만 다소 편하게 된다. 그 밖에도 식욕부진, 복부팽만, 발작성 야간호흡곤란, 기침, 가래 등을 동반하게 된다.

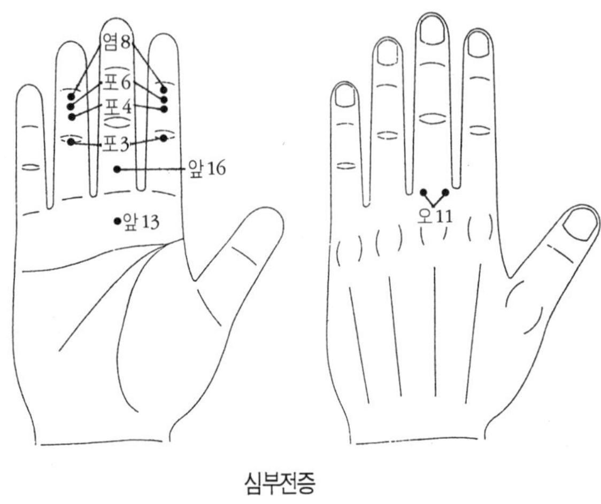

심부전증

11. 심 통

심통은 염통 부위와 명치 부위의 아픔을 통틀어 말하는 것으로, 심통은 협심증과 위완통, 심장신경증 등과 동반되어 나타나는 것이 일반적이다. 심통은 대개 발작적으로 일어나는 것으로 고도의 불안감을 수반하며 가슴이 뛰고 흉부의 중압감, 호흡곤란, 불안감, 심장부의 통증, 손과 발이 차가워지는 증상이 나타난다.

＊ 협심증

협심증은 관상동맥경화에 의한 심장근육의 피순환이 순조롭지 못하여, 가슴 부위에 압박감이나 불쾌감과 같은 자각증세를 느끼는 탈을 말한다. 협심증이 생기는 원인을 두 가지로 살펴보면, 첫 번째로 관상동맥의 이상으로 인한 산소공급의 감소이고, 두 번째는 심장근육에서 필요로 하는 산소량이 증가했기 때문이다. 그 밖에도 갑작스런 흥분이나 운동, 불규칙한 식사, 갑작스런 기후의 변화[특히 차가움] 배설의 이상 등이 원인이 되지만, 이러한 것은 안정을 취함으로써 쉽게 해소된다.

협심증의 증상은, 왼쪽 가슴 부위에 답답함이 있다거나 통증을 느끼게 되고, 불안해 하며, 열이 심하게 나고, 심하면 질식하기도 한다. 협심증으로 인한 통증은 보통 3~5분 정도 지속되지만, 15~20분 정도 지속되는 경우에는 심근경색일 가능성이 있다. 심근경색은 협심증의 증상이 자주 나타나거나 지속되어 악화가 된 경우에 나타날 수 있는 것이다.

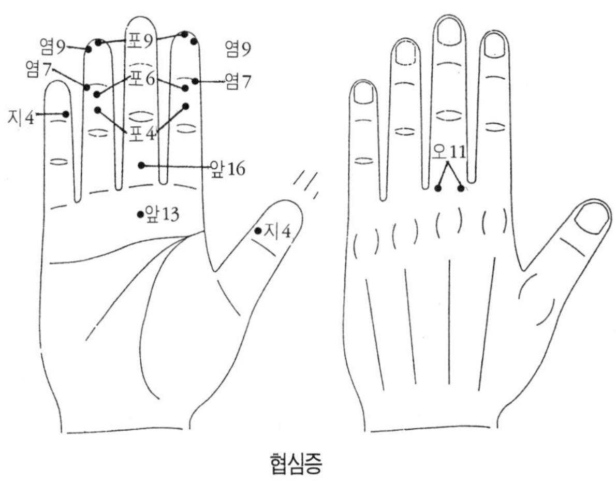

협심증

12. 저혈압

현재로서 저혈압에 대한 정확한 정의는 없으나, 고혈압과는 달리 혈압이 대단히 낮은 상태로서, 안정시의 혈압이 100mmHg 이

하이거나 누워 있다가 일어섰을 때 혈압이 20mmHg 이상 떨어지는 것을 말한다. 저혈압은 '본태성 저혈압'과 '기립성 저혈압'으로 구분된다. 우리가 보통 앉아 있다가 일어서면 하반신에 혈액이 모이는 반면에 머리 부분에는 피순환이 순조롭지 못하게 된다. 이때 건강한 사람의 경우에는 동·정맥의 수축이나 염통의 박동을 통하여 다시금 정상을 찾게 된다.

그러나 기립성 저혈압인 경우에는 동·정맥의 수축이나 염통의 박동이 순조롭지 못하여 앉았다 일어서면 혈압이 20mmHg 이상 떨어지게 된다. 기립성 저혈압이 생기게 되는 원인은 대동맥 판막 협착증이나 순환하고 있는 혈액량의 감소, 내분비 질환, 감염, 신경 질환 등에 의하여 생기게 되며, 의식장애나 실신, 안면이 창백해지는 것, 손발이 차가워지는 등의 증상이 나타나게 된다. 본태성 저혈압의 증상은 기립성 저혈압과 증상이 비슷하나 그냥 피로감만 있는 경우도 있다. 본태성 저혈압은 아침에 일어날 때나 여름철에 많으며 남성보다는 여성들에게 많다.

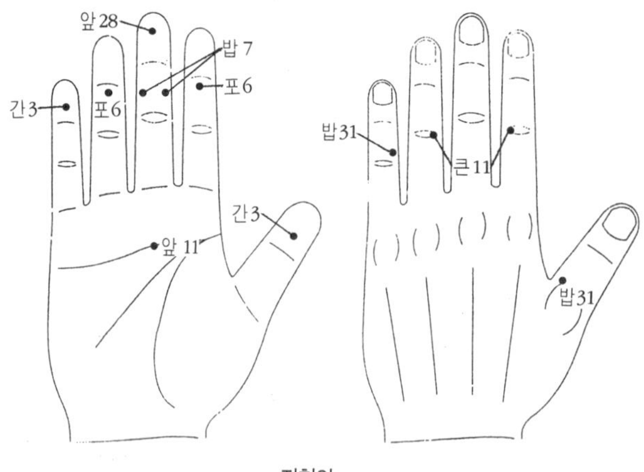

저혈압

* 민간요법

고혈압과 같이 육류나 자극적인 음식을 피하고, 규칙적인 생활과 적당한 운동이 대단히 중요하다.

제3장 신경 정신과 질환

1. 안면신경마비〔구안와사(口眼喎斜)〕

안면신경마비는 안면의 표정근을 지배하는 운동신경이 풍·한사를 받거나 안면신경염이나 치은염, 유양돌기염과 같은 염증으로 인하여 마비 증세를 보이는 탈이다. 안면신경마비는 연령과 관계없이 발병하는데 비교적 청장년에 많고 여자보다 남자의 발병율이 높다.

안면신경마비의 전조증상으로 약간의 통증이 올 때도 있으나, 아무런 전조증상이 없이 돌연 안면 반쪽의 표정근 전체에 마비가 오기도 한다. 안면신경마비가 오게 되면 보통 입이 한 쪽으로 돌

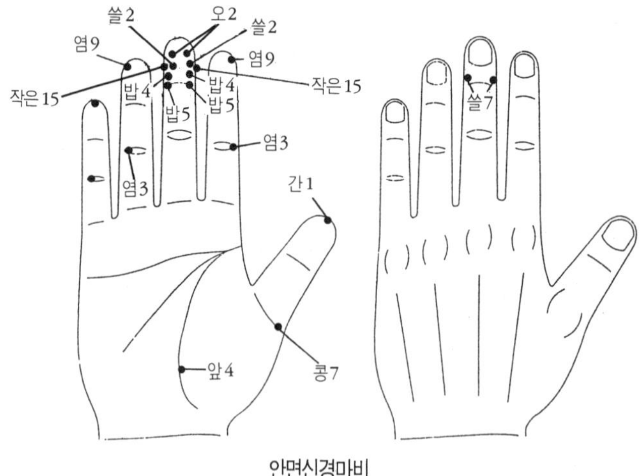

안면신경마비

아가게 된다. 이때 입은 건강한 쪽으로 끌려가게 되고, 약한 쪽의 입은 마비가 오며 아래로 축 늘어지게 된다. 이렇게 마비 증세가 나타나면, 말을 잘 못하고 밥을 먹는 것이 불편하게 되고, 눈 또한 영향을 받아 제대로 감을 수 없게 된다. 그리고 특히 건강한 쪽의 이마에는 주름이 잡히지만, 마비가 온 쪽의 이마는 눈썹을 제대로 움직이지 못하여 주름이 잡히지 않는다.

2. 뇌빈혈

뇌빈혈은 감정의 갑작스러운 변화로 피순환에 이상이 생겨, 뇌혈관이 수축되거나 심기능에 장애가 생기는 것을 말한다. 뇌빈혈의 증상은 우선적으로 얼굴이 창백해지고 어지러워하며, 손발이 차가워지고 속이 메슥거리게 된다. 그리고 심한 경우에는 구토를 하거나 귀가 잘 들리지 않게 되고, 실신을 하기도 한다. 이때 우

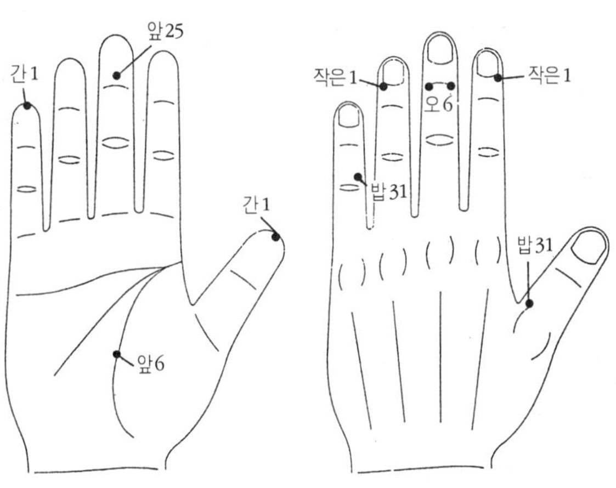

뇌빈혈

선적으로 열 손가락의 끝을 사혈해 준다.

3. 뇌충혈〔기역(氣逆), 기상충〕

뇌충혈은 뇌빈혈과 마찬가지로 감정의 갑작스런 변화나 과로와 같은 것이 원인이 되어, 모세혈관의 수축에 따라 뇌로 가는 혈행이 많아져 뇌의 혈관이 충혈된 것을 말한다.

뇌충혈의 증상은 얼굴이 붉어지고 번열이 나며, 머리나 눈이 어지럽게 된다. 그리고 가슴이 항진되고 두통이 동반된다. 심한 경우에는 귀가 잘 들리지 않거나 의식을 잃기도 한다. 이때 우선적으로 열 손가락의 끝을 사혈해 준다.

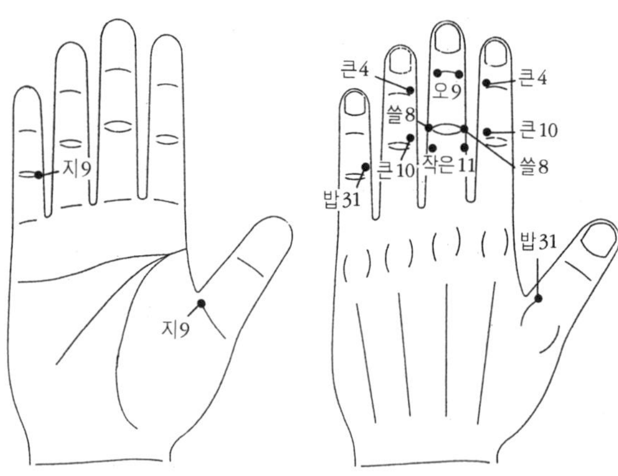

뇌충혈

4. 두 통

두통은 머리 부분의 기혈순환 장애와 같은 내적인 원인과 타박상과 같은 외적인 원인에 의하여 일어나게 된다. 두통은 통증이 후두부에서 생기는 '후두통'과 앞이마 쪽에서 생기는 '전두통', 옆머리에 생기는 '편두통', 정수리 쪽에 생기는 '두정통'이 있다.

동의학에서의 두통은 우리 몸에 흐르고 있는 줄기〔경락〕와 연관을 가지고 있는 것으로 보는데, 후두통은 오줌보 줄기, 전두통은 밥통 줄기, 편두통은 쓸개 줄기, 두정통은 간 줄기의 이상에서 오는 것으로 보고 있다. 외적인 원인에 의한 두통은 갑자기 심하게 아프고, 내적인 원인에 의한 두통은 대체로 오래 끌면서 멎었다 더했다 한다.

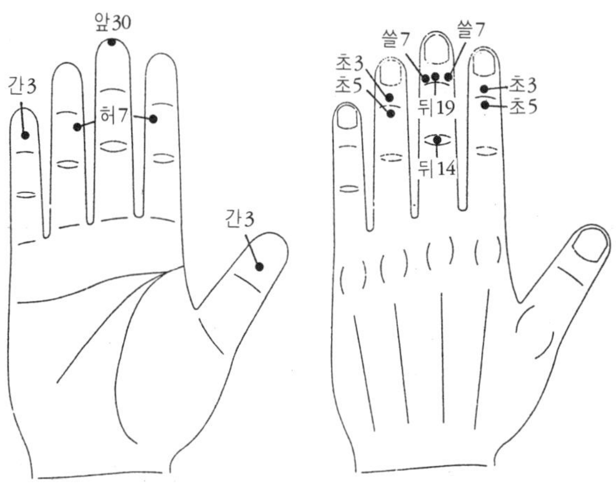

두 통

두통의 증상은 국한된 머리 부분에 발생하는 경우도 있고 광범위하게 나타나기도 한다. 또한 두통의 통증은 끊임없이 연속되는 경우도 있고 간헐적으로 이따금씩 나타나는 경우도 있다. 환자가 신경과민에 빠졌을 경우에는 우울증, 사고력 감퇴, 식욕부진의 현상도 같이 나타난다. 편두통이란 머리 한쪽에만 통증이 일어나는 것인데, 아픈 쪽의 얼굴이 새파랗게 변색되고 다른 반쪽은 새빨개진다. 경우에 따라서는 구토가 생기고 눈이 충혈되며, 머리가 어지럽고 귀가 울기도 한다.

1) 전두통〔앞골치〕

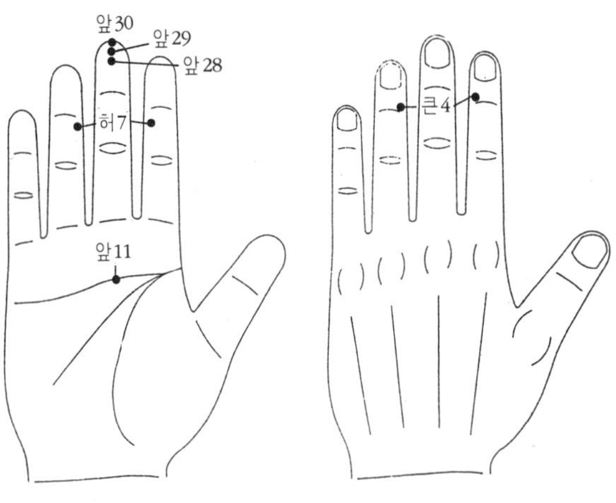

전두통

2) 편두통〔쪽골치〕

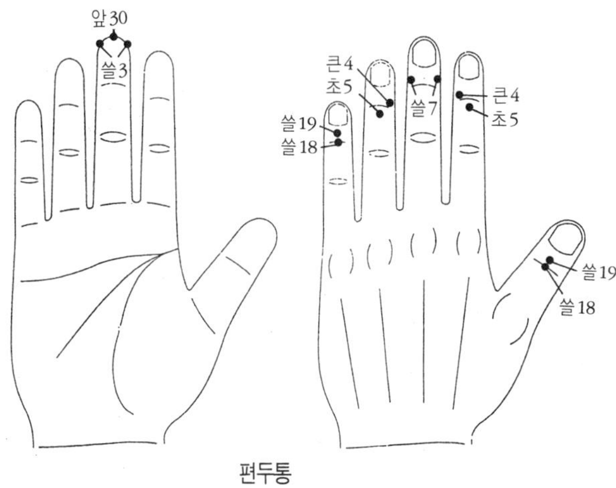

편두통

3) 후두통〔뒷골치〕

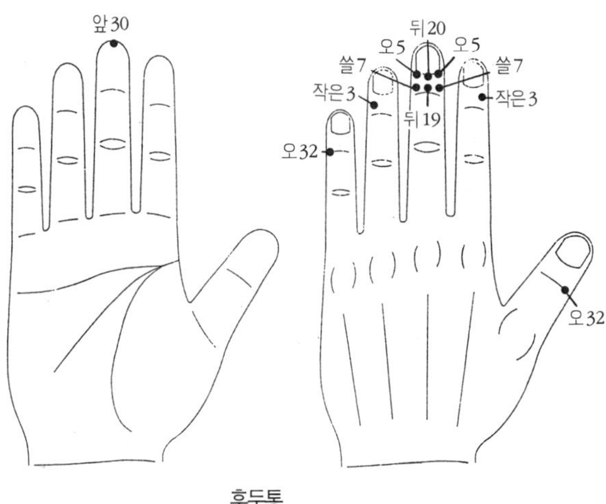

후두통

5. 불면증

불면증은 밤에 잠을 이루지 못하는 탈로서, 잠들기가 힘들거나 깊이 잠들지 못하여 자주 깨어나며 심하면 온밤을 새게 된다. 불면증은 마음이 불안하고 초조하며 혈액순환이 좋지 않거나, 염통에 이상이 있다거나, 소화기능에 이상이 있을 때에 생기게 된다. 또한 불면증은 고혈압, 동맥경화, 갱년기 등이 원인이 되어 오기도 한다.

불면에는 수면이 얕아서 꿈을 꾸고 자주 눈이 뜨이며, 다음날 피로를 느끼는 것과 자려고 애를 써도 좀처럼 잠을 이루지 못하는 것 등이 있다. 잠을 자고 있으나 수면이 얕기 때문에 잠을 자지 않았다고 하는 사람도 있다. 원인이 분명한 것은 원인치료부터 선행해야 한다.

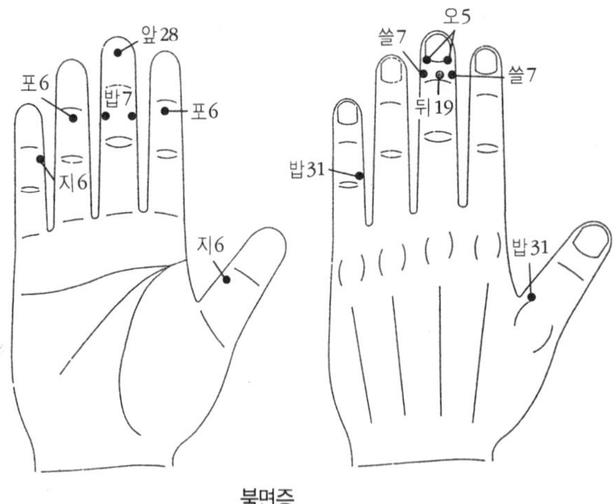

불면증

* 민간요법

① 당근을 매 식사 때마다 계속해서 1개씩 날것으로 먹는다.

② 껍질을 벗긴 대추 2개와 매실 1개, 살구씨 7개를 찧어 복용한다. 이때 남자는 따뜻한 물에 섞어 먹고, 여자는 식초에 타서 먹는다.

③ 호두를 속껍질을 벗기지 않은 채로 매일 4개씩 계속해서 먹는다.

6. 신경쇠약(불안, 초조)

신경쇠약이라 하면 신경계의 피로로 인하여 하찮은 일에도 가슴이 두근거리며 불안해 하고, 감정이 발작적으로 변하여 갑자기 성를 내거나 쉽게 비관하는 것을 말한다. 또한 신경이 쇠약하면 예민해지는 것은 물론이고 쉽게 권태를 느끼며 피곤해 하고 기억력이 감퇴된다. 이러한 상태가 오래가면 두통이나 현기증, 식욕 감퇴, 기억력 감퇴, 불면증, 시력 감퇴 등의 증상이 나타나게 된다.

신경쇠약의 일반적인 원인은 정신적인 과로와 감정적인 큰 충격이나 걱정에서 오게 되며, 지나친 성생활이나 콧병, 빈혈 등에서 오기도 한다. 신경쇠약의 증상이 심하게 되면 강박관념에 빠져 사람 만나기를 꺼려 하고 무엇인가에 대한 두려움에 떨기도 한다. 따라서 증상이 심해진 후 치료하기는 어려우므로 초기에 고치려는 노력이 중요하다.

* 민간요법

① 무엇보다도 정신적으로 안정을 취하는 것이 우선이며, 그 다음 어떠한 일이든 자신을 가지고 적극적인 활동을 하는 것이 큰 효과를 가져다 준다.

② 운동이나 냉수마찰, 냉수욕을 하며 규칙적인 생활을 하는 것이 중요하다.

③ 술이나 담배와 같은 자극적인 것들과 성생활을 피한다.

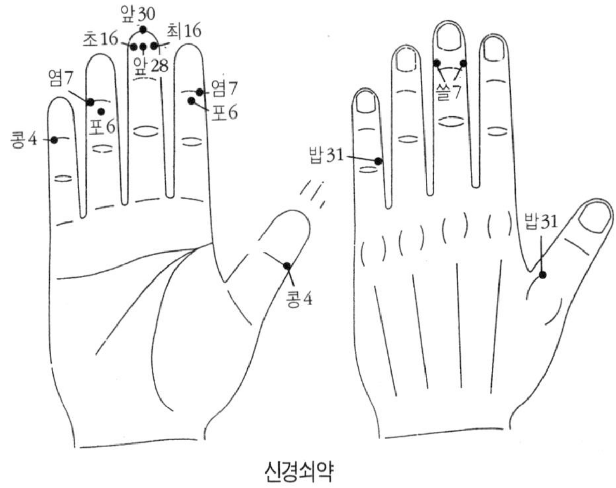

신경쇠약

7. 간질〔간증, 천질, 전간〕

간질(癎疾)은 발작적으로 의식장애가 오는 것을 주된 증상으로 하는 탈이다. 간질은 감정의 이상, 음식, 풍사(風邪) 등으로 간, 지라, 콩팥에 장애가 생겨 나타나게 되지만, 대개는 담이 위로 치밀어서 생기게 된다. 그 밖에 유전적 요인으로 오기도 한다.

간질의 증상은 두 가지로 구분할 수 있는데, 첫 번째는 어지럽고 머리가 아프며 가슴이 답답하고 하품을 하는 등의 증상이 나타나다가, 갑자기 정신을 잃고 넘어지면서 경련을 일으키는 것이다. 두 번째는 순간적인 의식장애와 무의식적인 행동을 하는 것이다. 간질은 일반적으로 일정한 시간이 지나면 거품이나 침을 흘리면서 경련이 풀리고 의식이 회복되지만, 환자는 몹시 피곤해하며 가슴이 답답한 것과 두통을 호소한다.

발작을 할 때는 환자를 잡지 말아야 하며, 환자를 바로 눕히고 단추나 띠와 같은 것을 풀어주어 숨쉬기 편하게 해야 한다. 얼굴은 옆으로 돌려주며, 발작할 때 혀가 상하지 않도록 약천이나 고무조각을 이빨에 물려주도록 한다. 가래가 많이 생겼을 때는 그것으로 기도가 막히지 않도록 자주 닦아내 주어야 한다.

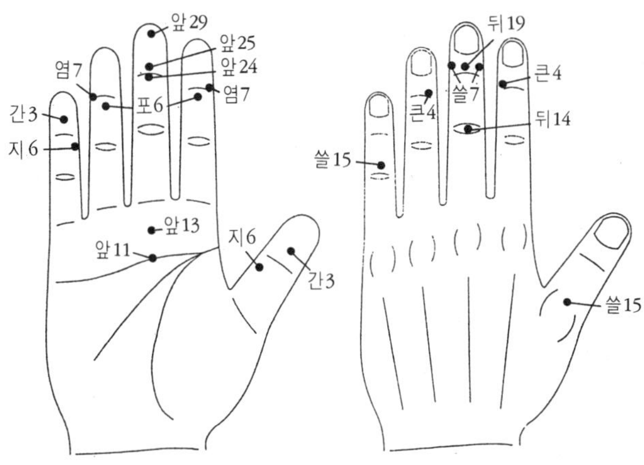

간 질

8. 정신분열증

정신분열은 신경쇠약의 상태보다 좀더 발전한 상태로, 정신의 조화를 잃고 인격의 파탄을 초래하며 자폐(自閉), 환각, 망상 따위의 증세를 보이는 질환이다. 정신분열은 주로 청년기에 많이 일어나며 예전에는 '조발성치매증(早發性痴呆症)'이라고 하여 불치병으로 여겨왔지만, 오늘날에는 인슐린 충격 요법이나 경련 요법 등을 사용하여 어느 정도 효과를 보고 있다.

정신분열증의 증상은 아무런 이유없이 다른 사람들을 해치거나, 이치에도 맞지 않는 이야기를 한다거나, 자신이 초능력을 가지고 있다고 하며 죽은 사람도 살리겠다는 식으로 자기 최면에 빠진 증상을 보인다. 심해지면 밤중에 집을 뛰쳐나오기도 하고 사람을 죽이기도 한다.

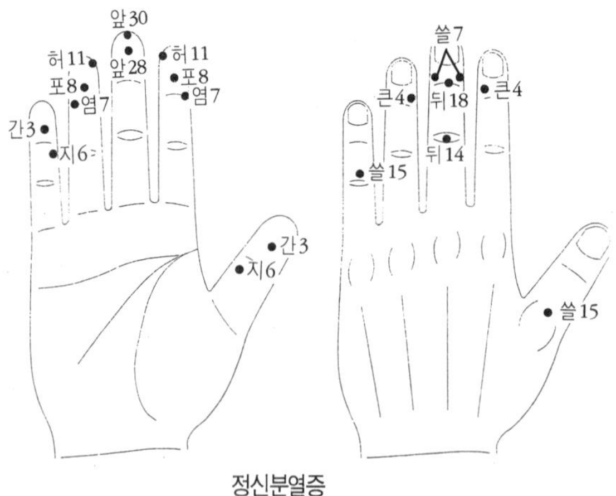

정신분열증

9. 뇌졸중[중풍]

뇌졸중은 뇌의 급격한 혈액순환 장애로 갑자기 의식을 잃거나 반신불수, 안면신경마비, 언어장애와 같은 장애를 일으키는 탈이다. 뇌졸중은 고혈압 환자에게 많이 발생하는 것으로, 중풍에 걸리게 되면 사망하는 확률이 높으며 살아도 마비와 같은 후유증이 남는 성인병의 일종이다. 그래서 고혈압 하면 뇌졸중을 연상시킨다. 뇌졸중은 주로 40~50대의 고령자에게 많이 발병하며, 여자보다는 남자에게 많이 발생한다.

통계적으로 뇌졸중은 살이 찌고 체구가 작으며 얼굴이 붉고 화를 잘 내며 다혈질인 사람에게 많이 발생하고 있다. 뇌졸중은 간혹 전조증상을 보이는데, 어지러워하며 눈앞이 아찔해 지거나, 머리가 무겁고 아파한다든지, 귀가 잘 안 들린다든지, 가슴이 두근두근 거린다든지, 가벼운 언어장애나 손과 발의 가벼운 마비 또는 몸의 근육이 굳어져 수 시간 또는 수 일간 계속되기도 한다.

경우에 따라서는 전조증상 없이도 야간에 갑자기 발작을 일으켜 즉시 사망하거나 또는 졸도하여 인사불성이 되고 피부지각과 모든 반사작용이 소실되고 동공이 확대되며 안면이 붉어지고 코고는 소리를 계속 내는 일도 있다. 또 간혹 안면부가 창백해지면서 맥박이 가늘고 약해지는 사람도 있다. 깊은 혼수상태에 빠지게 되면 똥, 오줌을 조금씩 싸게 된다. 발작의 지속시간은 개인에 따라서 차이가 있어서 어떤 사람은 여러 시간 계속되기도 하고 어떤 사람은 수 일간 계속되기도 한다. 그리고 발작 시에 심장마비, 호흡장애를 일으켜 사망하게 되는 사람도 있다. 다행히 깨어나면 체온이 올라가게 되지만 후유증이 남아서 반신불수가 되기도 한다.

뇌졸중으로 쓰러지게 되면 가장 우선적으로 취해야 할 구급방법은, 열 손가락과 열 발가락을 따주어 피를 뽑아줌으로써 막힌 기혈을 뚫어주고 더 이상 탈이 깊어지지 않게 하는 것이다.

* 민간요법

① 두릅 뿌리를 바람에 말려서 달여 먹는다.

② 다시마를 길게 썰어 입안에 물고 있는다.

1) 급성 및 중증

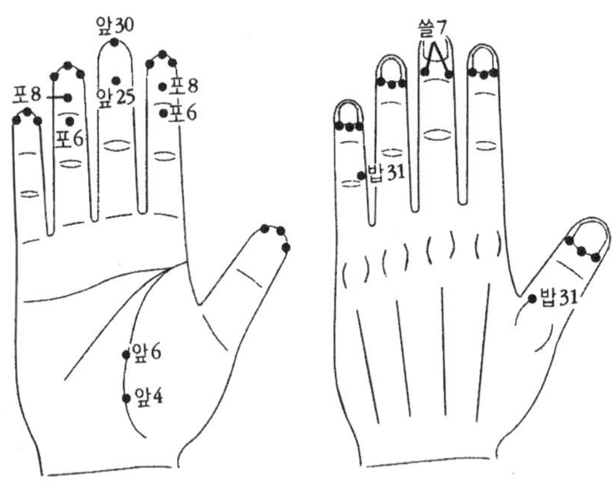

뇌졸중

2) 경증 및 후유증

(1) 상지마비

상지마비는 뇌졸중에 따른 후유증의 하나로서 한쪽 팔에 마비 증세가 오는 탈이다. 상지마비는 한쪽 팔을 전혀 쓸 수 없는 중증에서부터 가벼운 정도의 마비가 오는 것 등 다양하다.

이러한 마비 증상은, 여자에게는 주로 오른팔에, 남자에게는 주로 왼팔에 오게 된다. 이는 음양으로 볼 때 여자는 음에 속하며 여자의 오른팔이 양에 해당되기 때문이고, 남자는 양에 속하며 왼팔이 양에 해당되기 때문이다.

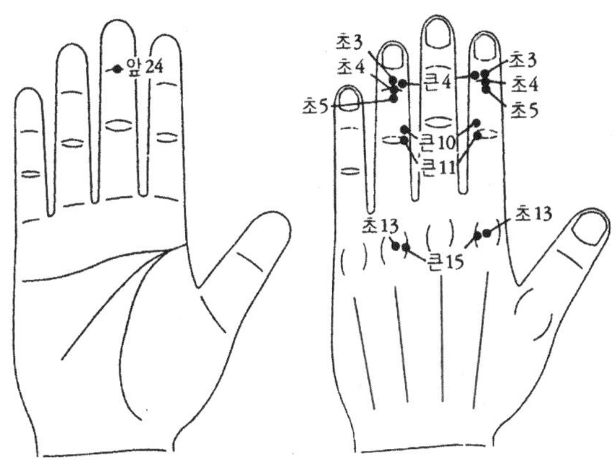

뇌졸중(상지마비)

(2) 하지마비

하지마비 역시 뇌졸중에 따른 후유증의 하나로서, 한쪽 다리에 마비 증세가 오는 탈이다. 하지마비는 전혀 보행이 불가능한 것부터 간신히 걸을 수 있는 것 등 여러 가지이다. 마비가 잘 오는 부위는 상지마비와 마찬가지로 남자는 왼쪽, 여자는 오른쪽이다.

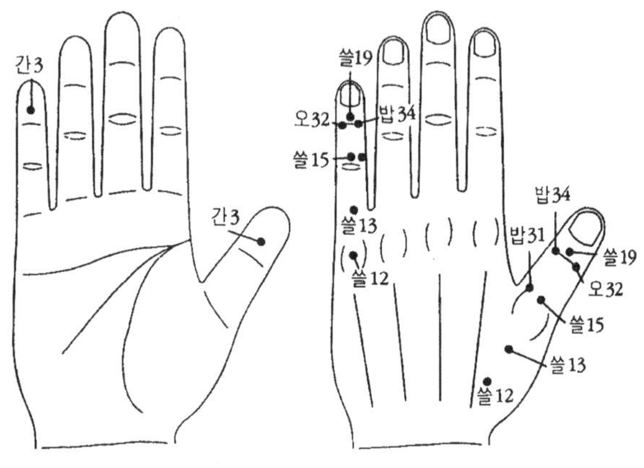

뇌졸중(하지마비)

(3) 언어장애

언어장애 역시 뇌졸중에 따른 후유증의 하나로서, 입에 마비

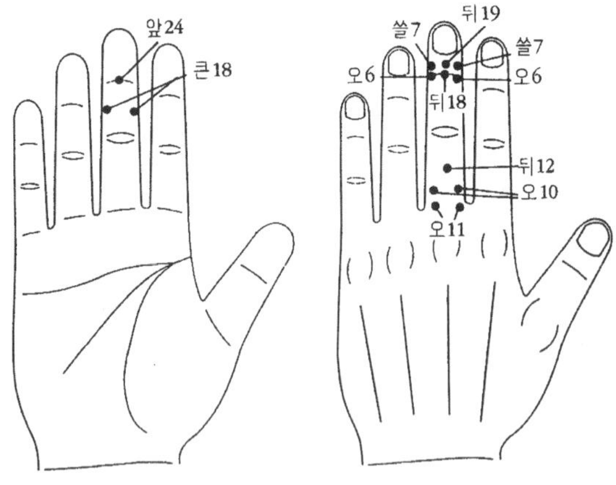

뇌졸중(언어장애)

증세가 나타나는 탈이다. 언어장애는 아주 가벼운 것부터 전혀 말조차 할 수 없는, 중한 것 등 다양하다.

* 민간요법

① 중풍으로 오는 언어장애에는 검은 콩을 갈아 끓여 먹이면 구급이 된다.
② 검은 콩 삶은 물을 계속해서 마신다.

10. 히스테리〔신경질〕

히스테리는 신경쇠약의 한 가지로 강박관념에서 비롯되는 경우가 많다. 히스테리를 일으키는 원인으로는 격한 정신적인 흥분으로 분노나 질투, 가정불화, 경악, 감격 같은 것이 촉매역할을 한다. 그 밖에도 빈혈이나 생리 불순, 생식기 질환, 유산, 산후의

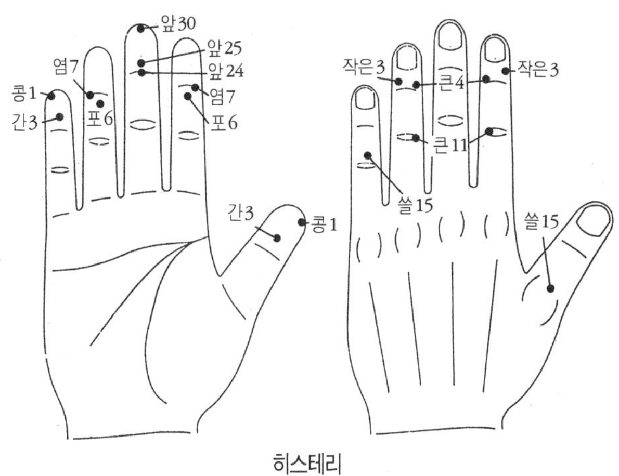

히스테리

놀람이나 술, 담배, 수은과 같은 것이 중독되어 발병하는 경우도 있다.

히스테리의 증상으로는 작은 일에도 울거나 웃고 성을 내는 등 예민하게 감정이 변하며, 점차로 감각이 둔해지거나 좀더 예민해져 마비나 경련을 동반하게 된다.

제4장 내분비 질환

1. 갑상선

갑상선(甲狀腺)은 후두의 앞 아래쪽에서부터 기관 상단부에 걸쳐 나비모양으로 붙어 있는 실질성 장기이다. 갑상연골의 옆에 있으므로 갑상선〔갑상샘이라고도 함〕이라는 이름이 붙었다.

갑상선의 길이는 약 4~5cm이고, 폭은 3cm, 두께는 2cm이다. 무게는 20~30g이다. 갑상선이 하는 일은 요오드를 함유한 여러 종의 갑상호르몬과 여러 종의 효소를 가지며, 전신의 신진대사 촉진, 심장 및 교감신경의 작용, 뼈나 성(性)샘의 발육 및 근육조직의 발달과 정신적 발육에도 중요한 작용을 한다.

1) 단순성 갑상선종

단순성 갑상선종은 목의 아랫부분에 위치하고 있는 내분비선의 일종인 갑상선이 부어오르는 탈을 말한다. 단순성 갑상선종은 갑상선 호르몬의 합성 및 분비 기구의 전부 또는 일부에 이상이 생겨 발병하게 된다. 단순성 갑상선종은 주로 성장 발육기나 월경기, 그리고 임신기, 수유기, 갱년기 때에 흔히 발병하고 있다.

단순성 갑상선종의 증상은, 목의 갑상선이 물컹물컹하게 부어오르거나 단단하게 맺혀서 부어오르기도 하는데 피부색은 전혀 변화가 없으며 아프지도 않다. 그리고 탈이 난 부위를 눌러보면 움직임이 있는, 비교적 연질인 것을 알 수 있다.

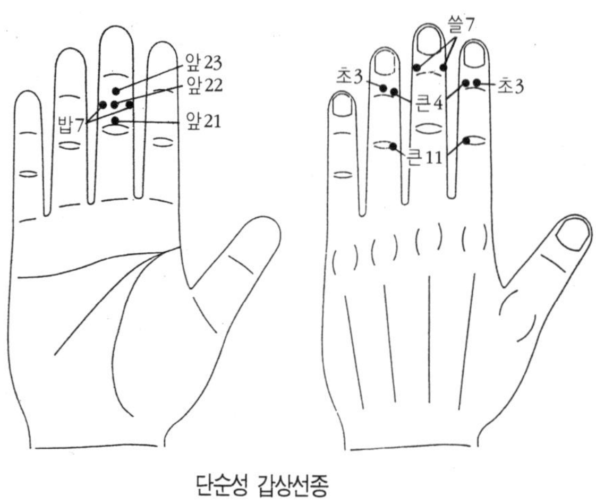

단순성 갑상선종

2) 갑상선 기능항진증(바세도우씨병)

갑상선 기능항진증은 '티록신(Thyroxin)'이라는 호르몬이 과다하게 분비되어 갑상선의 기능이 항진된 탈을 말한다. 갑상선 기능항진증은 전염병을 앓은 다음에 발생할 때도 있지만, 체질적으로 흥분을 잘하는 사람과 불안정한 사람에게 많이 발병한다. 그리고 정신적인 갈등, 과로, 비애, 공포 및 외상 등이 원인이 되어 발병한다.

갑상선 기능항진증은 다음과 같은 세 가지의 주된 증상이 있다. 첫째가 안구돌출, 둘째가 갑상선 종대, 셋째 심장박동이 빠르다. 그리고 눈꺼풀과 혀 및 손가락 등이 약하게 진동하고, 두통, 권태, 불면, 현기증이 일어나 정신이 불안정하고 신경질을 잘 낸다. 그리고 식욕은 매우 좋으나 밥통의 운동이 항진하며 설사를 할 때가 많고, 피부는 언제나 축축하며 일반적으로 땀을 많이 흘린다. 보통 사람보다 많이 먹으나 수척해지고, 당뇨를 동반하기도 한다. 그리고 남자는 성욕이 감퇴되고 여자에게는 월경이상이 따른다. 갑상선 기능항진이 오랫동안 계속되면 염통이 항진되어 순환장애를 일으키게 되는데, 대다수의 환자가 이 순환장애로 생명을 잃기도 한다.

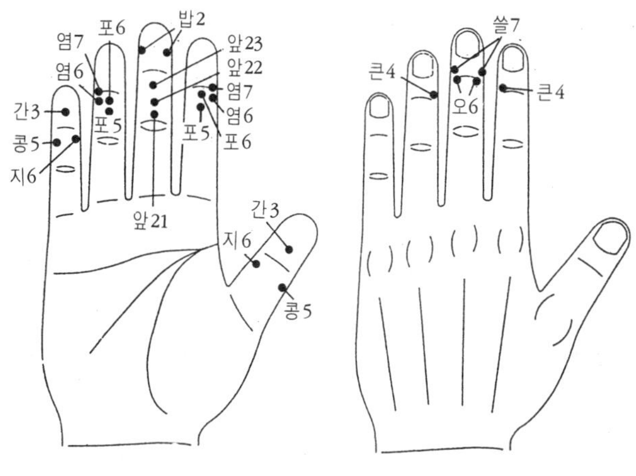

갑상선 기능항진증

2. 당 뇨〔소갈〕

당뇨병은 물을 많이 마시고 음식을 많이 먹으나 몸은 여위고 오줌량이 많아지는 탈이다. 당뇨병이 생기게 되는 원인은 감정을 제대로 다스리지 못하였거나, 탈이 난 후에 기혈이 쇠약하게 되었거나, 기름지고 맛있는 음식을 과식 또는 탐했거나, 지나친 성생활로 인하여 콩팥이 무리를 받았을 때 발병하게 된다. 또한 신경을 과도하게 써서 창자와 밥통이 메마르게 되어 기가 펴지지 않게 되면 진액의 분비가 제대로 되지 않아서 발병하게 된다. 서양의학에서는 당뇨병이 인슐린 분비부족으로 과혈당이 생겨 발병하는 것으로 보고 있다.

당뇨병이 삼다병(三多病)이라고도 불리는 것은, 당뇨병의 초기에 나타나는 주된 증상이 물을 많이 마시고〔다음(多飮)〕, 밥을 많이 먹으며〔다식(多食)〕, 오줌을 많이 누기〔다뇨(多尿)〕 때문이다. 당뇨병을 동의에서는 '소갈(消渴)'이라고 하는데, 여기서의 '소(消)'는 마치 물건이 불에 타 없어지듯 열에 의해 진액이 마르고 몸이 여윈다는 뜻이고, '갈(渴)'은 목이 몹시 마른다는 뜻이다.

당뇨병의 초기에는 허파와 밥통에 열이 있는 실증이 나타나고, 점차 오래되면 콩팥이 허해지는 증상이 나타나게 된다. 또한 당뇨병에는 합병증이 생기게 되는데, 눈에 이상이 오고 온몸이 신경통이 있는 것과 같이 아프고 콩팥에 이상이 생기게 된다. 또 화농성 체질이 되어 상처가 난 곳이 잘 아물지 않고 감염되므로 침을 놓고 뜸뜨기가 무척 어렵게 된다. 『동의보감』에도 "소갈이 된 지 100일 넘거든 침을 놓거나 뜸을 뜨지 말라" 하였다. 그것은 침 놓은 곳과 뜸뜬 곳이 아물지 않기 때문이다.

＊ 민간요법

① 설탕이나 사탕과 같이 단음식이나 산성 성분의 음식, 단백질 음식을 피한다.

② 현미나 보리, 야채를 많이 섭취한다.

③ 녹두 삶은 물을 설탕을 섞지 않은 채로 자주 마신다.

④ 무즙을 조금씩 자주 먹으면 좋다.

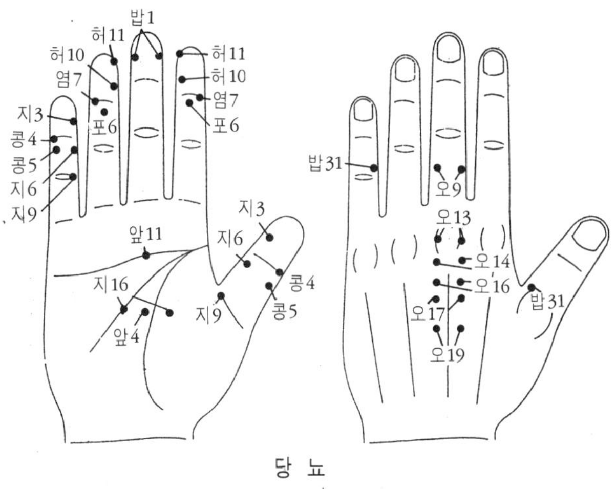

당 뇨

3. 비만증

비만증은 몸의 지방조직에 중성지방이 지나치게 많이 축적되어 체중이 늘어난 것으로, 보통 몸 질량이 표준 몸 질량보다 20% 이상 늘어난 상태를 말한다.

비만은 '단순성 비만'과 '증후성 비만'으로 구분할 수 있다. 단순성 비만이란 과식, 운동부족, 스트레스, 환경 등에 의하여 살이 찌는 것을 말한다. 증후성 비만이란 당뇨병이나 내분비의 이상, 인슐린의 과분비 등과 같은 질환으로 인하여 살이 찌는 것을 말한다.

비만증의 증상은 초기에는 아무런 고통이나 불편함이 없지만,

상태가 악화됨에 따라 심계항진, 호흡곤란, 변비, 치질, 월경 이상, 성욕 감퇴 등의 증상이 나타나게 된다. 이와 같은 상태가 장기간 계속되면 동맥경화, 당뇨병, 협심증, 심근경색, 췌장염, 담석증 등의 상태로까지 발전하게 된다.

살을 빼는 데 있어서 많은 사람들이 약물을 이용하려 하지만, 약물은 그다지 도움이 되지 않는다는 것을 염두에 두어야 한다. 살을 빼기 위해서는 무엇보다도 비만의 원인을 제거해야 하며, 식생활의 개선과 음식조절이 중요하다. 가령 단백질이나 비타민, 미네랄과 같은 것은 필요하면 섭취하여도 무방하지만, 지방질이나 당질과 같은 것은 줄여야 한다. 그리고 적절한 운동을 선택하여 지속적으로 운동하는 것이 가장 중요하다. 많은 사람들은 운동은 물론 움직이지 않고 살을 빼려 하지만, 그것은 대단히 어려운 일이며 위험한 일이다.

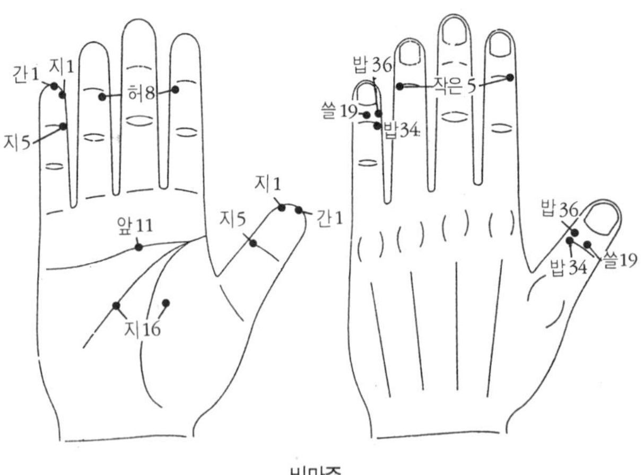

비만증

4. 임파선

임파선(淋巴腺)은 생물학에서는 림프(lymph)선이라 불리는 것으로, 림프는 고등동물의 조직 사이를 채우고 있는 무색의 액체, 즉 체액이다. 림프는 혈관과 조직을 연결하며, 창자에서는 지방의 흡수와 운반하는 일을 하고 있다. 우리 몸에서의 순환계통은 혈액을 운반하는 혈관 계통과 림프를 운반하는 림프 계통으로 구성되어 있다. 림프 계통은 모세림프관, 림프관, 림프절, 림프관 줄기로 구성되어 있다.

* 임파선염

임파선염은 림프 계통을 이루고 있는 세포의 종양성 증식에 따른 질환이다. 임파선염은 림프절에서 가장 많이 생기지만 비장〔췌장〕, 가슴샘, 편도선 등과 같은 림프조직에서도 생긴다. 그러나 호흡기나 비뇨생식기와 같이 독립된 장부에서도 생긴다.

임파선염의 증상은 발열, 발한, 체중 감소, 복통, 설사, 하혈 등이 나타나지만, 탈이 심해지면 황달이나 흉막염 등이 나타나게 된다. 우리 몸에 800개나 되는 림프절 중에서 머리나 눈, 목구멍, 겨드랑이 등과 같이 일정한 부분에 한정하여 림프를 모으고 있는 부위 림프절이 있다. 이 부위 림프절 중에서 어느 부위에 종양이 발생하느냐에 따라, 서혜부〔가랑이〕 임파선, 겨드랑이 임파선이라고 구분하게 된다.

* 민간요법

피를 맑게 하게 위하여 미역이나 다시마, 김과 같은 해조류를 많이 먹는다.

1) 목 임파선염

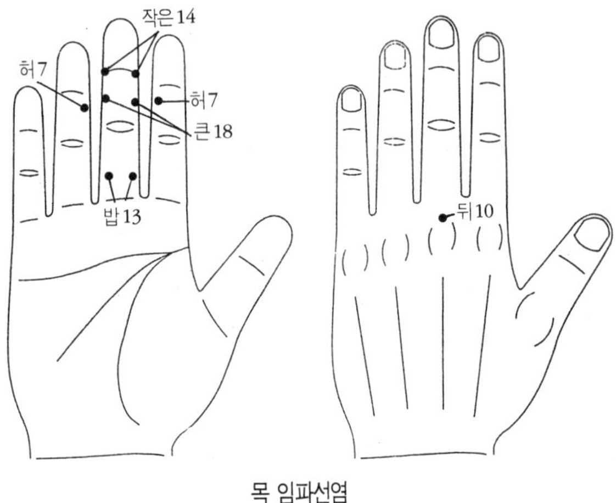

목 임파선염

2) 겨드랑이 임파선염

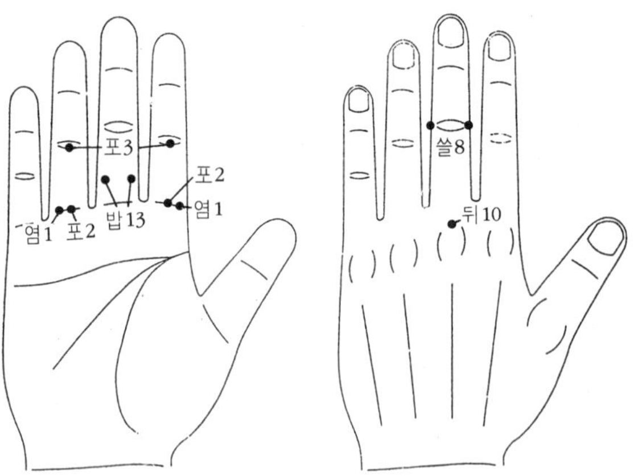

겨드랑이 임파선염

3) 서혜부〔가랑이〕 임파선염

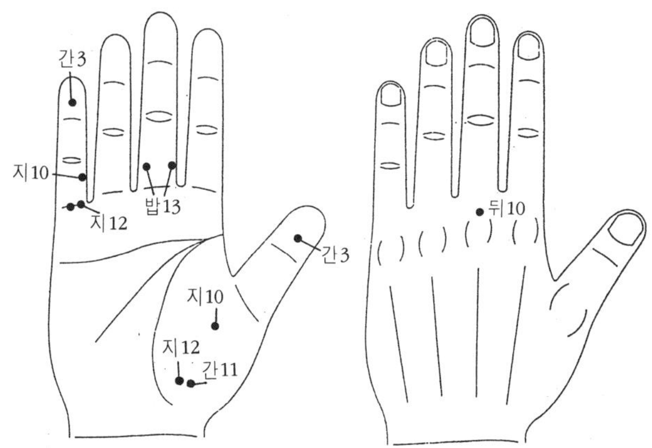

서혜부 임파선염

제5장 외과, 정형외과 질환

1. 관절염

관절염은 발생하는 원인과 종류가 복잡하여 치료하기 어려운 질환으로 취급되는 탈 중의 하나이다. 일반적으로 관절염은 세 가지로 분류할 수 있는데, 첫째로 맞거나 삐는 것과 같은 외부적인 충격에 의하여 발병하게 되는 외상성 관절염이 있다. 외상성 관절염의 경우 외상 부위에 열이 나고 통증을 느끼며, 오래 두면 관절 부위의 피부나 점막이 부어서 움직이는 데 불편을 가져오게 된다.

둘째로 세균의 감염으로 인한 염증성 관절염이다. 염증성 관절염은 보통 팔과 무릎에 많이 생기는 것으로, 관절이 부어서 움직일 수 없을 정도로 상태가 악화되기도 한다.

셋째로 인체 기능의 노쇠현상으로 나타나게 되는 퇴행성 관절염인데, 노인성 관절염이라고도 한다. 일반적으로 퇴행성 관절염은 통증이 심하지는 않으나 움직일 때마다 아픔을 느끼게 되고, 관절 부위에 물이 고여서 붓는 증상이 나타나기도 한다.

* 민간요법

① 지방질, 단백질을 줄이고 비타민 섭취를 늘린다.

② 피를 맑게 하기 위하여 해조류〔김, 미역, 다시마 등〕, 야채를

많이 섭취한다.

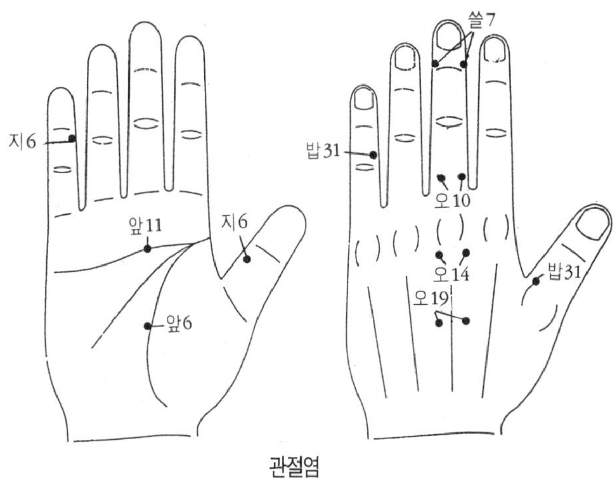

관절염

2. 류머티스〔풍습통〕

류머티스를 달리 '풍습통(風濕痛)'이라고도 하는데, 풍습통은 어떤 한 군데의 관절이나 근육에 국한되어 발병하기보다는, 온몸에 걸쳐서 발병하는 질환이다. 급성으로 오는 경우는 드물고 대부분이 만성으로 시작하게 된다.

아직 류머티스가 생기게 되는 정확한 원인은 밝혀지지 않았으나 풍사와 습사의 침습이 상당히 작용하는 것으로 보고 있다. 손가락의 관절과 무릎 관절에 주로 발병하여 부어오르고 아프며 열감을 느끼게 된다. 관절에 사기가 침범하면 통증을 느끼게 되고, 심하면 관절이 굽어지는 증상까지 보이게 된다. 이러한 상태가 오래 지속되다 보면 관절을 전혀 쓸 수 없는 상황에까지 발전하기도 한다.

* 민간요법

관절염과 동일하다.

1) 고관절염

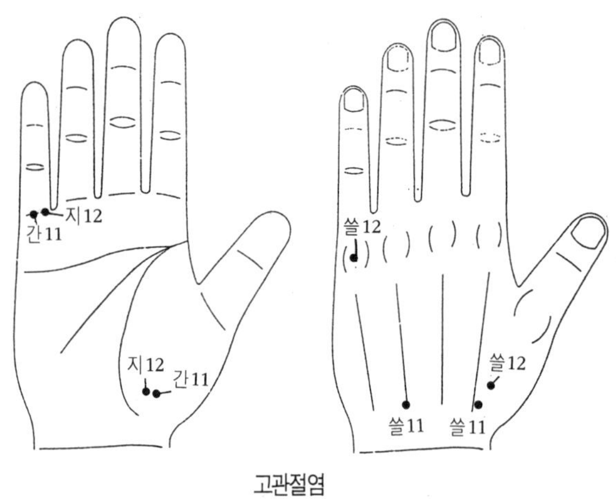

고관절염

2) 목 관절염(목 디스크)

3) 무릎 관절염

무릎 관절염은 관절염을 앓고 있는 사람 중에서 가장 많은 것으로, '퇴행성 관절염'과 '염증성 관절염'으로 구분할 수 있다. 퇴행성 관절염은 인체 노화현상의 하나로서 나타나게 된다. 염증성 관절염은 외상이나 혈행에 의한 세균들〔연쇄상구균, 포도상구균

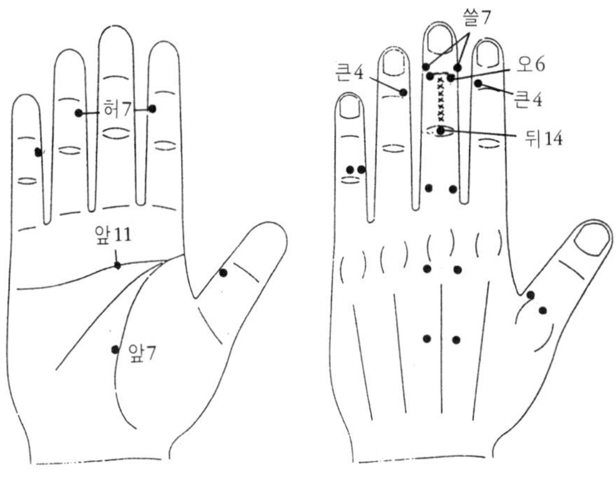

목 관절염

등]의 감염으로 인하여 무릎 관절 부위에 염증을 일으키는 것을 말한다.

무릎 관절염의 증상은, 관절 부위가 부어오르면서 심한 통증을 동반하고, 움직이는 데 지장을 받거나 전혀 거동이 불가능해지는 등 다양하게 나타나고 있다.

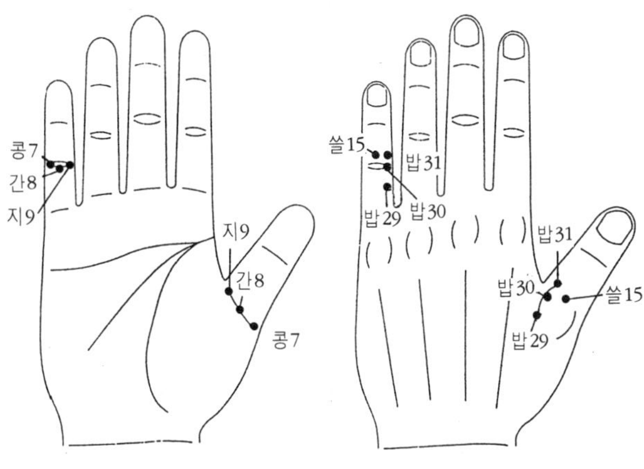

무릎 관절염

4) 발목 관절염

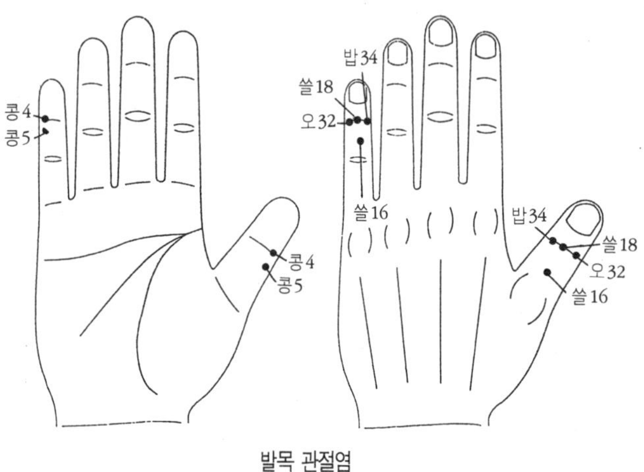

발목 관절염

5) 손목 · 손가락 관절염

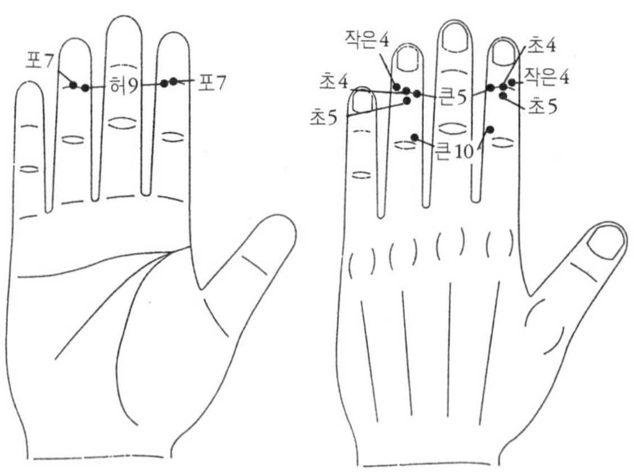

손목 · 손가락 관절염

6) 어깨 관절염

어깨 관절염은 어깨나 팔, 잔등이 아픈 탈로서 '오십견(五十肩)', '견비통(肩臂痛)', '견통(肩痛)'이라고도 하는데, 오십견이라고 하는 이유는 50세를 전후로 해서 이와 같은 질환이 많이 발병하기 때문에 붙여진 이름이다. 견비통은 힘든 일을 하였거나 오랫동안 계속해서 어깨나 팔을 사용하였다든지, 자세가 좋지 않았을 때, 어깨 근육의 긴장으로 인해서 발병하게 된다. 또한 어깨의 아픔은 허파의 기능과 연관 있는 것으로 보고 있다.

견비통은 어깨에서 목이나 팔로 퍼져나가는 방사성 통증이 오고, 낮에는 좀 가벼운 듯하나 밤이 되면 잠을 잘 수 없을 정도로 아픔이 심해지는 특징이 있다. 견비통의 초기에는 아파서 잠을 잘 수 없는 고통이 오고, 후기에는 팔을 쳐들 수도 없는 기능장애가 오는 것이 특징이다.

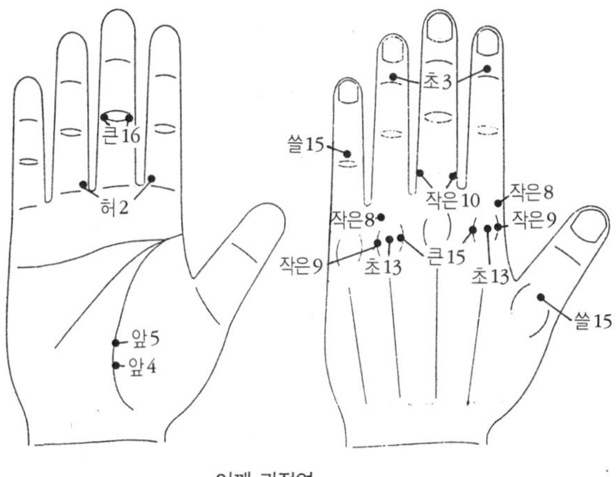

어깨 관절염

견비통이 있을 때는 수지침에서의 상응 부위를 좌우로 3~5분 정도 천천히 돌려주는 것도 좋으며, 검지와 약지 손가락에 은반지를 끼는 것도 좋은 방법이다. 그리고 직접적으로 어깨의 아픈 부위에 부항을 뜨는 것도 대단히 좋다. 통증이 심할 경우에는 사혈을 하고서 부항으로 피를 뽑는다.

7) 척추 관절염

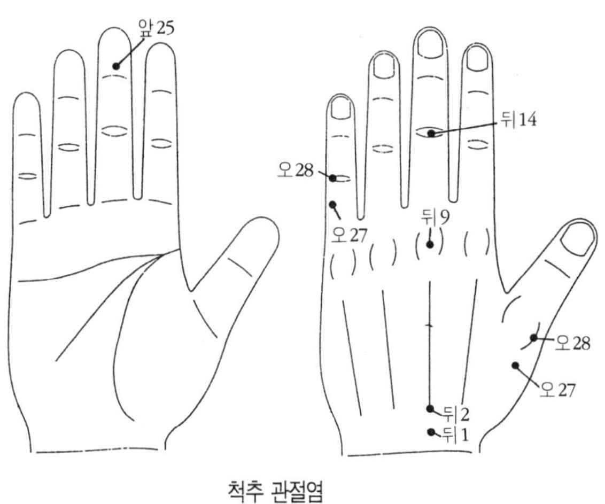

척추 관절염

8) 팔 관절염(테니스 엘보우)

팔 관절염은 테니스를 하는 사람에게 주로 발병하는 질환이기에 '테니스 엘보우'라는 이름이 붙여진 것이다. 그러나 팔 관절염은 타자를 오래 치는 사람이나 무거운 것을 드는 사람, 손목을 많이 사용하는 사람, 글을 오랫동안 쓰는 사람과 같이 팔을 많이 쓰는 사람이라면 누구나 걸릴 수 있는 질환이다.

팔 관절염의 증상은 팔꿈치 바깥쪽으로 통증을 느끼며 힘을 주어 주먹을 쥐거나 물건을 잡거나, 팔을 뒤틀기가 어려워진다.

이때는 수지침에서의 상응 부위를 좌우로 돌려주거나 손을 자근자근 풀어주면 효과가 있다. 통증이 심할 때는 손끝을 사혈하는 것도 좋다.

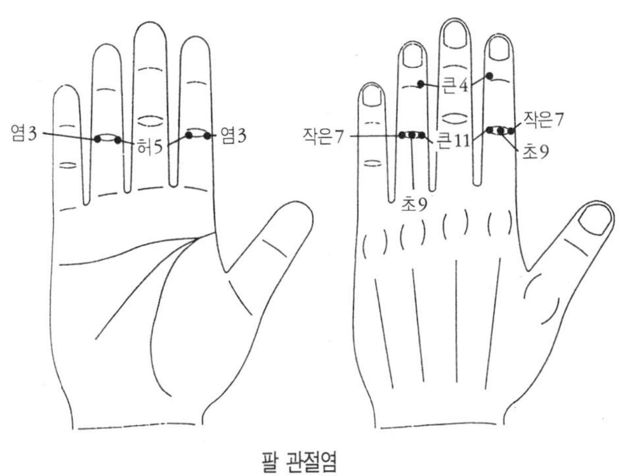

팔 관절염

3. 염좌[삔 것]

염좌(捻挫)란 외부적인 충격에 의하여 관절, 힘줄, 신경 등이 비틀려 생긴 탈을 말한다. 염좌는 운동 범위가 적은 무릎 관절, 발목 관절 등에 생기기 쉬운데, 해당하는 관절 부위가 몹시 아프고 어혈이 생기며 붓는 등의 기능장애가 온다.

이때에는 수지침에서의 상응 부위를 좌우로 3~5분만 돌려주면, 삔 곳의 부기가 2/3정도 가라앉는 것을 볼 수 있을 정도로 효과가 좋다. 그리고 그 상응 부위에 돌아가면서 다침(多針)을 한다. 그 밖에도 안정을 하면서 찬물 찜질이나 부항으로 사혈을 하는 것도 효과가 높다.

1) 손목

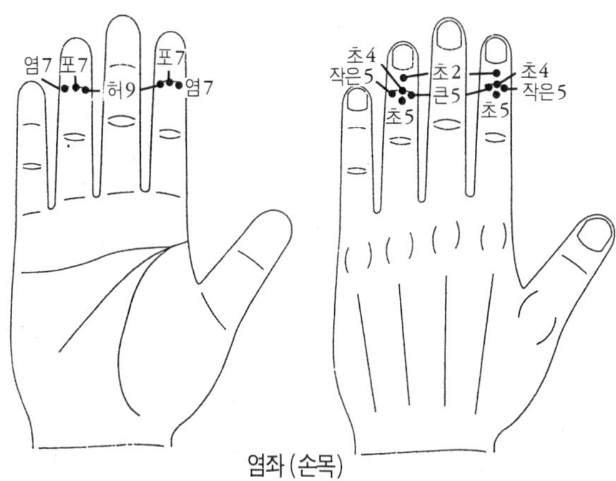

염좌(손목)

2) 발목

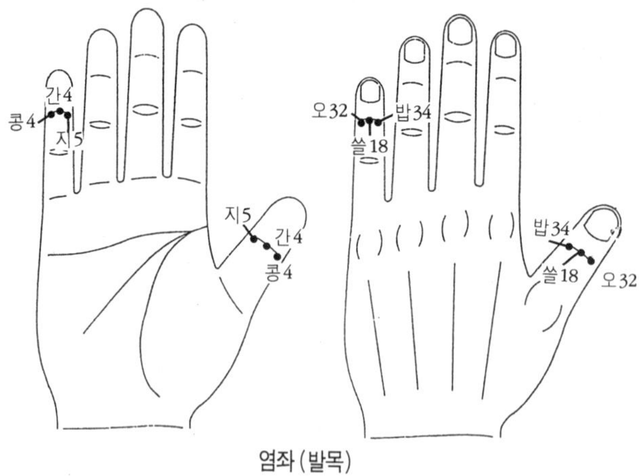

염좌(발목)

4. 좌골 신경통

좌골 신경통은 허리뼈와 같은 척추의 이상이나 시멘트, 돌, 쇠와 같이 차가운 곳이나, 축축한 잔디나 땅에 오래 앉아 있는 것이 원인이 되어 나타나는 신경계 질환이다.

좌골 신경통의 증상은 의자에 앉을 때 의자에 닿는 뼈〔좌골〕에서 다리의 뒤쪽으로 내려가 발뒤꿈치를 거쳐 발바닥까지 통증을 느끼는 것이다. 초기에는 지속적인 통증이 있으나 점차 발작적인 통증으로 나타나며, 앉았다 일어설 때, 걸어다닐 때, 잘못 움직였을 때, 그리고 기침이나 재채기를 하는 경우에도 통증을 느끼게 된다. 좌골 신경통의 통증은 낮보다는 밤에 더 심하다는 특징이 있다.

* 요 통

요통은 대부분 허리를 삐끗하거나 오랜 노동 등으로 허리의 근이 상하고 어혈이 몰려서 생기기도 하지만, 바르지 않은 자세나 내상이나 오랜 탈로 콩팥이 몹시 상하거나 늙어서 생기기도 한다. 그 밖에도 척추골 질병과 결합조직에 생긴 염증이나 부인과 질환, 신우신염, 신결석을 비롯한 여러 가지 질병으로 나타날 수 있다.

요통의 증상은 허리의 힘이 약해지면서 통증을 느끼게 되고, 심하면 허리를 돌리거나 굽히고 펴는 것도 힘들어 하게 된다.

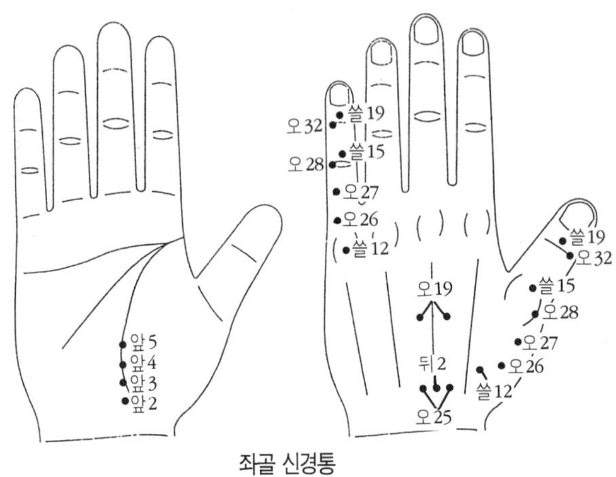

좌골 신경통

5. 타박상

타박상이라고 하면 피부나 근육이 외부적인 충격에 부딪치거나 맞아서 상하게 된 탈을 말한다. 타박상이 생긴 부위는 우선적으로 멍이 들고 부으며, 조직이나 힘줄이 상하게 된다. 그러나 심한 경우에는 피가 나며 골절이나 탈구, 내장의 파열도 있을 수 있다. 골절이나 탈구(脫臼), 내장 파열과 같이 심한 경우에는 응급조치를 취한 후 전문의에게 치료를 받아야 한다.

* 민간요법

① 해삼을 푹 고아서 먹는다.

② 상처 부위를 사혈침으로 찌른 후 부항으로 죽은 피를 뺀다.

③ 온탕에 들어가 뜨거운 찜질을 한다. 이것은 멍이 풀리는 데 대단히 효과가 빠르다.

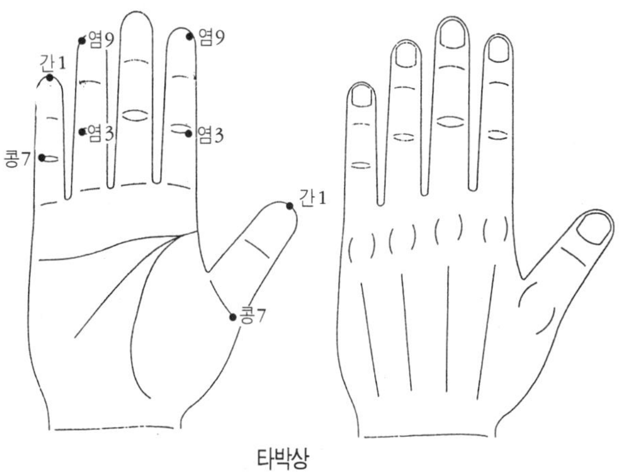

타박상

제6장 피부·비뇨기관 질환

1. 방광염

방광염은 대장균[그 밖에도 결핵균, 임균이 있다]이 주된 원인이 되어 오줌보가 감염된 것을 말한다. 대장균에 감염되는 것은 몸이 청결하지 않았거나, 오줌을 오랫동안 참은 것으로 인하여 감염되어 발병하게 된다. 또한 방광염은 요도나 콩팥의 이상에서 오기도 하고, 남자의 경우에는 당뇨병이나 전립선 비대에서 오기도 한다. 방광염은 20~30대의 여성에게 많은 것으로, 허증과 실증으로 구분할 수 있다. 허증은 콩팥의 기가 부족하여 오게 되고, 실증은 물이나 술을 많이 먹고 오줌을 참는 경우에 오

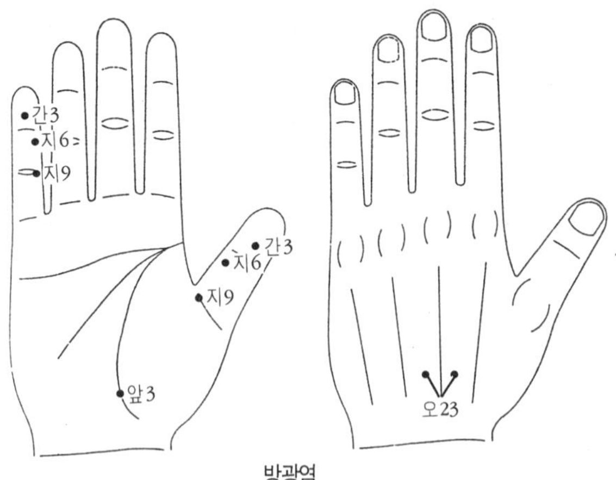

방광염

게 된다.

방광염의 증상은 오줌을 자주 누거나, 오줌을 눌 때 통증을 느끼는 것과 같이 오줌 누는 것을 불편해 한다. 또한 오줌보가 있는 부위에 통증 또는 압박감이 있거나 열이 나는 경우도 있고, 심한 경우에는 오줌에 피와 고름이 섞여 나오기도 한다.

2. 부종〔수종〕

부종(浮腫)이란 몸 안의 체액이 제대로 순환하지 못하고 머물러 몸이 붓는 탈을 말한다. 부종은 6음외사(六陰外邪), 노권내상(勞倦內傷), 음식을 잘못 먹어 몸 안의 수액을 조절하는 허파, 지라, 콩팥과 오줌보, 삼초의 기능이 장애되어 생긴다.

부종의 증상은 발생 부위와 원인 및 허실에 따라 일정하지 않으나, 몸이 붓고 오줌량이 줄어드는 것이 대표적인 특징이다. 붓는 순서는 눈꺼풀에서 시작되어 점차 얼굴, 손, 발, 온몸에 퍼지는 것이 대부분이지만 때로는 다리부터 점차 온몸으로 퍼지는 것도 있다.

일반적으로 실증이면 주로 수습을 내보내는 방법을 쓰는데 아랫부분이 부으면 오줌을 누게 하여 부은 것을 가라앉히고, 윗부분이 부으면 땀을 내게 하여 부은 것을 가라앉힌다. 허증일 때는 정기를 보하는 것을 기본으로 허약해진 콩팥을 보하고〔온신(溫腎)〕, 허약해진 지라를 보하며〔건비(健脾)〕, 양기를 통하게 하는 방법으로 치료한다.

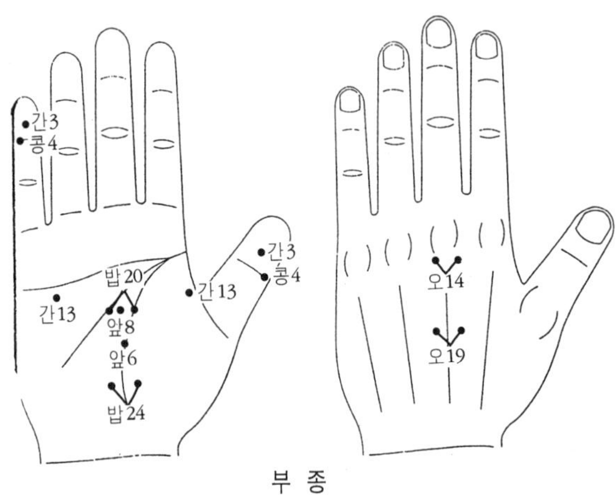

부 종

3. 빈뇨〔요의빈삭〕

빈뇨(頻尿)란 오줌이 자주 마려운 탈을 말한다. 빈뇨의 원인은 콩팥과 오줌보 및 요도의 이상으로 발병하거나 신경증의 한 증상으로 발병한다. 또 자궁에 혹이나 암이 있을 때와 임신한 경우에 발생한다.

빈뇨에 있어서 특이할 만한 증상은 없고, 다만 아랫배가 묵직하면서 오줌이 쉴새없이 마려운 것이 특징이다.

＊ 민간요법

마늘 7쪽을 호일에 싸서 구운 것을 따뜻한 물로 복용한다.

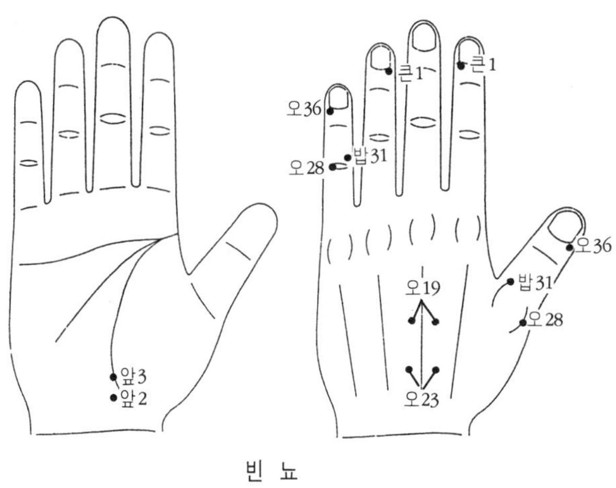

빈 뇨

4. 신장염

신장염은 지나친 방사과다(房事過多)로 인하여 콩팥을 손상했거나, 또 신정(腎精)을 극도로 소비하였거나, 힘을 함부로 쓰고 무거운 것을 들거나 습한 곳에 오래 앉아 있어서 콩팥이 상했을 때에 발병한다.

급성 신장염이 처음 발병했을 때는 눈꺼풀이 붓는 것을 느낄 정도였다가, 그후 사지와 몸통까지 전부 부어오르고 피부는 창백하고 광택이 나며 오줌은 노란색이며 걸쭉하고 양이 줄어든다. 심한 경우에는 오줌에 피가 섞여서 나오거나 허리에 통증을 느끼기도 한다. 만약 병세가 염통, 허파에까지 미쳤을 때는 심계항진 및 호흡촉박 등의 징후가 나타나고, 이것이 만성화 되면 상태가 수 개월 동안이나 계속되기도 한다.

신장염이 온몸에 미치는 영향을 보면, 빈혈, 혈뇨(血尿), 소화불량, 구토, 변비, 시각장애 등의 증상이 나타나고, 만약 순환기에 영향을 미쳤을 경우에는 혈압이 올라가게 된다.

* 민간요법

① 생밤 10개를 장기 복용한다.

② 죽순과 옥수수 수염을 같은 양으로 넣어 삶은 물을 먹는다.

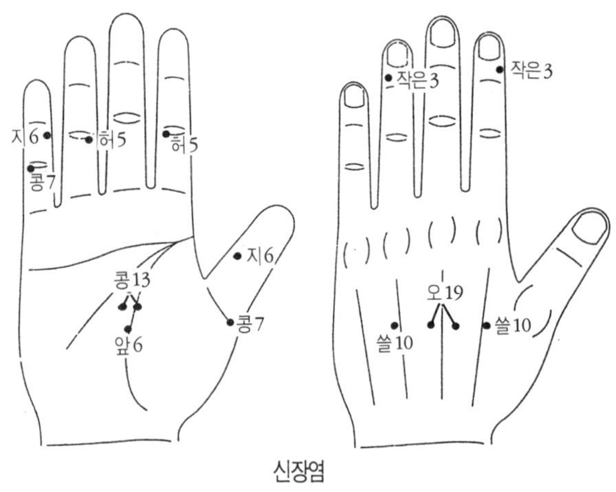

신장염

5. 요도염

요도염은 세균에 의한 감염으로 요도에 염증이 생긴 것을 말한다. 요도염은 남자들보다는 요도의 길이가 짧은 여자들에게 발병하기 쉬운 탈이다. 그 원인은 일반적으로 임균에 의한 감염에 의해서 생기지만, 좋지 못한 생활이나 잦은 성생활, 청결치 못한 몸으로 인하여 발병하는 경우도 있다.

요도염의 증상은, 오줌을 눌 때 참을 수 없이 아프고 따가우며 혼탁한 오줌이 나오기도 하고 때로는 오줌에 피와 고름이 섞여 나오기도 한다. 치료가 쉬운 경증도 있으나 치료에 시일이 오래 걸리는 중증도 있다.

* 민간요법

배나무 잎 1묶음을 물 1그릇을 넣고 반이 될 때까지 끓인 다음 하루 3번 식전에 먹는다.

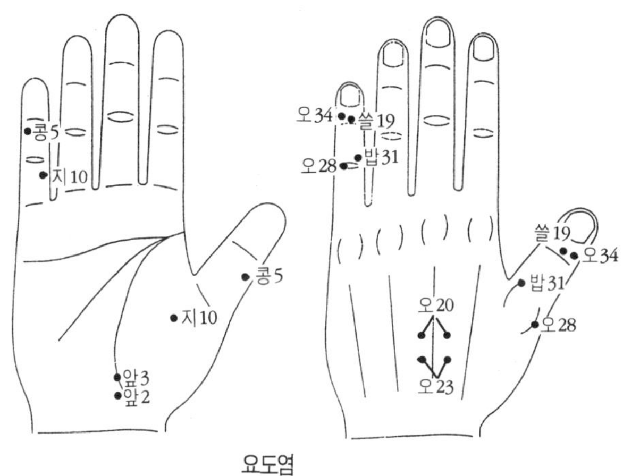

요도염

6. 음위〔발기불능〕

음위증(陰痿證)은 지나친 걱정이나 생각으로 콩팥이 매우 허해져 정과 기가 모두 소모되었기 때문에 발병하는 탈이다. 달리 말하면, 음위증은 생식기의 기질성병변, 대뇌피질의 발기에 대한 억제과잉 및 중추신경의 기능문란 등에 의해서 발병한다.

음위증은 남자의 생식기가 충분하게 발기가 되지 못하거나, 설령 발기가 되었다고 해도 성행위를 하기에는 충분할 정도로 딱딱하지 못한 것이 특징이다.

* 유 정

유정(遺精)은 정액이 저절로 흘러나오는 것으로서 과로, 과도한 성교, 지나친 자위행위〔수음〕 및 신경쇠약에 의해서 발생하는 수가 많고 요도염과 전립선의 염증이 원인이 되어 발병하기도 한다.

유정은 잠이 깊이 든 다음이면 사정을 하게 되는 것이 주증상이다. 잠을 자는 도중 꿈을 꾸면서 음경이 발기하여 사정을 하는 것을 '몽정(夢精)'이라 하고, 꿈을 꾸지 않으면서 사정하게 되는 것을 '유정'이라고 한다. 유정 환자는 몸이 고단하고 두통, 현운(眩運), 심계항진 등의 증상이 있게 된다.

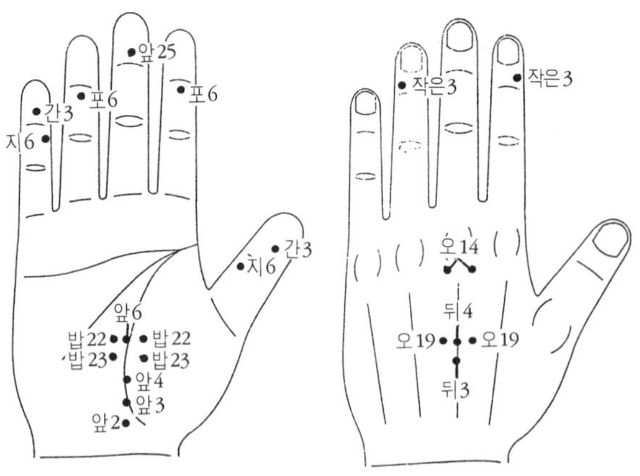

음 위

7. 전립선 비대증

전립선 비대증에 대한 정확한 원인이 밝혀진 것은 아니지만, 연령 증가에 따른 성 호르몬의 기능 쇠퇴에 따른 것으로 보고 있다. 전립선 비대증은 60세 이상의 나이든 남자들에게 많이 나타나는데, 주된 증상은 배뇨력(排尿力)의 감퇴, 배뇨 시간이 길어지는 등의 배뇨 곤란이다. 경우에 따라서는 야간 빈뇨를 호소하는 사람도 있지만, 점차 탈이 악화되면 배뇨 기능의 저하에 따른 잔뇨(殘尿)의 증가로 요로감염이나 방광염, 신기능 저하 등이 나타나게 된다.

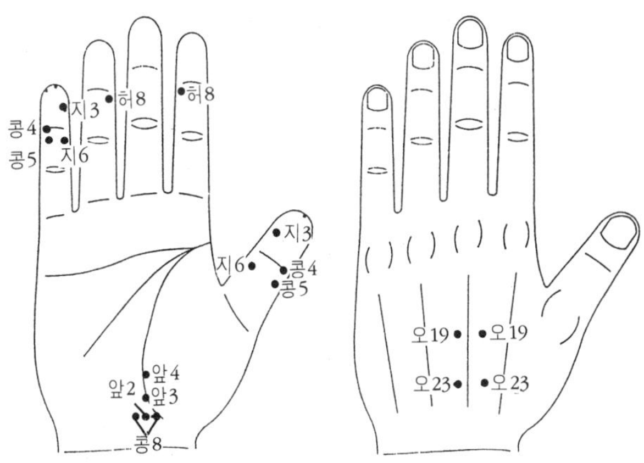

전립선 비대증

8. 전립선염

전립선염은 남자들에게만 있는 탈로서, 오줌보 바로 앞에 있는 부생식선인 전립선이 대장균, 음성간균, 포도구균 등의 세균에 감염되어 발병한다.

전립선염의 증상은 발열, 오한, 전율, 구토, 빈뇨, 잔뇨감, 음부의 불쾌감 등이 나타난다. 탈이 심해지면 오줌을 눌 때 통증을 느끼며, 그 밖에도 배뇨력의 저하로 인하여 오줌이 찔끔찔끔 나오고, 다 눈 것 같은데 다시 흘러내리며, 요도구에서 분비물이 나오거나, 허리가 시큰시큰 아프고 유정 및 정력감퇴가 따른다. 전립선염은 신우신염을 일으키는 원인이 되기에 초기에 치료하는 것이 중요하다.

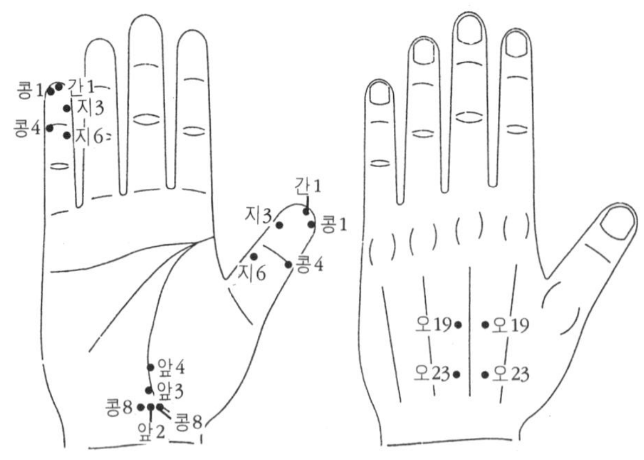

전립선염

9. 두드러기〔은진〕

두드러기는 피부가 갑자기 가려우며 편평하게 약간씩 도드라져 올라오는 질환으로서, 피부에 습과 풍열사가 엉켜 생기거나 온습이 있는 데 풍냉이 침습하여 생긴다. 이 밖에도 체질적 결함과 보통 부패된 음식을 먹었을 때 식중독으로 인한 것과, 밥통, 간, 콩팥 등 내장기에 장애가 생기는 것, 자가중독 증상인 것, 곤충에 물려 약을 잘못 썼을 경우, 갑자기 찬 공기를 접했을 때 등에도 생기게 된다.

두드러기의 모양과 크기, 색깔은 상황에 따라서 다르나, 대개는 갑자기 생겼다가 갑자기 없어지는 것이 특징이다. 일시적으로 나타나거나 수일 또는 2주 안에 없어지는 급성과 반복 재발하여 오래 끄는 만성으로 구분할 수 있다. 일반적으로 전조증상은 없으나 소화장애, 답답함, 숨가쁨 등이 동반될 수 있다.

두드러기의 증상은, 피부가 갑자기 가려워지고 두들두들 붉게 부어오르며 얼마 있다가 사라진다. 그러나 만성일 경우에는 이와 같은 발진이 2~3개월 반복해서 일어나기도 한다.

* 민간요법

① 꿀 1홉에 더운물 2홉을 넣고 2~3번에 나누어 먹는다.

② 하루에 3번 식사 전에 칡즙을 먹는다.

③ 땅콩 깐 것 1사발을 약 1주일 정도 복용한다.

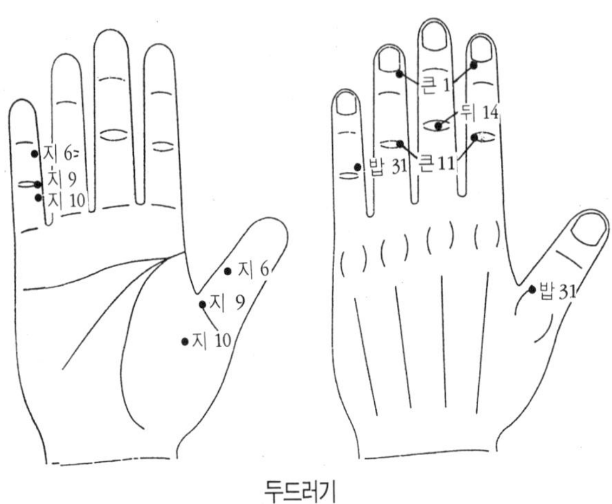

두드러기

10. 무 좀

무좀은 습열로 인하여 무좀균이 피부에 침입하여 발병하게 되는 피부질환이다. 무좀의 증상은 몹시 가렵고, 긁으면 헤지며 진물이 나온다. 또한 악취가 심하게 나며 오래되면 피부가 건조해지고 각질화되어 잘 낫지 않는다.

일반적으로 무좀은 여름에 성하고 겨울이나 봄에는 가벼워지는 특징이 있다. 또한 무좀은 어린이보다는 어른들에게 많은데, 오랫동안 신발을 신고 있는 회사원들이나 땀 흡수가 되지 않으면서 공기가 잘 통하지 않는 스타킹을 신고 다니는 여자들에게 많다. 무좀이 생기게 되는 부위는 주로 발가락 사이나 발바닥이지만, 심하면 손이나 온몸에 번지기도 한다.

* 민간요법

① 무좀을 치료하는 데는 우선적으로 체질개선이 따라야 하는데, 육식을 피하고 설탕, 술, 자극적인 음식, 청량음료를 줄인다.

② 해조류를 많이 섭취한다.

③ 낙지를 삶아 그 물에 찜질한다.

④ 묵은 겨 찌꺼기를 환부에 대고 자주 문질러 준다.

1) 손

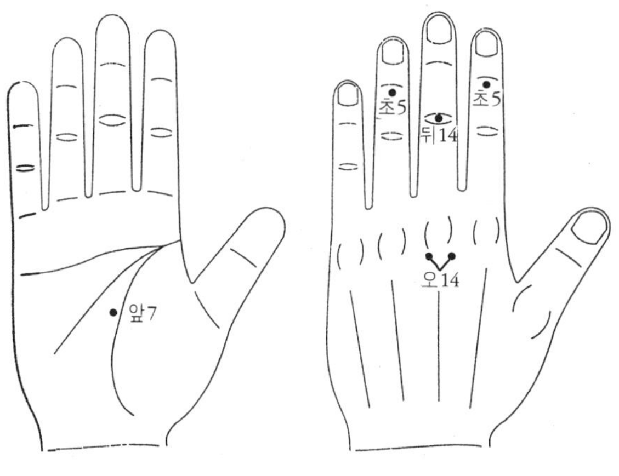

무 좀(손)

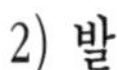

2) 발

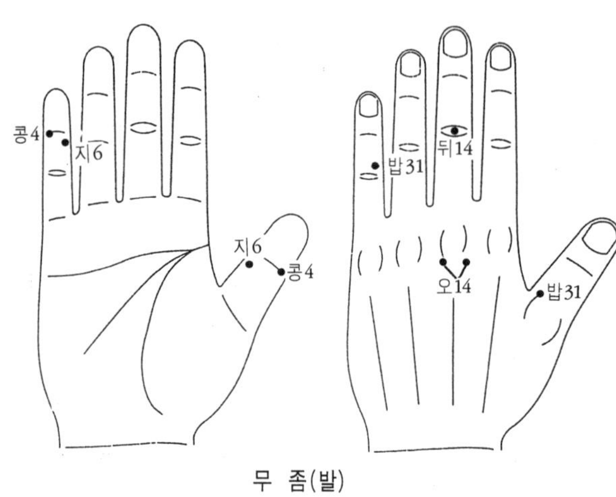

무 좀(발)

11. 습 진

습진은 피부병 중에서 약 30~40%를 차지하는 것으로, 머리 염색약이나 유해한 화장품, 옻 등이 원인이 되어 생긴다. 급성은 빨간 반점이 주로 생기고 가려운 것이 특징이지만, 만성화되면 완선(頑癬)으로 발전한다. 완선의 초기에는 작은 구진이나 수포가 생긴다. 보통 땀이 많은 봄이나 여름에 성하나 겨울에는 잠잠해지는 것이 특징인데, 치료하는 것을 늦추지 말고 꾸준하게 치료해야 완치될 수 있다.

＊ 민간요법

① 쌀겨로 기름을 내어 환부에 바른다.

② 기름기는 피하고 야채를 즐겨 먹는다.

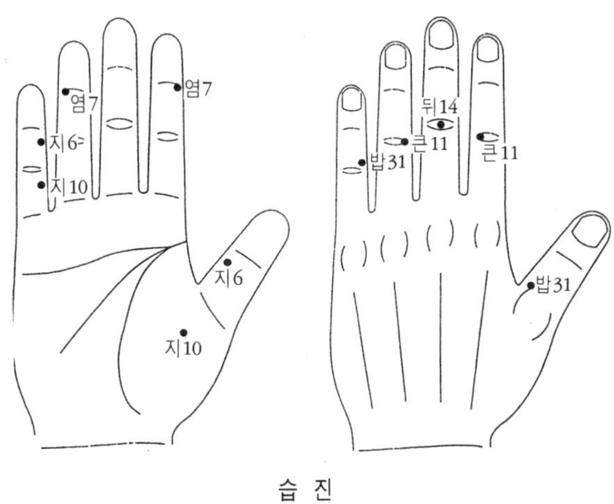

습 진

12. 신경성 피부염

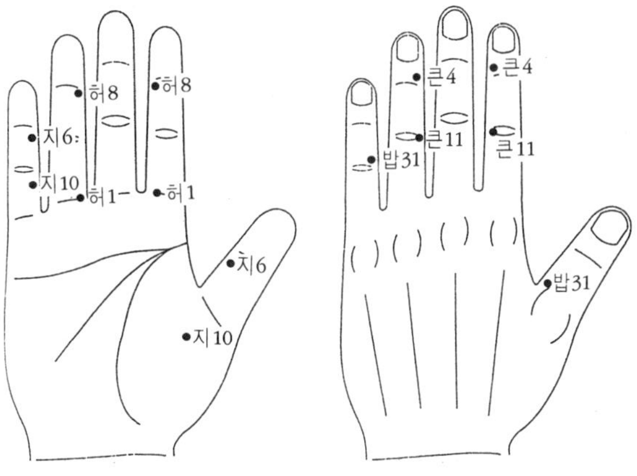

신경성 피부염

제7장 산부인과 질환

1. 냉 증

냉(冷)은 몸의 기혈순환이 좋지 못하여 허하거나 몸의 상태가 좋지 못할 때 생기는 것으로, 아랫배가 어름장처럼 찬 것을 말한다. 꼭 냉이라고 해서 차가운 것만을 뜻하는 것은 아니며, 대하(帶下)가 심하다거나 냉이 흐른다거나 냉이 있다는 것을 포함하는 말이다.

* 민간요법

쌀과 율무쌀을 반반씩 넣고 죽을 쑤어 아침 식전과 잠자기

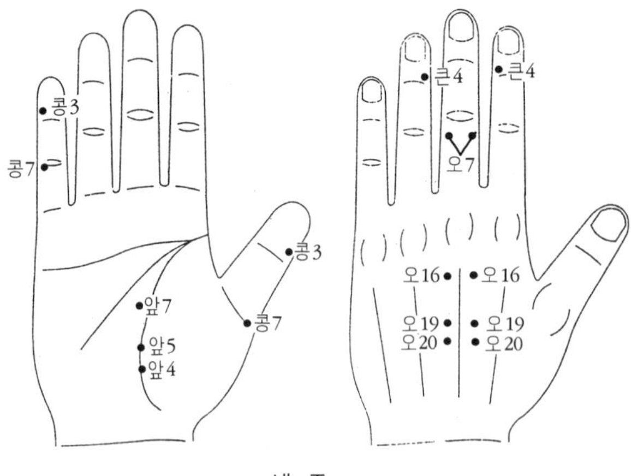

냉 증

전에 한 그릇씩 장기 복용한다. 남성의 조루(早漏)에도 좋다.

2. 대 하

대하는 여성의 성기에서 흘러나오는 누르스름한 액체〔이슬〕를 말하는 것으로, 성기의 각이한 염증성 질병, 위치 이상, 종양, 특히 악성종양, 이물 그리고 당뇨병, 혈액순환기 질병을 비롯하여 여러 가지 질병 때에 동반되는 증상의 하나이다. 또한 지나친 성생활이나, 독신녀가 정상적인 생활을 하지 못하여 생리변조가 생겼거나, 임질이나 잡균에 의하여 생기기도 한다.

대하증일 때에는 그 원인이 되는 여러 가지 질병들을 미리 막으며 치료하는 것이 중요하다. 대하는 월경 전, 배란기, 임신 때에 생리적으로 약간 많아질 수 있으나, 이상적으로 많거나 수반 증상들이 있는 것은 병적인 것이다. 그리고 대하는 소화기 계통이나 콩팥이 좋지 못하거나 간이 지쳐 피곤할 때도 양이 많아지거나 냄새, 색깔 등이 심해진다. 대하는 일반적으로 처녀보다도 부인들에게 많은 것으로 색깔을 띠고 냄새가 나며, 때로는 가려움을 동반하기도 한다.

* 민간요법

냉증이나 대하로 인하여 음부가 가려울 때는 마늘을 삶은 따뜻한 물로 자주 씻어 준다.

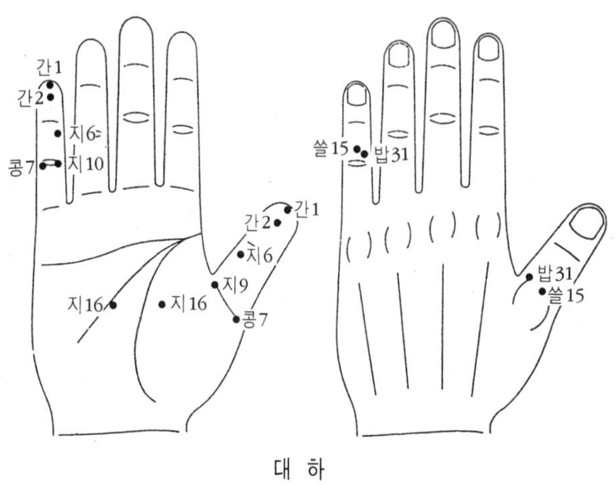

대 하

3. 무월경(경폐)

무월경이란 생리가 있어야 할 시기에 생리가 없는 것을 말한다. 성발육이 아직 되지 않은 경우나 임신 때, 젖 먹이는 시기, 폐경기 이후와 같은 시기를 제외하고, 여자가 18살이 지나서도 생리가 없거나 생리하던 여자가 6달이 지나도록 생리가 없는 것은 탈이라고 생각해야 한다.

병적인 무월경은 처녀막, 질, 자궁경관, 자궁체부내막 등이 막히거나 결손이 되어 생긴다. 또한 난소, 뇌하수체, 시구하부, 대뇌피질 등 신경내분비 조절 계통의 기질적 및 기능적 장애, 신상선 · 갑상선을 비롯한 온몸 주요 장기 계통에서의 장애 등으로 인해서 오기도 한다.

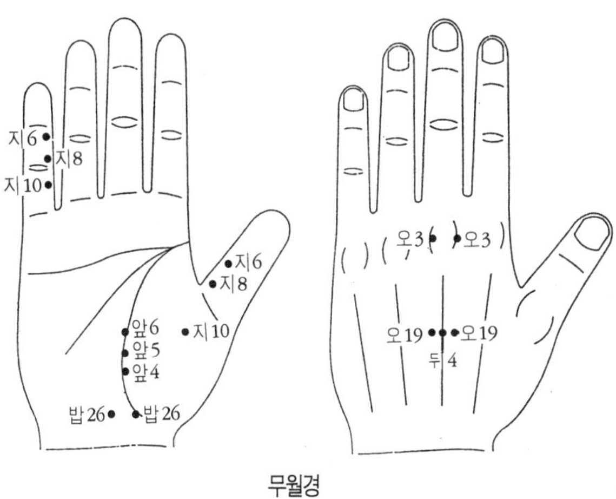

무월경

4. 분만촉진

분만촉진은 분만시의 고통을 완화시키며 분만을 촉진시키는 작

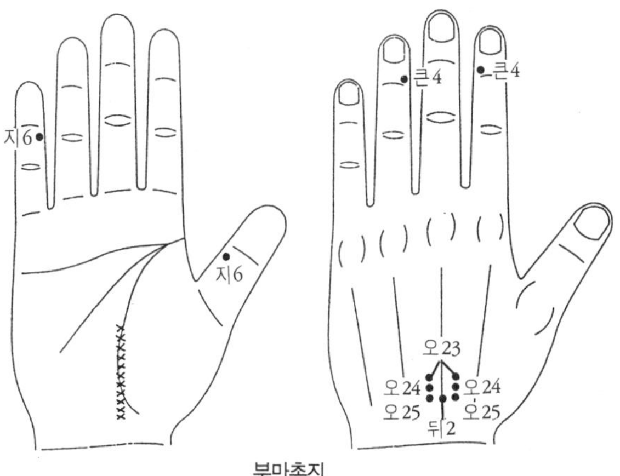

분만촉진

용을 한다. 해산하러 병원에 가기 전에 위의 침자리에 티침이나 압봉, 자석을 붙이고 들어가면 효과가 있다. 효과를 더 높이기 위해서는 티침을 한 자리 위에 자석을 함께 붙이는 방법이 있다.

5. 불임증

결혼을 한 후 3년이 지나도 임신이 되지 않는 것을 불임증이라 한다. 불임증에는 '선천적인 불임'과 '후천적인 불임'이 있다. 선천적인 불임은 태어날 때부터 자궁의 발육이 불완전하여 생식능력을 제대로 갖추지 못한 것을 말하고, 후천적인 불임은 생활이 온전하지 못하거나 다른 어떤 원인으로 본래 지니고 있던 생식능력이 제 기능을 다하지 못하는 것을 말한다.

그러나 한 번 임신한 후 임신이 되지 않는 경우도 있는데, 남성의 정액에 문제가 있거나 여성의 생식기에 이상이 있는 경우이

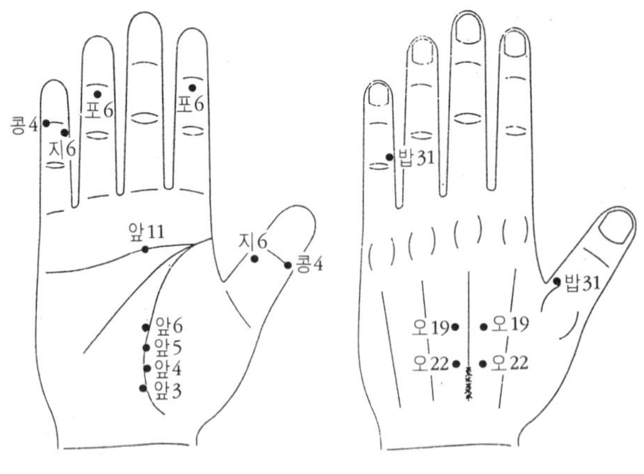

불임증

다. 그 밖에도 지방과다증, 당뇨병, 히스테리 및 불감증도 원인이 된다.

6. 월경불순

월경이라 하면 여성에게서 성발육이 이루어진 다음, 일정한 주기에 따라 자궁으로부터 피가 나오는 현상을 말한다. 보통 14~15에 시작해서 대체로 30일 주기 또는 28일 주기로 50세 안팎에 끝난다. 그러나 월경이 전혀 없거나 나오다 멈추는 경우, 또는 주기가 일정하지 않은 경우를 월경불순이라 한다. 주기적으로 월경일이 며칠 늦어지는 것을 병적이라 할 수는 없다. 보통 4~5일 늦거나 빠른 경우 가령, 28일형에서 35일형까지는 정상이라 볼 수 있으나, 25일보다 짧거나 35일보다 길면 월경이 불순하다고 볼 수 있다.

* 월경통

월경통은 월경이 있을 때마다 그 전후에 나타나는 통증을 말한다. 월경통은 아랫배나 허리에 통증이 오거나 더 심하면 온몸에 걸쳐 통증을 느끼게 된다. 월경통에는 아픔을 일으킬 수 있는 명확한 원인이 없는 '원발성 월경통'과 명확한 원인이 있는 '속발성 월경통'이 있다. 원발성 월경통은 기혈의 순환이 고르지 못하고 울체되었거나 허약한 경우, 간이나 콩팥의 기능이 약한 경우에 생기게 되고, 속발성 월경통은 다른 질병을 앓고 있다거나 아랫배를 차게 했을 경우에 생기게 된다.

월경통은 월경 전후에 걸쳐서 아랫배에 통증이 오고 허리가 아프며 가슴이 뛰는 등의 증상이 나타난다. 심하면 견디기 어려울 정도로 고통을 받기도 한다. 대체로 월경이 시작되기 3~4일 전부터 시작하여 월경을 시작한 2~3일 후까지 지속되기도 하며, 월경 전에만 오거나 월경이 시작된 후에 오는 경우도 있다. 월경통은 두통, 구토, 설사, 변비 등을 동반하기도 한다.

월경통에 있어서 중요한 것은 몸을 차게 하지 않는 것이나, 급작스런 기후의 변화나 불규칙한 생활, 피로 등도 좋지 않은 영향을 준다.

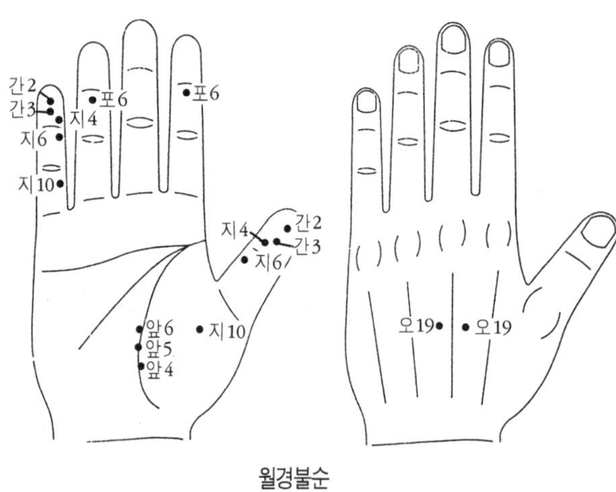

월경불순

7. 유선염

여성의 젖가슴이 벌겋게 붓고 아픈 탈로서, 애기를 출산한 후에 젖이 울체되었거나, 젖꼭지의 감염으로 발병하게 된다. 유선염의 증상은 젖꼭지가 벌겋게 부어오르고 아프며, 딴딴하게 젖멍울이 생기는 것이다. 또한 고열이 나고 한기를 느끼며, 상태가 오래되면 곪아 터지게 된다.

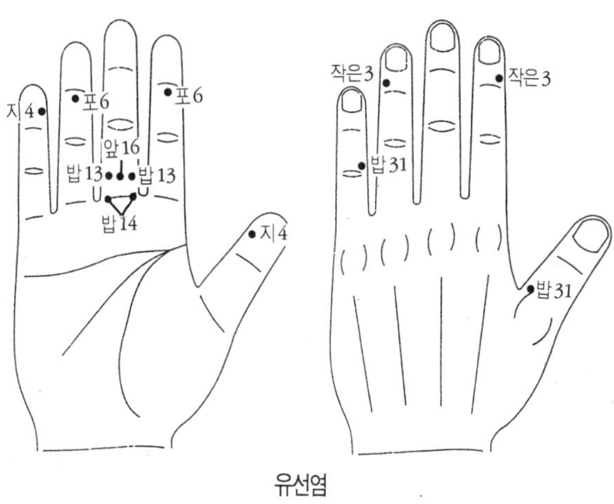

유선염

8. 유즙 분비부전

유즙 분비부전이란 출산한 후에 젖이 잘 나오지 않거나 젖 빛깔이 맹물과 같이 나오는 것을 말한다. 일반적으로 건강한 산모는 분만 후 초유가 나온 뒤 사흘 후에야 성유가 나오는데, 순조롭지 않고 원활히 분비되지 못하는 것은 기혈의 허약에서 오는 경우가 대부분이다. 그리고 신경과민이나, 유선의 발육이 불완전하거나, 유방 자체에 탈이 있거나, 영양섭취가 충분하지 못할 때도 생긴다.

* 민간요법

① 젖이 잘 나오지 않을 때는 가물치나 잉어를 푹 고아서 먹는다.

② 사골이나 쇠꼬리 등도 좋은데, 고아서 먹는다.

③ 젖이 부족할 경우에는 돼지발 1쌍과 속껍질을 벗긴 땅콩 1근을 푹 고아서 국물과 함께 수시로 먹는다.

④ 참고로 젖을 그치게 할 때는 엿기름이나 인삼 잔뿌리를 삶아서 먹으면 젖이 그치게 된다.

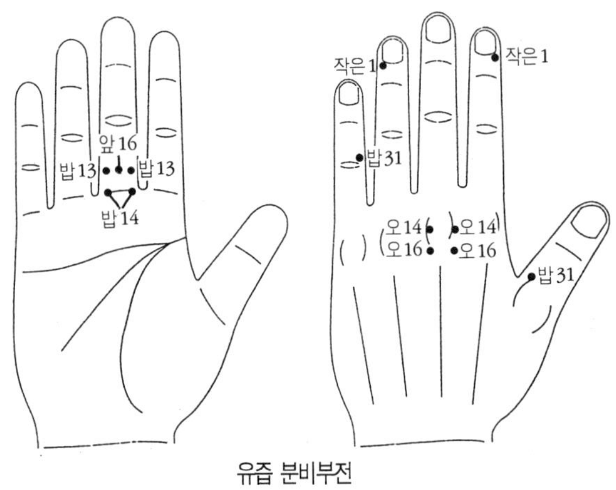

유즙 분비부전

9. 입덧〔임신오조〕

임신 초기에 일어나는 일종의 중독증상으로, 식욕이 없어지고 냄새에 특히 민감해지거나 가슴이 항상 메슥메슥하여 헛구역질과 구토를 일으키는 것을 말한다. 입덧이라고 해서 임신한 사람이 다하는 것은 아니다. 보통 입덧은 임신한 지 2개월에 들어서면서 하기 시작해서 3개월 정도 하게 된다. 그러나 심한 경우에는 더 오래 하기도 한다. 입덧은 특히 공복시에 그 증상이 심해지므로 어떻게 해서든지 먹으려고 하는 것이 중요하다.

입덧이 병적일 정도로 심한 경우에는 몹시 쇠약해지고 뇌증상을 일으키기도 하며 인사불성이 되어 혼수에 빠지기도 한다. 또한 수족경련이 일어나는 일도 있으며 더 심하면 사망하게 된다. 그러나 크게 염려할 필요는 없고, 다만 안정을 취하고 중요한 것은 속을 비우지 말고 한 번에 많이 먹는 것보다 조금씩 여러 번에 걸쳐 나누어 먹는 것이 중요하다. 또한 입덧이 심할 경우에는 꿀물이나 사탕과 같이 단것을 먹으면 다소 좋아진다.

* 민간요법

입덧이 심할 경우에는 꿀물이나 사탕과 같이 단것을 타서 마시면 가라앉는다.

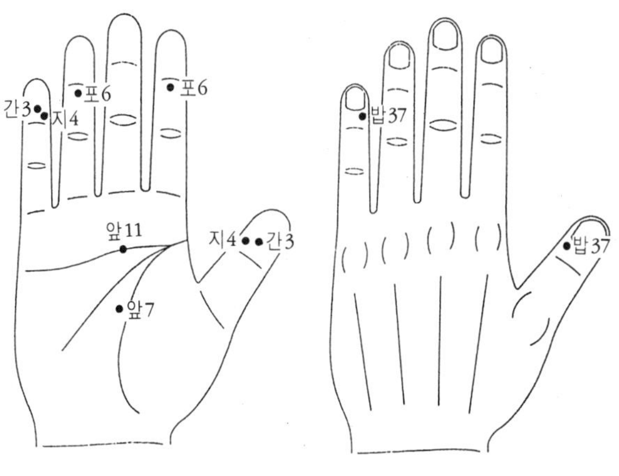

입 덧

제8장 오관부 질환

1. 결막염

이물질이나 꽃가루, 광선(光線) 등의 자극에 의하여 일어나는 것으로, 영양부족이나 눈의 과로 그리고 바이러스균의 감염 등에 의하여 생기는 눈병을 말한다.

결막염에 걸리면 우선 눈이 충혈되고 눈곱이 끼며, 통증을 느끼게 된다. 그리고 눈에 무엇이 있는 듯 껄끄럽고, 눈꺼풀이 부어오르며, 눈물이 흐르고 가렵다.

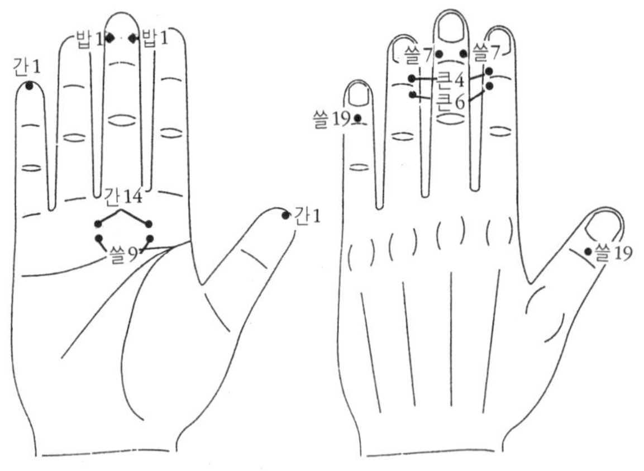

결막염

2. 근 시

근시는 '축성 근시'와 '굴절성 근시'로 구분할 수 있다. 축성 근시는, 정상적인 눈알이 둥근 데 반하여 눈알이 안쪽으로 더 길게 들어가 타원형이나 달걀모양으로 되어 있다. 굴절성 근시는 축성 근시와는 달리 눈알의 모양이 비록 둥글어도 각막과 수정체의 굴절력이 너무 세어서 초점이 망막 앞쪽에 생기는 것이다.

시력은 대체로 우리가 먼곳을 바라볼 때, 먼곳의 한 점에서 오는 광선은 평행으로 오는데, 이 평행선이 눈으로 들어오면 각막과 수정체에서 굴절되어 한 점에 모인다. 이 점을 초점이라고 하는데 이 초점이 망막 위에 생기면 먼곳의 점이 똑똑히 보인다. 그런데 망막이 어디서나 잘 보이는 것은 아니다. 중앙의 조금 들어간 곳이 제일 잘 보이므로 이곳에 초점이 생겼을 때가 가장 시

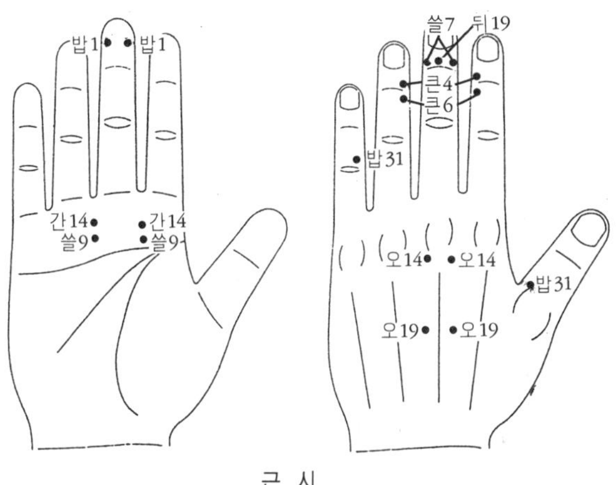

근 시

력이 좋은 것이다. 이렇게 먼곳을 보고 있을 때, 그곳 한 점에서 오는 평행광선이 중심 깊은 곳에 초점을 맺게 되는 눈을 '정시안'이라 부른다. 그러나 사람의 눈이 언제나 이런 것은 아니다. 오히려 망막 앞쪽과 뒤쪽에 초점이 만들어지는 경우가 많다. 이 초점이 앞쪽에 생기는 경우를 '근시(近視)'라 하고, 뒤쪽에 생기는 경우는 '원시(遠視)'라 부른다.

3. 녹내장

눈에는 일정한 안압(眼壓)이란 것이 있는데, 녹내장은 바로 눈의 내압이 올라가 생긴 탈이다. 신경질적인 부인이나 노인, 심신의 과로나 수면이 부족한 경우 안압에 이상이 생길 수 있다.

녹내장의 초기에는 머리가 무겁다든가, 편두통이 온다든가, 가끔 눈이 흐려진다든가 하는 증상이 생긴다. 그러나 심한 경우에

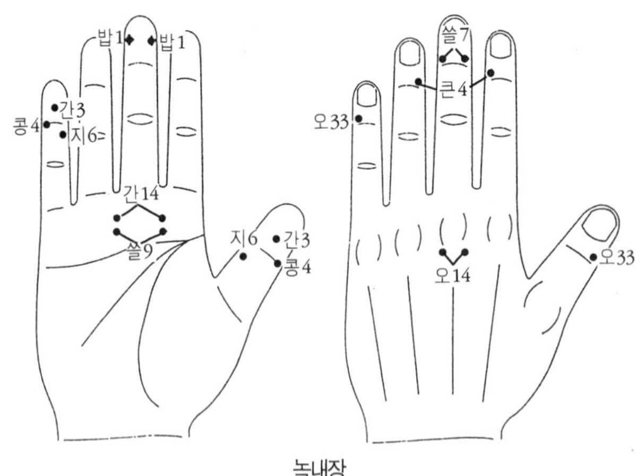

녹내장

는 심한 두통, 구토, 홍시, 시력 저하 등의 증상이 생긴다. 이 탈의 특징은 전등을 쳐다볼 경우에 전등 주위에 무지갯빛 무리가 보이는 것이다. 급성 녹내장일 경우에는 24시간 내에 실명하는 경우도 있다.

4. 맥립종〔다래끼〕

맥립종(麥粒腫)은 흔히 '다래끼'라고 하는 것으로, 포도상구균이 눈썹 털 뿌리의 지방구에 들어가서 화농을 일으키는 탈을 말한다. 맥립종에 걸리면, 눈의 가장자리가 먼저 작고 붉게 부어오르고, 점점 커져서 아프고 열이 나게 된다. 그러나 3~4일 정도 지나면 곪았던 것이 화농되어 터져 버리지만, 경우에 따라서는 차례차례로 옮겨가면서 생기기도 한다.

눈꺼풀 안에 염증이 생긴 것은 '산립종'이라는 것으로, 눈꺼풀

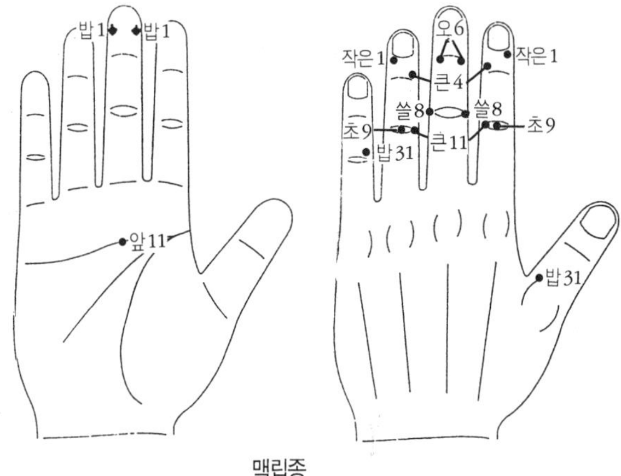

맥립종

안에 딴딴한 것이 생기게 된다. 일반적으로는 딴딴한 몽우리가 점차로 풀리지만, 자칫하면 몽우리가 눈꺼풀의 바깥쪽으로 터져 흉터가 남기도 한다.

5. 백내장

백내장은 눈동자 속이 뿌옇게 되고 시력이 떨어지는 탈이다. 그 원인은 외적인 상처나 당뇨병과 같은 '후천적인 원인'과, 근친 결혼이나 유전을 통해서 오는 '선천적인 원인'이 있다. 후천적인 것은 노인성이 많으며, 수술을 통하여 치료된다. 그러나 선천적인 것은 더이상 악화되지는 않고 어렸을 때 간단한 수술로 치료되는 경우도 있다.

백내장의 증상은, 눈이 아프며 눈의 시력이 차차로 저하되고, 새까맣고 반질반질하던 동공이 백색으로 또는 엷은 회백색으로 변

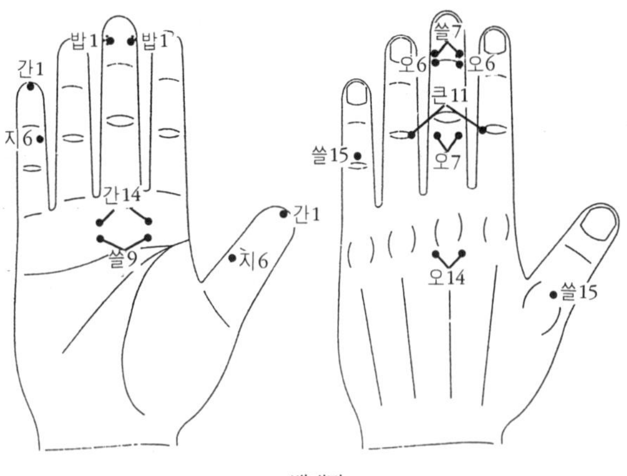

백내장

하는 것이 특징이다. 수지침은 노인성인 경우에 많이 사용한다.

6. 색 맹

색맹(色盲)은 색깔을 구분하지 못하거나, 색깔을 약간 불완전하게 구분하는 것을 말한다. 우리가 보통 색맹이라는 것은 부분적 색맹을 말하는 것으로, '선천성'과 '후천성'으로 나눌 수 있다. 선천성 색각장애는 남자에게 많고 여자에게는 적은 편이다. 선천성 색각장애에는 전 색맹, 부분 색맹〔적색맹, 녹색맹, 청황색맹〕, 색약〔色弱 ; 적색약, 녹색약, 청황색약〕 등이 있다. 후천성 색각장애는 여러 가지 눈병에 의해서 오며 색시야에 이상을 가져온다.

일반적으로 망막 및 맥락막(脈絡膜) 질병 때에는 푸른색과 노란색, 시신경 질병 때에는 붉은색과 녹색을 잘 보지 못한다. 색각검사는 주로 가성동색표(假性同色表)로 한다. 색각장애가 있을

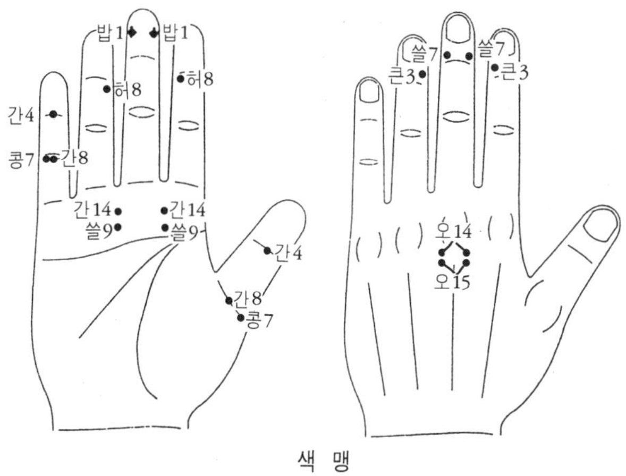

색 맹

때에는 교통운수 부문, 조형예술 부문, 의료 부문, 방직 부문, 인쇄 부문, 그림 그리는 일에 어려움을 겪게 된다.

7. 사시〔내사시, 외사시〕

우리가 흔히 '사팔뜨기'라고 부르는 사시(斜視)는, 한 쪽 눈이 정면을 향해 똑바로 보고 있는 데 반하여, 다른 한 쪽 눈이 정면이 아닌 다른 쪽으로 비스듬히 향해 있는 것을 말한다. 좀더 정확히 말한다면 사팔뜨기는 '공동성사시'를 가리키는 말이다.

눈 주위에는 6개의 힘줄이 있어 눈알이 움직일 때 방향을 설정할 수 있도록 6개의 힘줄이 각기 움직이게 되어 있다. 그런데 이 힘줄이 마비될 경우 한 쪽 눈알이 움직인다고 해도 다른 쪽 눈알은 움직이지 않게 된다. 또한 그 눈알은 힘줄이 움직이고자 하는 반대 방향으로 움직이게 되어, 결국은 두 눈알이 동일하게 한 방향으로 움직이지 않고 각기 다른 방향을 보게 된다. 이것을 '사시'라고 한다. 따로 움직이게 되는 눈알이 향하는 방향에 따라서 '내사시'인지 '외사시'인지를 구별하게 된다. 그리고 평상시에는 정상적인 눈인데 과로를 했을 경우, 눈 주위에 있는 근육이 약해져 사시가 되는 경우가 있는데, 이를 '잠복사시'라고 한다. 가벼운 경우는 프리즘 안경을 끼는 것이 도움이 되고, 심한 경우는 수술하는 것이 좋다.

사시가 되는 원인은 주로 선천적인 것으로, 침은 눈에 연결되어 있는 6개의 힘줄에 영향을 주어 고치게 된다. 또한 사시는 수술에 의해서도 바로잡을 수 있다. 수술하는 시기는 5, 6세 무렵의 나이에 수술하는 것이 기능적으로 정상적인 상태로 회복하는 데 좋은 시기이다. 어른이 된 뒤에는 수술을 해도 겉으로만 좋아질 뿐 기능적으로는 큰 효과를 보기가 힘들다.

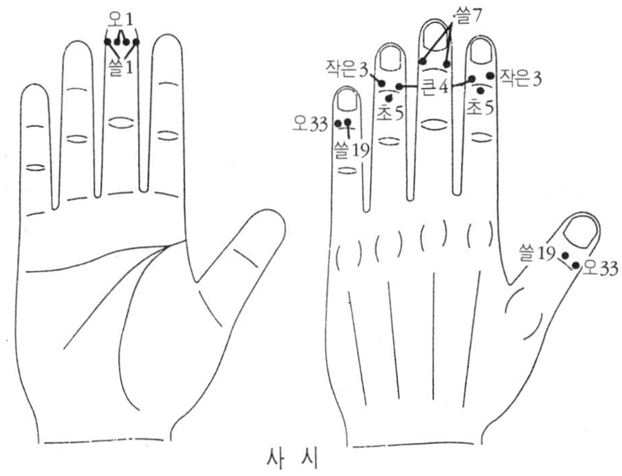

사 시

8. 시신경염〔시신경 위축〕

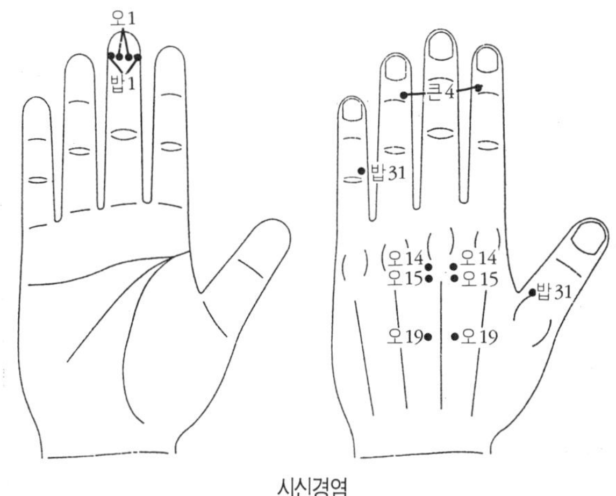

시신경염

9. 알레르기성 안염

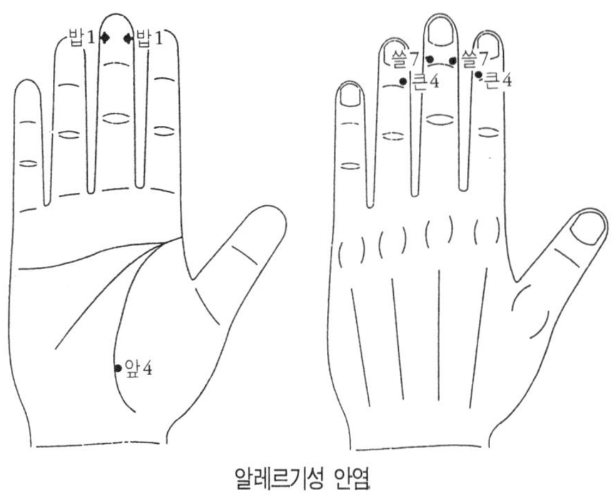

알레르기성 안염

10. 급·만성 비염〔알레르기성 비염〕

코감기를 비염(鼻炎)이라고 하는데, 연쇄상구균이나 포도상구균, 인플루엔자균이 코로부터 흡입되어 그것이 코의 점막에 부착되어 염증을 일으킨다. 비염은 감기에 동반하여 걸리는 경우가 많으며, 몸이 약한 사람이나 편도선에 이상이 있는 사람에게 많다. 비염의 균은 전파력이 강해서 말할 때, 기침을 할 때, 재채기할 때 옮기기도 한다.

비염에 걸리면 골이 아프고 콧구멍 속이 아프며, 냄새를 못 맡게 된다. 재채기가 나오며 눈물이 나고 귀가 먹먹해진다. 또 코막힌 소리가 심하며 고열이 나기도 한다.

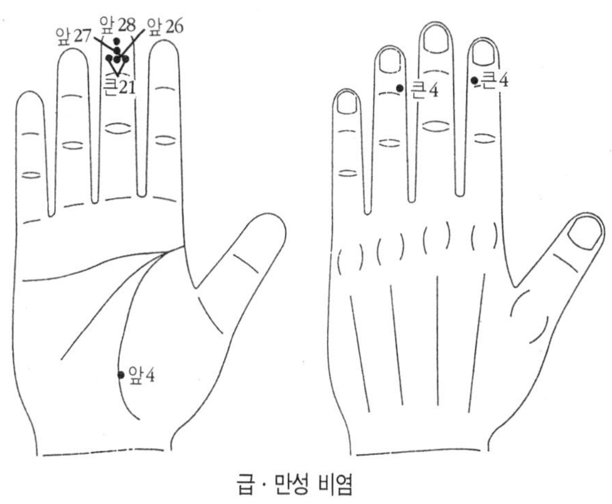

급 · 만성 비염

11. 비출혈〔코피, 비육, 육혈〕

콧속의 점막이 터져서 나오게 되는 코피는 여러 가지 원인에서 온다. 여자는 첫 월경 이전이나 갱년기, 월경불순 때 나오기도 한다. 또 비타민 부족, 등산이나 비행기를 타고 높이 올라갔을 경우에 급격한 기압의 저하로 인하여 코피를 흘리기도 한다. 또한 흥분을 잘하는 체질일 경우에는 별다른 원인이 없이 나오기도 한다. 노인들에게 있어서는 뇌졸중, 즉 중풍의 전조증상으로 코피를 쏟기도 하지만, 이런 경우는 오히려 다행한 일이다.

외부적인 충격에 의한 것이 아닌 코피는 대부분 코의 앞부분에서 나오지만, 고혈압 환자의 경우에는 거의 콧속 깊숙한 부분에서 코피가 나온다. 다량의 출혈이 오래 계속될 경우에는 빈혈이 생길 수도 있으니 주의해야 한다.

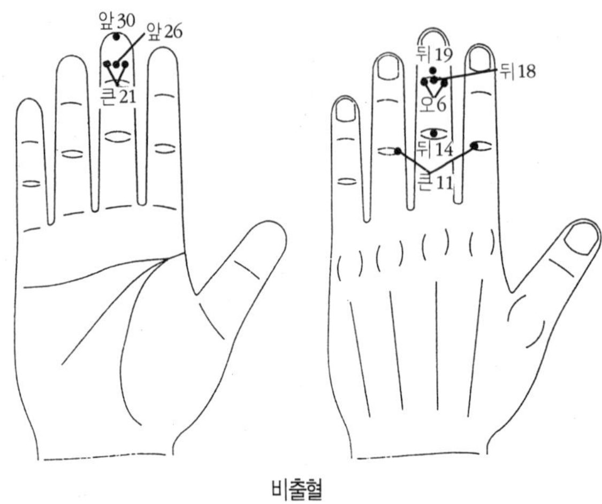

비출혈

12. 축농증(비연)

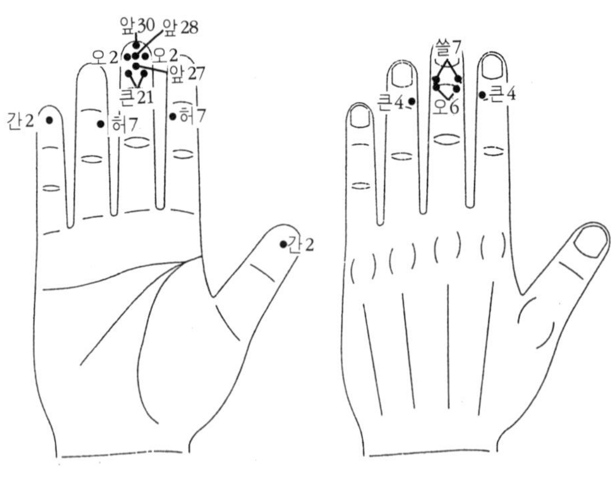

축농증

축농증은 콧속에 있는 4개의 구멍에 염증이 생기는 탈이다. 축농증은 어느 한 곳에 생기기도 하고 구멍 모두에 생기기도 한다. 축농증은 잦은 감기로 인한 비강 내의 염증이 여러 번 되풀이되어 생기게 된다.

축농증의 증상은 우선 코가 막히고, 맑은 콧물이 나오나 차차 만성이 되면서 누런 농성의 고름과 같은 것이 나온다. 그러나 증상이 심해지면 두통이 생기고 기억력이 감퇴되며 염증이 생기게 된다.

13. 난 청〔이롱〕

난청(難聽)이란 소리를 잘 듣지 못하는 탈을 말한다. 난청은 임상에서 흔히 있는 귀의 기능장애로서, 귀 자체뿐만 아니라 전신 장기 계통의 질환이 원인이 되어 선천적으로 생길 수도 있다.

일반적으로 외이도에 이물, 중이염, 내이염, 이경화증, 청신경염 등으로 발생하며, 노인의 난청은 청신경의 위축으로 인하여 발병한다. 그리고 기후나 정신상태에 의하여 많이 좌우된다. 대체로 갑자기 생기는 것은 실증이고, 천천히 생기는 것은 허증이다.

* 이 명(耳鳴)

이명은 귀에서 바람 소리, 기적 소리, 매미 소리 등이 나는 탈로서 여러 가지 원인에 의하여 발병하는 청각기능 실조의 한 증상이다. 그 원인은 이성으로 오는 것, 신경관능성으로 오는 것, 신경기질성으로 오는 것, 중독성으로 오는 것, 부인과 질환으로 오는 등 다양하다.

원인이 분명한 것은 원인 치료가 선행되어야 한다.

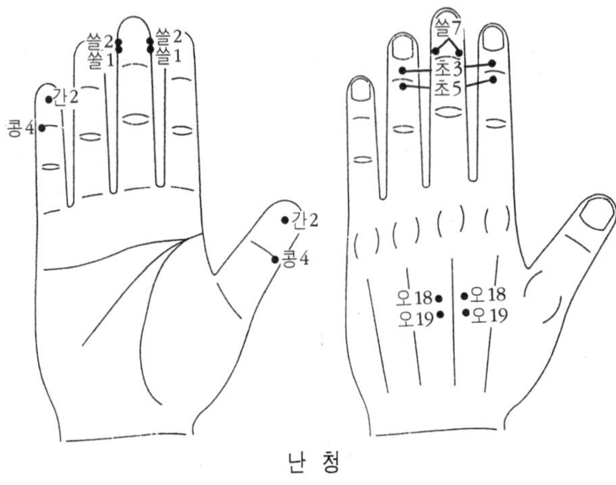

난 청

14. 중이염

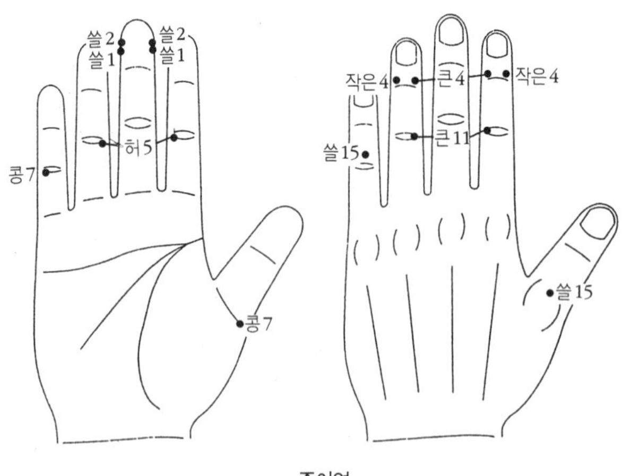

중이염

중이염(中耳炎)이란 콧구멍을 통해서 들어간 균이 이관을 통해서 중이(中耳)에 도달하여 거기서 감염되어 염증을 일으키는 것을 말한다.

중이염에는 마른 귀가 아픈 '건성 중이염'과 고름이 나오는 '화농성 중이염'이 있다. 중이염의 증상은, 귓속이 몹시 아프거나 또 귓속이 몹시 아프고 열이 있다가 귀에서 고름이 나오기 시작한다.

15. 급성 편도선염

급성 편도선염은 입 속 양쪽 구석에 하나씩 있는 편평하고 타원형 모양으로 된 림프샘에 생기는 염증이다. 감기에 걸리거나 환절기 때, 과로 등으로 말미암아 일어나게 되는데, 여기에 세균이 붙으면 급성 염증이 된다. 또한 인플루엔자, 홍역, 성홍열, 백일해 같은 것과 함께 일어나기도 한다.

편도선이 벌겋게 부으면 음식물을 넘기기가 어렵게 되며, 온몸이 나른하고 한기를 느끼게 되며, 38도에서 심하면 40도까지 열이 오르게 된다. 또한 목이 따끔해지고 귀까지 아파오기도 한다. 벌겋게 부어오른 편도선에 흰 반점이 돋는 것은 악성이므로 주의해야 한다. 입안의 분비물이 많아져 군침이 흘러나오게 되고 혀가 하얗게 되며 입안에서 냄새가 나게 된다. 심하면 두통을 동반하게 되고 어깨와 허리의 통증을 호소하게 된다. 저녁이 되면 더욱 심해지는 것이 편도선염의 특이한 증상이다.

편도선염은 열이 높은 것이 특징인데, 이때에는 누워서 조용히

안정을 취하는 것이 가장 중요하다. 편도선은 일반적으로 1주일 정도면 완쾌가 되나 소홀히 하게 되면 흰 반점이 생겨 편도선 주위에까지 염증을 일으켜 중이염을 유발할 수도 있으니 주의해야 한다. 또한 신장병과 심장병, 관절염과 패혈증 같은 무거운 탈을 가져오는 일도 있으니 주의해야 할 것이다.

* 인후염(咽喉炎)

인후염이란 식도와 기도에 염증이 생긴 것으로, 음식물이 들어가는 곳을 '인(咽)'이라 하고, 공기가 들어갔다 나왔다하는 곳이 '후(喉)'이다. 인후염은 열이 입에 몰리게 되거나, 찬 공기가 간접 또는 직접으로 자극을 주어 생기게 된다. 인후염이 심하면 비염으로 발전하기 쉬우니 조심하여야 한다.

인후염의 증상은, 목안이 벌겋게 붓고 마르며 아프다. 또한 열은 나되 춥지는 않으며 입이 쓰고 오줌은 누렇다.

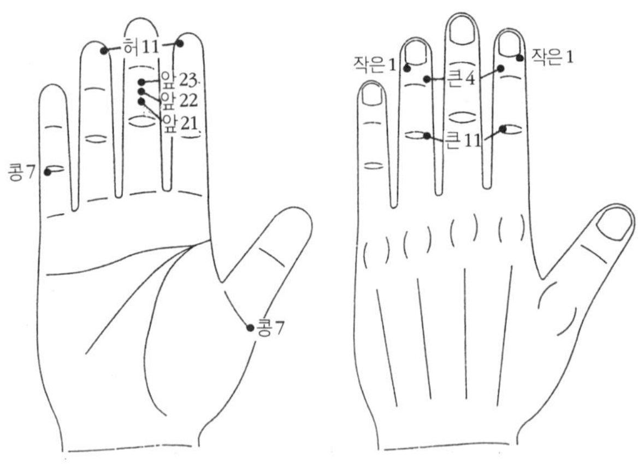

급성 편도선염

16. 치주염〔치옹〕

이를 받치고 있는 잇몸에 생기는 염증을 말하는데, 대체로 밥통에 몰린 열독이 잇몸에 영향을 주어 생기게 된다.

치주염의 증상은, 잇몸이 부어오르고 딴딴하며 붉어지고 아프며 심하면 볼 부위까지 붓는다. 때로 으슬으슬 춥고 열이 나며 입안에서 냄새가 나고 뒤가 굳는다. 잇몸이 완전하게 곪았을 때는 째고 고름을 빼내는 것이 좋다.

* 풍 치

풍사로 인하여 이빨이 쑤시는 탈을 말한다. 썩은 이가 없이 감기에 걸리거나 피곤하고 열이 나며 이빨이 쑤신다

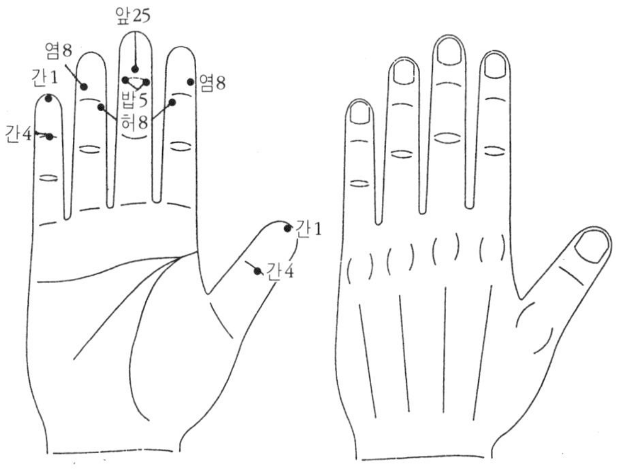

치주염

17. 치통〔아치통〕

치통은 밥통 속에 습열이 머물러 이것이 위로 이빨과 잇몸에 올라와 탈이 된 것이다. 때로는 풍사와 한사의 침입을 받아서 발병하기도 하고, 또 찬 음식이 너무 자주 치아를 핍박함으로 해서 습열이 치조(齒槽), 즉 이 틀에 뭉쳐서 그것이 마침내는 통증을 일으키거나 또 벌레가 이빨을 먹어 통증이 발생하게 되는 것이다. 전자를 '풍치통(風齒痛)', 후자를 '충치통(蟲齒痛)'이라고 한다.

치통은 그 통증이 잇몸에 국한되는 것이 특징이다. 충치통은 치아 한가운데를 벌레가 먹어 거무스레한 구멍이 생기며 몹시 아픈 것이고, 풍치통은 잇몸이나 이빨에는 전혀 이상이 없는데도 아프거나 또는 잇몸이 벌겋게 부으면서 아픈 것과 잇몸에서 피가

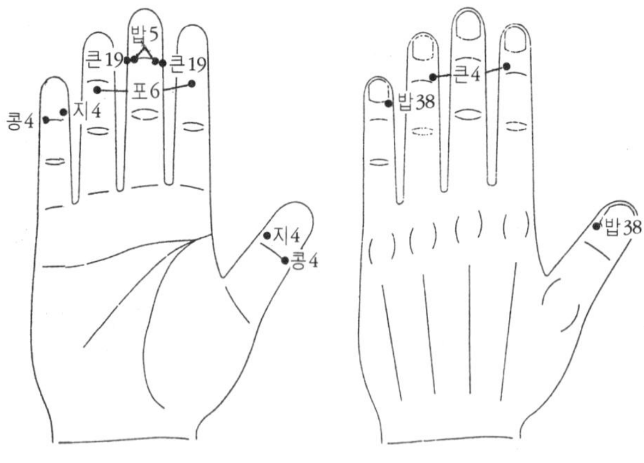

치 통

나며 아픈 것 등이 있다.

＊ 민간요법

① 이가 아플 때는 죽염을 이에 물고 있는다.

② 마늘 1쪽을 불에 뜨겁게 한 후 이에 물고 있는다.

제9장 소아과 질환

1. 소아경기

경기는 '경풍(驚風)'이라고도 하는데, 갑자기 의식을 잃고 경련을 일으키는 탈을 말한다. 주로 어린이들에게 발생하기 때문에 '소아경기'라는 말이 일상화 되었다.

경기는 실증에 속하는 '급성 경기'와 허증에 속하는 '만성 경기'로 구별할 수 있다. 경기의 전조증상을 살펴보면, 높은 열이 나고 얼굴이 붉어지거나 눈에 힘이 들어가고 성낸 눈처럼 날카로워지게 되는 것은 급성 경기가 생기려는 증후이다. 이때에는 간을 사하는 처방을 놓아 준다. 또 어린이가 오랫동안 토하고 설사하며 손발이 차가워지거나 눈을 뜨고 잔다거나 입과 코가 차가워진 것은 만성 경기가 생기려는 증후이다. 이때에는 지라를 보하는 처방을 놓아 준다.

1) 열이 나는 경기〔급성 경기〕

급성 경기는 갑작스런 기후의 변화나 음식을 잘못 먹었을 때, 갑자기 심한 놀람과 무서워 해서 생기게 된다. 또한 급성·열성 질병이나 뇌막염, 뇌염, 유행성 뇌척수염이 있을 때도 발생하게 된다.

급성 경기의 증상은, 갑자기 열이 높아지고 불안해 하며 자주 놀란다. 얼굴과 입술은 벌개지고 팔다리는 차가워지며 의식이 혼미해진다. 숨이 차다가 경련이 일면서 팔다리가 오그라들고 눈을 치켜 뜨며, 이빨을 악물고 거품침을 흘리기도 한다. 심하면 몸을 뒤로 젖히고 경련발작이 있다가 없어지기를 반복한다.

이때에는 포2·3·7번 자리나 열 손가락 끝을 사혈해 준 후, 아래의 처방을 사용한다. 간을 사하는 처방을 함께 사용해도 좋다.

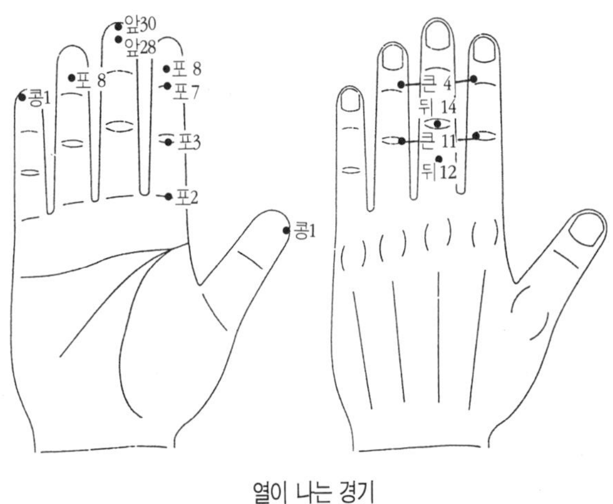

열이 나는 경기

2) 열이 없는 경기〔만성 경기〕

만성 경기는 어린아이가 깊은 탈에 걸렸거나 또는 오랫동안 아팠을 경우에 생기게 된다. 만성 경기의 특징은 천천히 발병하고 탈이 완만하게 진행되는 것이다. 또한 만성 경기는 급성 경기와는 달리 열이 없는 것이 특징이다.

만성 경기의 증상은, 의식이 똑똑하지 못하고 자려고만 하는데, 잘 때에도 눈을 뜨고 잔다. 얼굴색은 누렇게 되고 똥은 벌건 빛을 띠게 되며, 손발은 차가워지고 때때로 경련이 일어나게 된다.

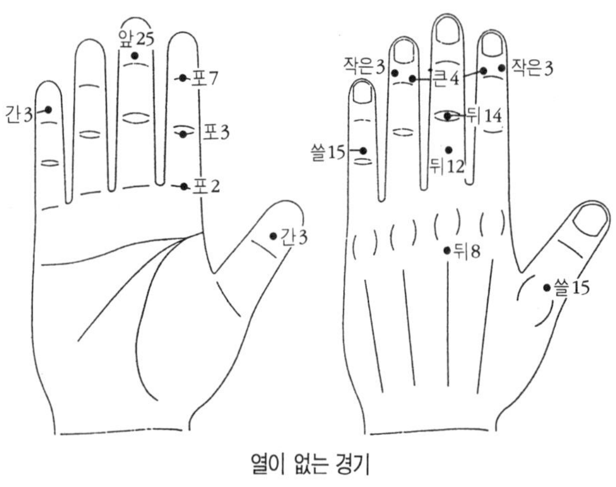

열이 없는 경기

2. 백일해

백일해는 생후 100일이 안된 아기에게 발병하는 호흡기 질환이다. 대부분의 전염병은 생후 6개월 전에는 잘 발생하지 않는 데 반해 백일해는, 백일해균이 면역성이 약한 아기의 호흡기에 침투하여 발병하게 되는 전염성 질환이다.

백일해의 증상은 감기의 증상과 같지만, 열이 없거나 있어도 아주 가벼운 것이 특징이다. 주로 기침을 하면서 경련을 동반한다. 기침을 할 때는 바람이 빠지는 소리를 내며 연속적으로 하기 때문에, 심한 경우에는 실신을 하기도 한다.

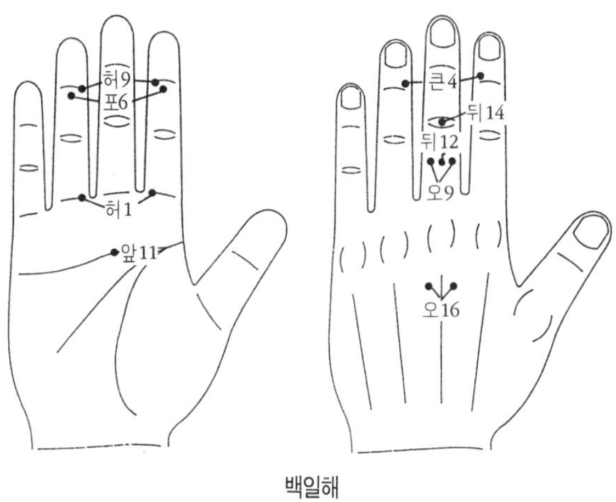

백일해

3. 소아마비

소아마비는 급성 전염병의 일종으로, 병원균인 바이러스가 어린아이의 코나 인후 또는 척수의 운동세포가 있는 곳에 침입하여 일어나는 것으로 본다. 소아마비는 일반적으로 1~5살의 어린이에게 흔히 볼 수 있는 것으로, 많이 발생하는 시기는 6월부터 9월까지의 여름이다. 소아마비의 병원균은 한 번 걸리면 두 번 다시 걸리지 않는 면역성 전염병인 만큼 예방 접종을 시키는 것이 대단히 중요하다.

소아마비의 병원균에 감염이 되면 일반적으로 4~10일 정도의 잠복기를 거친 후, 갑자기 39~40도의 높은 열이 나면서 발병하게 된다. 높은 열은 며칠 동안 계속 되는데, 이때에는 권태감,

두통, 식욕부진, 구토, 설사, 복통, 경련 등을 동반하게 되어 몹시 고통스러워 한다. 이렇게 해서 발열기에 접어들면 하루나 이틀 동안에 마비가 오는데, 소아마비의 병원균이 척수의 어느 곳〔전각〕을 침범하느냐에 따라서 복근 마비, 상지 마비, 하지 마비, 안근 마비, 항근 마비로 나타난다. 소아마비의 대부분은 한쪽으로만 나타나며, 운동신경만의 마비이기 때문에 지각은 살아있는 것이 특징이다.

1) 상지 마비

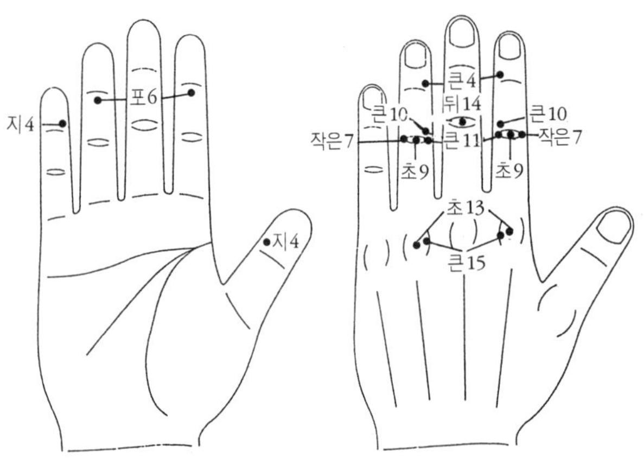

소아마비 (상지 마비)

2) 하지 마비

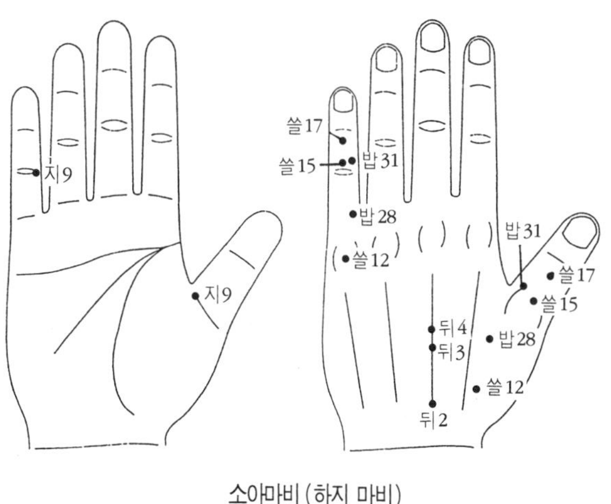

소아마비 (하지 마비)

4. 소화불량

생후 9개월까지의 갓난아기는 탈이 생기기 쉬운데, 아직은 면역성이 적기 때문이다. 대표적인 것이 소화불량과 감기이다. 따라서 갓난아기에게 인공유를 먹인다는 것이 얼마나 조심스러운 일인지를 생각해야 한다. 갓난아기가 소화불량에 걸리면 전문의의 진단에 의해 조제된 약과 모유, 그리고 보리차 이외에는 삼가해야 한다.

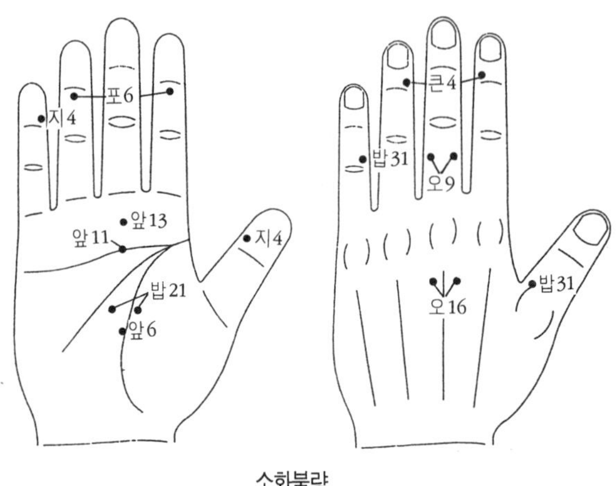

소화불량

5. 습관성 구토

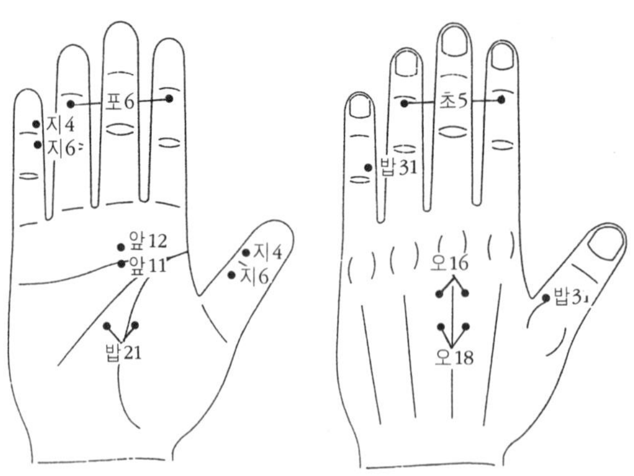

습관성 구토

6. 야뇨증

야뇨증(夜尿症)이란 3~4세가 지난 어린이가 밤중에 잠을 자다가 무의식적으로 오줌을 싸는 탈을 말한다. 야뇨증은 뇌의 신경에 있어서 배뇨를 담당하는 중추 신경이 제대로 작용하지 못한 까닭에, 배뇨를 억제하지 못하여 생기게 된다. 그 밖에도 발육이 늦거나, 생식기에 염증이 있거나, 습관성에 의해서도 나타나게 된다.

＊ 민간요법

구운 은행알 10개를 먹인다.

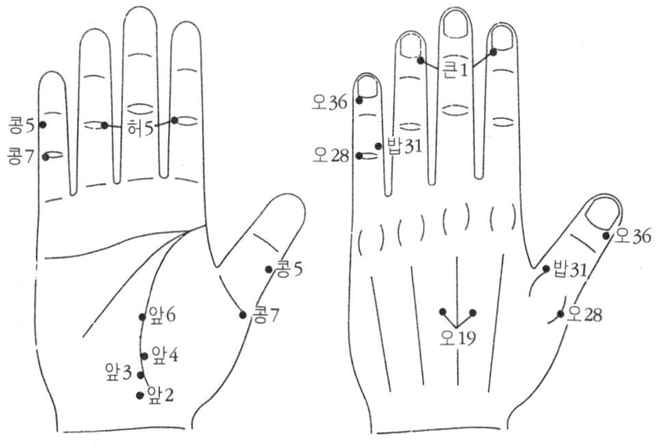

야뇨증

7. 유행성 이하선염〔볼거리, 자시〕

유행성 이하선염은 겨울과 봄에 어린이들 사이에서 많이 생기는 탈로서, 바이러스균이 귀 밑의 침샘〔이하선(耳下腺)〕에 침입하여 볼이 벌겋게 붓는 비화농성 질환을 말한다. 때문에 유행성 이하선염을 다르게는 '볼거리'라고 부른다. 유행성 이하선염은 겨울과 봄에 어린이들 사이에서 전염되는 전염성 질환이다. 유행성 이하선염도 홍역이나 소아마비와 마찬가지로 한 번 걸리면 두 번 다시 걸리지 않는 면역성 전염병이기 때문에 예방 접종하는 것이 중요하다.

유행성 이하선염 바이러스균이 2~3주 잠복했다가 몸이 나른해지고 속이 메스꺼우며, 오한과 발열을 동반하면서 발병하게 된다. 증상은 한 쪽 또는 양쪽 볼이 부어오르고, 붓는 부위의 경계

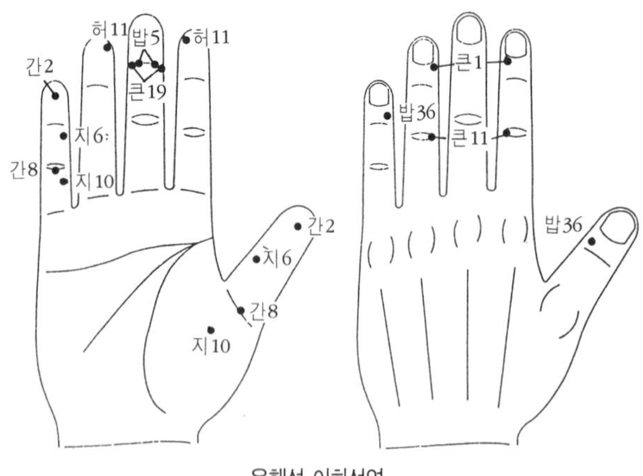

유행성 이하선염

가 뚜렷하지는 않지만 누르면 유연하나 아픔을 느끼게 된다. 또한 열이 심하게 나고 두통을 동반하며, 심하면 고환이 붓기도 한다.

제4편 14줄기의 침자리

제1장 앞가온 줄기

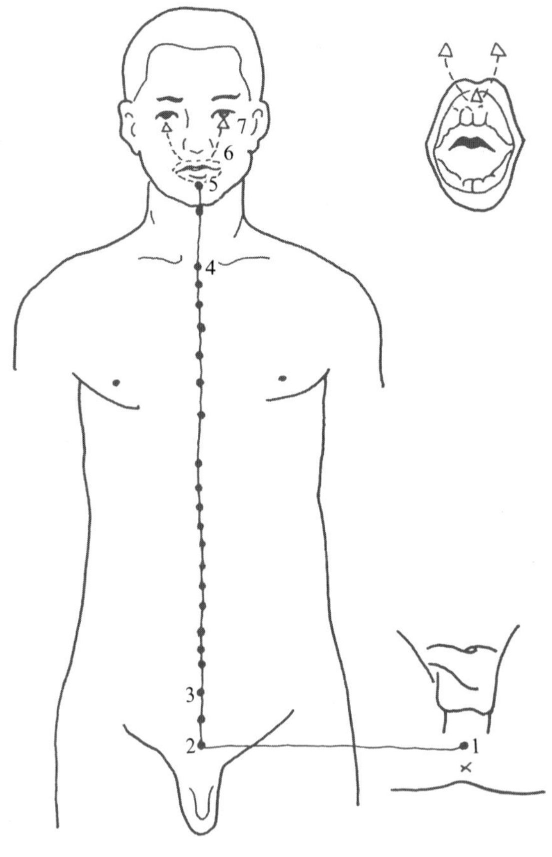

〈그림 1〉 앞가온 줄기

1. 중극 아래 회음부에서 시작하여 2. 음모가 난 곳으로 나와 3. 뱃속을 따라 관원으로 올라가 4. 인후에 이르고 5. 턱으로 올라가 6. 얼굴을 따라 7. 눈으로 들어간다.

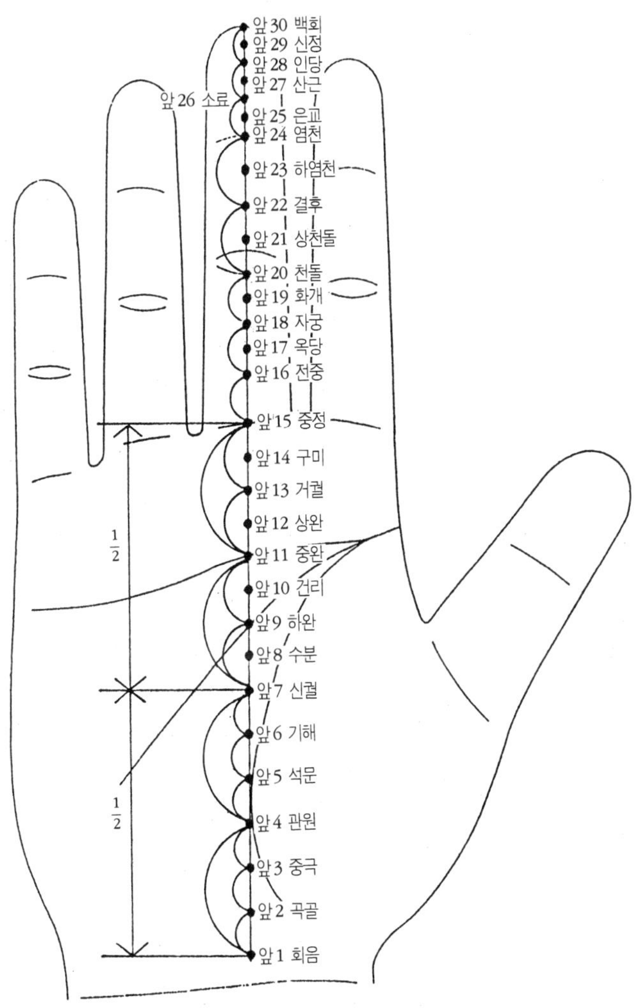
앞30 백회
앞29 신정
앞28 인당
앞27 산근
앞26 소료
앞25 은교
앞24 염천
앞23 하염천
앞22 결후
앞21 상천돌
앞20 천돌
앞19 화개
앞18 자궁
앞17 옥당
앞16 전중
앞15 중정
앞14 구미
앞13 거궐
앞12 상완
앞11 중완
앞10 건리
앞9 하완
앞8 수분
앞7 신궐
앞6 기해
앞5 석문
앞4 관원
앞3 중극
앞2 곡골
앞1 회음
1/2
1/2

앞1 회음(會陰)

회음은 앞가온 줄기가 시작되는 곳으로 부끄리〔전음(前陰)〕와 똥구멍〔후음(後陰)〕의 중간에 위치하고 있다. 다시 말하면 전음과 후음의 '음(陰)'이 만나는 곳이라는 뜻이다. 회음은 일반적으로 항문통이나 잦은 설사로 인하여 다리에 힘이 없을 때, 정력을 증강시키는 데 남녀 모두에게 효과가 있는 자리이다. 전통적인 침구법에서 회음 자리를 손가락으로 가볍게 맛사지 해 주는 것은 정력 증강, 불감증, 생식기 질환에 효과가 있다.

몸에서의 위치 : 생식기와 항문 사이 중간.

다스리는 탈 : 물에 빠져 질식했을 때, 요도염, 전립선염, 월경 불순.

앞2 곡골(曲骨)

곡골은 굽어진 뼈라는 뜻으로, 부끄리 위의 굽어진 뼈가 만나는 곳〔치골결합부분 ; 치골궁(恥骨弓)〕에 있는 자리라는 뜻이다.

몸에서의 위치 : 치골결합부분〔부끄리 위에 있는 뼈〕 정중앙에서 위로 5푼〔배꼽 아래 5치〕.

다스리는 탈 : 유정, 야뇨증, 오줌이 잘 나가지 않을 때, 방광염, 요도염, 이슬, 월경부조, 불임증, 산후출혈.

앞3 중극(中極)

배 부위에서 앞가온 줄기와 3개의 음의 줄기〔간 줄기, 지라 줄기, 콩팥 줄기〕가 만나는 곳에 위치하고 있는 자리라는 뜻이다. 중극은 오줌보 줄기의 모혈이다.

코가 아플 때나 구내염으로 입에서 냄새가 나고 입안이 부을 때는 뜸 57장을 계속해서 뜨면 좋다.

몸에서의 위치 : 치골결합에서 위로 1.5치〔배꼽 아래 4치〕.

다스리는 탈 : 요실금(尿失禁), 방광염, 유정, 음위증, 이슬, 불임증, 월경부조, 자궁출혈, 구내염, 코가 아플 때.

앞4 관원(關元)

양기(陽氣)의 근원인 원기(元氣)를 관장하는 자리임을 뜻한다. 그리고 관원은 중극과 마찬가지로 다리로 흐르고 있는 3개의 음의 줄기〔지라, 간, 콩팥〕와 앞가온 줄기가 만나는 자리이기도 하다.

관원은 단전(丹田)이라는 자리로서, 남자에게는 정(精)이 간직되어 있어 정을 생성하고 있고, 여자에게는 혈(血)이 모여 있어 아기를 만드는 곳〔자궁〕이다. 우리 몸에 단전은 상단전〔뇌〕, 중단전〔심장〕, 하단전〔관원〕 3개가 있다.

관원은 작은창자 줄기의 모혈이다.

전통적인 침법에서의 관원은 몸이 쇠약할 때나 정력이 감퇴되었을 때, 이명, 폐결핵일 때, 방광염, 아랫배나 다리가 찬 데, 중풍, 탈항일 때 뜸을 뜨면 효과가 높은 자리이다.

수지침법에서의 관원은 생식기 질환에 좋은 자리인데, 특히 오줌을 잘 못 누는 탈〔요폐증〕에 효과가 있다. 인후통이나 구내염이 있을 때는 뜸 5~7장을 뜬다.

몸에서의 위치 : 배꼽 아래 3치.

다스리는 탈 : 정력감퇴, 고혈압, 불면증, 냉증, 여드름, 자궁근종, 생리통, 월경 불순, 자궁내막염, 인후통, 구내염, 오줌을 잘 못 눌 때.

앞5 석문(石門)

석문이란 돌로 만든 문이라는 뜻이다. 이것은 부인과 질환이나 소화기 질환이 있는 경우에 이 부위에 단단한 응어리가 만져지기 때문에 붙여진 이름이다.

동의고전에서는 석문에 뜸이나 침을 놓으면 불임증이 생긴다고 하였지만, 이것은 전통적인 침법일 경우에 해당되는 것이고 수지침일 경우에는 아무런 부작용이 없다. 오히려 수지침법으로 침이나 뜸을 이용하여 석문 자리를 잘 다스리면, 배 부위의 응어리를 풀어주고, 소화장애, 속이 메스꺼울 때, 설사, 불임증에 있어서도 효과를 볼 수 있는 자리이다.

참고로 옛날 이야기를 보면, 아기를 갖지 못한 부인들이 손을 비비며 탑을 돌아 아기를 가졌다는 이야기가 많다. 아기를 갖지 못한 부인들의 공통된 사항이 아랫배가 차고 기혈순환이 안되며 손발이 찬 것인데, 탑 주위를 돌며 손을 비비는 것은 손과 발을 따뜻하게 하는 것이니만큼 무심히 넘길 옛날 이야기만은 아니다. 석문은 삼초 줄기의 모혈이다.

몸에서의 위치 : 배꼽 아래 2치.

다스리는 탈 : 부종, 설사, 임증, 배뇨장애, 먹은 음식이 막힌 듯이 답답할 때.

앞6 기해(氣海)

기해는 우리 몸에 원기(原氣)가 모이는 곳이라는 뜻에서 붙여진 이름이다. 사람의 몸에 있어서 원기에 이상이 있으면 그 변화가 나타나는 곳이 바로 기해이다.

기해는 원기를 다스리는데, 원기가 충실할 경우에는 탈을 치유하는 데 있어서 촉진시키는 작용을 하고, 원기가 부족할 경우에는 전신에 좋지 않은 영향을 끼쳐 탈의 치유를 지연시키는 작용을 한다. 사람의 몸에서 기해는 이 외에도 두 개가 있는데, 상기해인 전중과 하기해인 단전이 그것이다. 기해는 뇌, 신경계 증상〔신경과민, 히스테리〕에 효과가 좋고, 전중은 호흡기 질환에 많이 사용하고 있다. 따라서 배꼽 아래 1.5치에 있는 기해 자리를 잘 다스리는 것이 질병 회복에 중요하다. 기해는 눈병이나 두통, 위장병이 있을 때 밥22번 자리와 함께 사용하여 침을 놓으면 효과가 있는 자리이다.

몸에서의 위치 : 배꼽 아래 1.5치.

다스리는 탈 : 신경쇠약, 진기 부족, 모든 기병, 불임증, 자궁근종, 음위, 임질, 소아유뇨증, 월경부조.

앞7 신궐(神闕)

신궐은 정(精)을 다스리는 콩팥과 신(神)을 다스리는 염통의 정기가 출입하는 문이라는 뜻이다. 예로부터 전통적인 침구법에서는 신궐 자리에 침을 놓는 것을 금했지만, 수지침에서는 대단히 중요하게 여기는 자리이다. 신궐 자리에 직접 뜸을 뜰 경우에는 소금을 채워 떠 왔는데〔소금뜸〕, 선인들은 무병장수를 위한 좋은 방법이라고 하여 많이 이용했다. 수지침법에서 배가 차거나 아플 때, 설사를 할 때, 소화가 되지 않을 때, 과식을 했을 때에 뜸을 뜨면 대단히 좋다. 그리고 황달을 치료하는 방법으로 뜸을 떴던 자리이기도 하다. 뜸은 7장을 뜬다.

몸에서의 위치 : 배꼽.

다스리는 탈 : 뇌출혈로 의식을 잃었을 때〔중풍〕, 탈항, 설사, 대·소장염, 창자가 꼬이면서 아픈 데, 신장염, 황달, 간질.

앞8 수분(水分)

수분은 물을 가른다는 뜻으로, 작은창자의 아랫부분에서 물과 찌꺼기를 분리해 내는 곳에 있음을 나타내고 있다.

몸에서의 위치 : 배꼽 위 1치.

다스리는 탈 : 복수〔배에 물이 차는 것〕, 신장염, 만성 위염, 만성 장염, 피부소양증〔온몸이 가려운 데〕.

앞9 하완(下脘)

하완은 밥통의 아랫부분에 해당되는 자리라는 뜻이다. 따라서 밥통의 아랫부분, 즉 유문부와 십이지장 주변에 일어나는 탈에 효과를 보이는 자리이다.

몸에서의 위치 : 배꼽 위 2치.

다스리는 탈 : 소화불량, 위통, 위하수, 설사.

앞10 건리(建里)

건리는 작은창자가 시작되는 부분〔밥통 아래〕, 앞가온 줄기가 지나는 길목에 있는 밥통을 튼튼하게 하는 자리라는 뜻이다.

몸에서의 위치 : 배꼽 위 3치.

다스리는 탈 : 급·만성 위염, 복수, 복통, 위에서 소리가 날 때.

앞11 중완(中脘)

중완이라는 말은 밥통의 중심을 뜻하고 있지만, 중완이 자리하는 위치는 해부학상으로 엄밀하게 따지면 밥통의 중심 부분에 해당되지 않는다. 그러나 여기서 중완이라는 이름을 붙인 까닭은, 밥통이 오행상 만물의 어머니인 '토[흙]'에 해당되며, 사람이 생활하는 데 필요한 후천적인 기를 생성하는 곳이라는 의미에서 중심 부분이라고 했다.

또한 중완은 손으로 흐르고 있는 3개의 양의 줄기[큰창자, 삼초, 작은창자]가 만나는 자리이기도 하다. 중완은 밥통 줄기의 모혈이다.

몸에서의 위치 : 배꼽 위 4치.

다스리는 탈 : 급·만성 위염, 위경련, 위하수, 구토, 황달.

앞12 상완(上脘)

상완은 밥통의 윗부분에 있는 자리라는 뜻이다. 그리고 상완은 앞가온 줄기와 밥통 줄기, 작은창자 줄기가 만나는 자리이기도 하다.

몸에서의 위치 : 배꼽 위 5치.

다스리는 탈 : 급·만성 위염, 위확장, 위경련.

앞13 거궐(巨闕)

거궐은 우리 몸에서 가장 중심이 되는 염통이 머물고 있는 큰 궁궐이라는 뜻이다. 다시 말하면 염통이 위치한, 중요한 자리라는 뜻에서 붙여진 이름이다. 거궐은 염통의 상태를 살피고 순환기 질환을 다스리는 역할을 하고 있다. 거궐은 염통 줄기의 모혈이다.

몸에서의 위치 : 배꼽 위 6치, 구미혈 아래 1치.

다스리는 탈 : 정신병, 협심증, 위통, 구토, 식도협착, 수족경련, 만성 간염.

앞14 구미(鳩尾)

구미는 글자가 뜻하고 있듯이, 날아가는 비둘기 꼬리와 같은 모양을 하고 있는 곳에 있는 자리라고 해서 붙여진 이름이다. 구미는 우리가 흔히 '명치'라고 하는 부위에 볼록하게 나온 뼈〔흉골검상돌기〕 아래에 있다. 일반적으로 구미는 상초의 탈에 효과가 있는 자리이다.

몸에서의 위치 : 배꼽 위 7치, 흉골검상돌기 아래 0.5치.

다스리는 탈 : 두통, 편두통, 인후염, 심장병, 신경쇠약, 간질.

앞15 중정(中庭)

중정은 염통 근처에 있는 중요한 자리임을 뜻한다. 실제로 중정 가까이에 근육으로는 대흉근, 혈관은 내흉동, 정맥관통가지, 신경으로는 제5늑간신경전피가지, 신흉신경 등이 주행하고 있는 것만 보아도 중요한 곳에 자리하고 있음을 알 수 있다. 수지침법에서 구내염이 있을 때는 뜸을 3장 뜬다.

몸에서의 위치 : 전중혈 아래 1.6치.

다스리는 탈 : 구토, 구내염, 식도염, 식도협착, 위산과다증, 심장병.

앞16 전중(膻中)

전중은 가슴 가운데에 있는 자리라는 뜻으로, 우리 몸에 흐르고 있는 기가 독단적으로 움직이지 못하도록 조절하는 작용을 하고 있다. 또한 전중을 상기해(上氣海)라고도 부르며 뇌신경계의 기능과 연관있는 탈에 효과가 있고, 상초의 모든 탈을 다스리고 있다. 전중은 심포 줄기의 모혈이다.

몸에서의 위치 : 젖꼭지 사이 중간.

다스리는 탈 : 기관지염, 기관지천식, 흉통, 유선염, 늑간신경통.

앞17 옥당(玉堂)

옥당은 옥으로 만든 집이라는 이름에서도 알 수 있듯이, 전중과 마찬가지로 염통 근처 신체의 중요한 곳에 있는 자리라는 뜻이다. 해부학에서도 전중과 옥당의 부근을 영국의 생리학자인 '헨리 헤드'의 이름을 따서 헤드대(帶)라고 부르며 중요시하고 있다.

몸에서의 위치 : 전중혈에서 위로 1.6치, 제3 늑간과 수평선상의 중앙.

다스리는 탈 : 기관지염, 천식, 구토, 폐기종, 늑간신경통, 복수, 위경련, 가슴에 몽우리가 생기거나 곪을 때.

앞18 자궁(紫宮)

자궁은 자주색 궁전을 뜻한다. 예로부터 자주색은 고귀함과 신성함을 상징하던 색으로 왕이나 제사장들만이 사용하여, 왕이 머무는 침실이나 단상, 제사 때의 제복 등에 사용했던 것을 볼 수 있다. 현재에도 중국 북경에 있는 자금성(紫禁城)에서 중요한 시전이 열릴 때면 자주색 실로 만든 보자기[자복사]가 쓰이고 있다.

따라서 자궁이라 함은 천제(天帝)의 거소(居所)라는 뜻이고, 천제는 군주의 장, 즉 염통을 가리키는 것이니, 자궁이란 염통이 머물고 있는 부분에 있는 자리라는 뜻이다.

몸에서의 위치 : 옥당혈 위 1.6치, 제2늑간과 수평선상 중앙.

다스리는 탈 : 자궁혈은 옥당혈과 대체로 같은 증상에 사용한다.

앞19 화개(華蓋)

화개는 이미 화려하게 꽃이 피었으므로 이제는 그 아름다움이 다했다는 뜻이 있다. 바로 허파의 모습이 꽃잎이 처진 듯하게 생겼으므로 생겨난 말이다. 예로부터 많은 사람들이 허파를 그릴 때, 마치 꽃잎이 처져 있는 것같은 모양으로 표현했던 것에서 유래되었다.

위치로 본다면 화개는 허파의 윗부분에 위치하고 있는데, 꽃에 비유되는 허파를 덮고 있는 뚜껑이라고도 풀이할 수 있다.

몸에서의 위치 : 선기혈의 아래 1치. 제1늑간과 수평선상의 중간.

다스리는 탈 : 기관지염, 늑간신경통, 인후염.

앞20 천돌(天突)

천돌은 앞가온 줄기가 지금까지 순행하던 가슴 부위를 벗어나 목 부위의 오목한 곳에 위치한 자리라는 뜻이다. 수지침법에서의 천돌은 앞24 염천과 함께 숨이 차고 입술이 헐며 누런 콧물을 흘리고 기침을 할 때 두 군데만 침을 놓아도 효과가 있는 자리이다.

몸에서의 위치 : 목 부위의 오목한 부분〔뼈에서 위로 0.5치〕.

다스리는 탈 : 인후염, 기관지염, 천식, 갑상선종, 갑상선 비대, 신경성 구토, 식도경련.

앞21 상천돌(上天突)

천돌과 동일하다.

앞22 결후(結喉)

결후는 기혈에 속한 침자리로, 전통적인 침구법에서는 침을 잘못 놓으면 위험한 자리라고 하여 침을 놓지 못하게 하였던 자리였다. 그러나 수지침법에서는 위험하지 않으며, 모든 목의 탈에 효과가 있는 자리이다. 유행성 감기에 걸렸을 때는 결후 자리에 사혈침으로 사혈을 하면 효과가 있다.

몸에서의 위치 : 목젖을 말한다.

다스리는 탈 : 가시가 걸렸을 때, 목이 쉴 때, 그 밖에 목의 모든 탈, 유행성 감기.

앞23 하염천(下廉泉)

염천과 동일하다.

앞24 염천(廉泉)

염천의 '염(廉)'은 청렴하다, 살피다, 모서리 등의 뜻을 지니고 있는 것으로서, 앞가온 줄기의 기가 샘처럼 솟아나는 턱과 목이 만나는 곳에 위치한 자리라는 뜻이다. 수지침법에서의 염천은 여름철에 땀띠가 나거나 땀이 많이 나는 곳에 피부병이 생겼을 때 뜸으로 치료하는 좋은 자리이다. 뜸은 35장을 뜬다. 그리고 열이 나고 신경이 쇠약할 때, 유행성 감기, 인후염에도 좋은 자리이다.

몸에서의 위치 : 목과 턱이 만나는 곳에서 접히는 부분.

다스리는 탈 : 기관지염, 인후통, 편도선염, 실성증, 혀가 마비되는 탈.

앞25 은교(齦交)

은교는 윗입술 안에 잇몸과 입술을 이어주는 끈이 있는 곳에 있는 자리라는 뜻이다. 그러나 은교라는 말 속에는 앞가온 줄기와 뒷가온 줄기를 이어주는 자리라는 뜻이 담겨져 있다. 은교는 앞가온 줄기와 뒷가온 줄기가 만나는 자리이다.

몸에서의 위치 : 윗입술 안에 잇몸과 입술을 이어주는 끈이 있는 곳.

다스리는 탈 : 급성 요부 염좌, 실어증, 치통 출혈, 정신과 질환.

앞26 소료(素髎)

소료는 면정(面正), 면상(面上)이라고도 불리는 침자리로서, 코의 가장 끝머리에 있는 자리라는 뜻이다.

몸에서의 위치 : 코끝.

다스리는 탈 : 쇼크, 저혈압, 코피가 날 때, 주독(酒毒)이 올라 코끝이 빨갛게 되었을 때.

앞27 산근(山根)

산근은 기혈에 속하는 침자리로서, 코의 뿌리에 해당되는 자리에 있다고 해서 붙여진 이름이다.

몸에서의 위치 : 코의 뿌리라고 볼 수 있는 두 눈 사이.

다스리는 탈 : 축농증, 근시, 두통, 눈이 충혈되었을 때.

앞28 인당(印堂)

인당은 기혈에 속하는 침자리로서, 눈썹 사이 주름이 생기는 자리라고 해서 붙여진 이름이다.

몸에서의 위치 : 양미간 중간.

다스리는 탈 : 두통, 비염, 고혈압, 불면증, 눈의 모든 탈.

앞29 신정(神庭)

신정은 얼굴에서 모발의 가장자리에 위치한 자리로서, 정신과 정서가 뛰어노는 뜰에 해당되는 자리라는 뜻이다.

몸에서의 위치 : 머리털이 나기 시작하는 부위에서 위로 0.5치 올라간 자리.

다스리는 탈 : 두통, 비염, 정신과 질환, 전간.

앞30 백회(百會)

백회는 뒷가온 줄기, 오줌보 줄기, 삼초 줄기, 쓸개 줄기, 간 줄기가 지나가는 곳에 있는데, 이처럼 많은 줄기들이 만나는 곳에 있는 자리라고 해서 붙여진 이름이다. 전통적인 침법이나 수지침법에서의 백회는 인사불성이 되었을 때 사혈을 하거나, 사혈할 것이 없을 때는 손톱으로 꼬집어〔겹법(陷法)〕 기사회생을 시키는, 대단히 중요한 자리이다.

몸에서의 위치 : 신정과 뇌호의 중간.

다스리는 탈 : 두통, 고혈압, 불면증, 전간, 탈항, 생식기 탈.

제2장 뒷가온 줄기

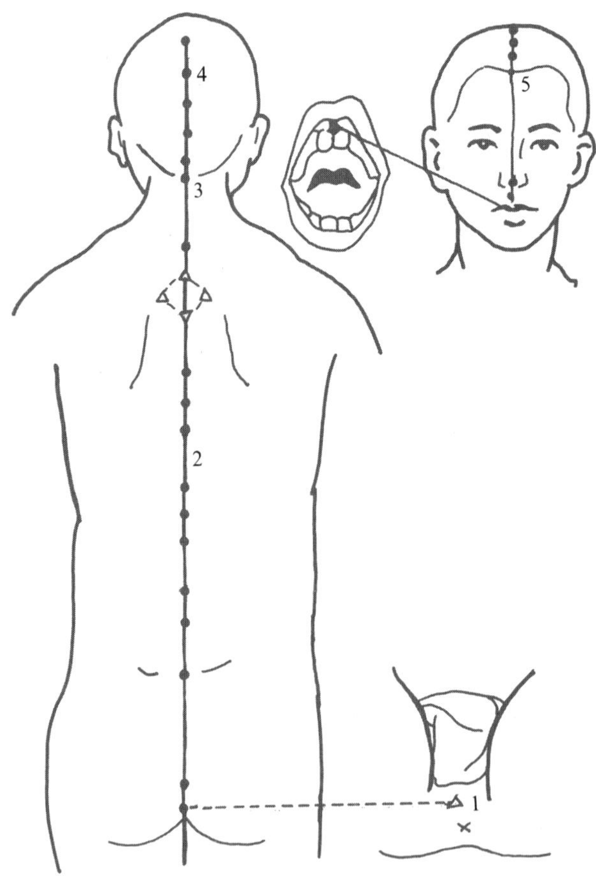

〈그림 2〉 뒷가온 줄기

1. 회음부에서 시작하여 2. 척추 속으로 들어가 3. 중부에 올라가 뇌에 들어가고 4. 정수리로 올라가 5. 이마를 따라 콧마루에 이른다.

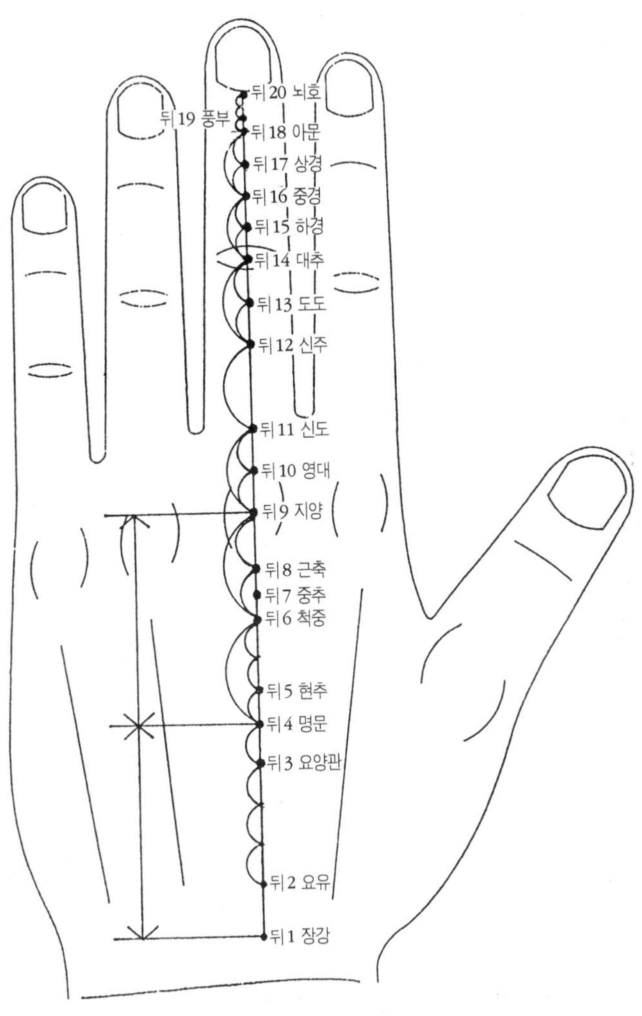
뒤20 뇌호
뒤19 풍부
뒤18 아문
뒤17 상경
뒤16 중경
뒤15 하경
뒤14 대추
뒤13 도도
뒤12 신주
뒤11 신도
뒤10 영대
뒤9 지양
뒤8 근축
뒤7 중추
뒤6 척중
뒤5 현추
뒤4 명문
뒤3 요양관
뒤2 요유
뒤1 장강

뒤1 장강(長强)

장강은 몸을 튼튼하게 하고 장수를 누릴 수 있게 하는 자리라는 뜻이다. 장강은 뒷가온 줄기와 콩팥 줄기, 쓸개 줄기가 만나는 곳이기도 하며, 뒷가온 줄기를 앞가온 줄기와 연결시켜 주는 낙혈(絡穴)이기도 하다. 장강은 치질 치료에 탁월한 효과를 보이는 자리이다. 전통적인 침법일 경우에는 뜸을 뜨는 것이 좋은데, 뜸은 한 번에 적어도 10번 이상은 떠야 효과가 있다. 수지침법의 경우에서는 뜸을 뜨는 것이나 은색 압봉을 붙이는 것 모두 좋다. 압봉을 사용하는 경우는 압봉을 붙이고 하룻밤만 지나도 효과를 볼 수 있다. 그 밖에 탈항에도 좋다.

몸에서의 위치 : 미골 끝과 항문 사이.

다스리는 탈 : 치질, 탈항, 설사, 음위, 정신분열증, 중풍.

뒤2 요유(腰兪)

요유는 허리에 있는 유혈(兪穴)이라는 뜻이며, 허리에서 가장 많은 사기가 출입하는 곳이다. 부인들이 애기를 낳고 나면 특히 아픈 곳이 바로 요유 자리인데, 집으로 말하자면 대들보와 같은 자리이다.

몸에서의 위치 : 선골과 선골각 사이.

다스리는 탈 : 월경 불순, 치질, 요통, 오줌을 찔금찔금 흘릴 때, 하지 마비.

뒤3 요양관(腰陽關)

요양관은 인체의 모든 양(陽)을 다스리는 뒷가온 줄기가 아래에서 위로, 즉 등 부위로 올라가는 데 있어서 거쳐야 하는 허리에 있는 관문이라는 뜻이다. 따라서 양기가 약화되어 허하고 냉한 것을 바르게 하는 자리이다.

몸에서의 위치 : 요추 4~5번 사이〔야코비선상〕.

다스리는 탈 : 요통, 하지마비, 음위, 유정, 반신불구, 만성 장염.

뒤4 명문(命門)

명문은 글자 그대로 생명의 문이라는 뜻을 지니고 있다. 이는 명문이 콩팥 사이에 자리하고 있으면서 콩팥의 선천적인 기를 받아들여 사람의 건강을 유지시키는 일을 하고 있기 때문이다.

몸에서의 위치 : 요추 2~3번 사이.

다스리는 탈 : 요통, 요부 염좌, 유뇨, 유정, 음위, 대하, 자궁내막염, 여자 내생식기의 염증, 척주염, 좌골 신경통, 신장염.

뒤5 현추(懸樞)

천추, 중추, 현추 등 '추(樞)'자가 붙은 모든 자리는 체력과 몸의 상태를 조절하는 추와 같은 역할을 하는 자리라는 뜻이다. 후천적인 기는 천기(天氣 : 대기)와 지기(地氣 : 곡물류)의 두 가지를 통하여 만들어지는데, 이것을 우리 몸으로 받아들여 소화흡수함으로써 사회활동이나 자손번식을 할 수 있게 된다. 바로 삼초는 후천의 기를 조절하여 체내 각 부위의 체온을 항온(恒溫)으로 유지하는 역할을 한다. 이러한 삼초 가운데 있는 것이 현추이다. 현추의 양 옆 1.5치에는 삼초 줄기의 유혈인 삼초유(三焦兪)가 있다.

몸에서의 위치 : 요추 1～2번 사이.

다스리는 탈 : 이질, 복통, 설사, 탈항, 소화불량.

뒤6 척중(脊中)

척중은 척주의 가운데에 해당되는 곳에 있는 자리라는 뜻이다. 척중의 양 옆 1.5치에는 지라 줄기의 유혈인 비유(脾兪)가 있다.

몸에서의 위치 : 흉추 11～12번 사이.

다스리는 탈 : 간염, 전간, 허리 부위 통증, 하지 마비.

뒤7 중추(中樞)

중추는 등의 중간에 위치하고 있는 자리라는 뜻이다. 중추의 양 옆 1.5치에는 쓸개 줄기의 모혈인 담유(膽兪)가 있다.

몸에서의 위치 : 흉추 10～11번 사이.

다스리는 탈 : 위통, 담낭염, 시력 감퇴, 요통.

뒤8 근축(筋縮)

근축의 '근(筋)'은 간과 연관이 있는 것으로서, 근축이라는 이름이 붙여진 까닭 역시 근축 자리 양 옆 1.5치에 간 줄기의 유혈인 간유와 관계가 있는 것으로 보고 있다. 실제로 근육〔결합직〕에 이상이 있을 때 이 근축을 다스리고 있다. 근축의 양 옆 1.5치에는 간 줄기의 유혈인 간유(肝兪)가 있다.

몸에서의 위치 : 흉추 9～10번 사이.

다스리는 탈 : 간염, 담낭염, 히스테리, 늑간신경통.

뒤9 지양(至陽)

사람의 몸에 있어서 배 부위는 음이고 등 부위는 양이다. 또한 아랫부분은 음이고 윗부분은 양이다. 가령, 배 부위는 다리에 비하면 양이 되지만, 머리에 비하면 음이 된다. 이처럼 음양은 변화되고 상대성을 지니는데, 등에 있어서도 마찬가지이다. 일곱 번째 척추뼈 위는 양이 되고 아래는 음이 된다.

이렇듯 지양이라고 함은 장강에서 시작된 뒷가온 줄기가 이제부터 양에 도달하게 된다는 뜻에서 붙여진 이름이다. 음의 탈은 이곳으로부터 양으로 가고, 양의 탈은 음으로 간다. 따라서 지양은 양의 증상을 제거하는 자리로 의의가 크다.

『소문』에서 "7추(樞)의 하간(下間)은 신열(腎熱)을 주치(主治)한다"라고 하였는데, 지양은 콩팥에 열이 있을 때의 주치혈이기도 하다. 다시 말하면, 콩팥의 기능에 이상이 있으면 신열, 즉 전신에 열증상이 나타난다. 수지침법에서의 지양은 눈이 충혈되었거나 눈이 아플 때, 눈에 무엇인가 낀 듯 잘 보이지 않을 때 뜸을 뜨는 것이 효과적이다. 뜸은 한 번에 3장을 뜬다.

몸에서의 위치 : 흉추 7~8번 사이.

다스리는 탈 : 해소, 횡막염, 위염, 위무력증, 소화불량, 식욕감퇴, 위산과다, 눈 질환.

뒤10 영대(靈臺)

염통이 있는 위치는 척추 5번에 해당되는데, 바로 영대는 6~7번 척추 사이에 있으므로 염통을 받치고 있는 단상과 같다는 뜻에서 붙여진 이름이다. 영대는 상초와 중초의 경계선에 있으면서 위아래의 기능을 조절하는 역할을 하고 있다.

『소문』에서는 "6추 하간은 비열(脾熱)을 주치한다"라고 하였다. 따라서 소아천식에는 영대에 뜸뜨는 것만으로도 효과가 뛰어나며, 피부병에도 좋다. 『십사경발휘』에서 영대를 금침혈(禁針穴)이라고 했던 것은 염통에 가깝기 때문인데, 수지침법에서는 아무런 위험이 없으니 걱정하지 않아도 된다. 영대의 양 옆 1.5치에는 뒷가온 줄기의 유혈인 독유(督兪)가 있다.

몸에서의 위치 : 흉추 6~7번 사이.

다스리는 탈 : 천식, 기관지염, 감기예방, 위통.

뒤11 신도(神道)

신도의 '신(神)'은 염통에 머무는 신명(神明)의 정기를 뜻하고, '도(道)'는 길, 통로를 뜻한다. 따라서 신도란 신명의 정기가 통하는 통로라는 뜻이다. 동의학에서는 인간의 성격과 능력과 건강을 염통이 지배한다고 생각해 왔는데, 바로 신도는 순환기계의 장해만이 아니라 정신 기능을 조절하는 작용을 하고 있다. 신도의 양 옆 1.5치에는 염통 줄기의 모혈인 심유가 있다.

몸에서의 위치 : 흉추 5~6번 사이.

다스리는 탈 : 열성 질환, 심장 질환, 전간, 늑간신경통.

뒤12 신주(身柱)

신주는 글자 그대로 신체의 대들보를 뜻한다. 전통적인 침법에서의 신주는 어린아이의 간질에 대단히 좋은 자리인데, 방법은 뜸을 뜨는 것이다. 또한 신주는 유아의 체력을 증진시키고 몸을 건강하게 하는 좋은 자리이기도 하다. 따라서 유아나 어린아이의 등이나 배를 수시로 쓰다듬어 주는 것은 상당히 좋은 건강법이다. 신주의 양 옆 1.5치에는 허파 줄기의 모혈인 폐유가 있다.

몸에서의 위치 : 흉추 3~4번 사이.

다스리는 탈 : 기관지염, 폐렴, 정신병, 폐결핵, 해소, 히스테리, 안면신경마비.

뒤13 도도(陶道)

도도의 '도(陶)'는 연다는 뜻이고, '도(道)'는 길, 지나간다는 뜻이다. 따라서 도도는 길이 펼쳐지는 곳이라는 뜻이다. 도도는 기가 거꾸로 올라오는 것을 방지하는 역할을 하고 있고, 발열이나 열성병에서 오는 두통이나 고혈압에 좋은 자리이다. 도도는 뒷가온 줄기와 오줌보 줄기가 만나는 자리이다.

몸에서의 위치 : 흉추 2~3번 사이.

다스리는 탈 : 발열, 두통, 간질, 폐결핵, 머리 윗부분의 근육경련, 정신분열증.

뒤14 대추(大椎)

대추의 '대(大)'는 제1추(椎)를 일컫는 말로서, 커다란 뼈를 가리키고 있다. 대추는 손과 발을 지나가는 양의 줄기와 뒷가온 줄기가 만나는 자리이다. 전통적인 침법에서 대추는 결핵성 질환의 발열에 많이 쓰이고 있으며, 그 밖에도 편두통, 치질, 위장 장해, 코감기, 천식 같이 가슴이 답답할 때, 대부분의 사람은 제7경추를 정점으로 하여 양 어깻죽지에 작은 습진(濕疹)이 생기든가, 아니면 까슬까슬하게 되는 경우가 많다. 이럴 때는 대추를 둘러싸듯이 상하좌우에 계속해서 뜸을 뜨면 효과를 볼 수 있는 자리이다. 또한 몸이 허약해서 차가운 기운을 이기지 못하고 몸이 차가워질 때 대추 자리에 뜸을 뜨면 효과를 볼 수 있다.

수지침법에서도 대추는 몸침에서와 마찬가지로 중요하게 사용되고 있으며, 또한 수지침의 보사법을 쉽게 실험할 수 있는 자리이기도 하다.

수지침법에서의 대추 자리는 위염이 있을 때 꾸준하게 뜸을 뜨면 효과가 있는 자리이다. 뜸은 한 번에 57장을 뜬다.

몸에서의 위치 : 제7경추와 제1흉추 사이.

다스리는 탈 : 발열, 기관지염, 폐결핵, 견비통, 혈액 질환, 정신분열증.

뒤15 하경(下頸)

몸침에는 없는 자리이다. 목의 아랫부분이라는 뜻이다. 하경은 뒤17번 상경과 함께 목의 뼈나 근육이 아플 때 효과가 있는 자리이다. 뒷목이 뻣뻣할 때는 압봉을 붙이는 것이 효과적이다.

몸에서의 위치 : 경추 6~7번 사이.

다스리는 탈 : 목 디스크〔추간판 탈출증〕, 양팔이 저리고 힘이 없을 때, 견비통, 뒷목이 당기고 아플 때, 그 밖의 목뼈의 탈.

뒤16 중경(中頸)

몸침에는 없는 자리이다. 하경과 동일하다.

몸에서의 위치 : 경추 4~5번 사이.

다스리는 탈 : 하경과 같다.

뒤17 상경(上頸)

몸침에는 없는 자리이다. 하경과 동일하다.

몸에서의 위치 : 경추 2~3번 사이

다스리는 탈 : 하경과 같다.

뒤18 아문(瘂門)

아문은 언어장해가 있는 증상에 대해 효과를 기대할 수 있는 자리이다. 전통적인 침법에서 이 자리는, 잘 다스리면 벙어리도 입을 열고 잘못 다스리면 멀쩡한 사람도 벙어리가 된다는 자리이다.

『침구갑을경』에서는 아문에 뜸을 뜨면 말을 할 수 없게 되니 신중히 사용할 것을 경고하고 있다. 그러나 수지침법에서는 아무런 위험이 없으며, 오히려 고혈압으로 인한 후유증이나 머리가 무겁고 목이 뻣뻣할 때에 효과가 좋은 자리이다.

몸에서의 위치 : 후발제(後髮際)에서 위로 0.5치. 경추 1~2번 사이.

다스리는 탈 : 양증의 발열로 병세가 악화된 경우, 코피, 등 부위가 뻣뻣해 질 때, 중풍, 머리가 무거울 때, 뇌졸증의 후유증이나 동맥경화증으로 인하여 혀가 굳어지는 증상, 두통, 고혈압으로 인한 수반 현상.

뒤19 풍부(風府)

풍부의 '풍(風)'은 탈의 외적인 원인의 한 가지인 바람을 뜻하고, '부(府)'는 창고, 수도, 모이는 곳이라는 뜻이다. 따라서 풍부는 풍사(風邪)가 모이는 장소를 뜻한다.

몸에서의 위치 : 뒷머리와 목 사이에 움푹 들어가는 자리, 뒷머리에서 머리카락이 끝나는 부위에서 위로 1치.

다스리는 탈 : 풍사에 수반되는 현상들, 목뼈가 아플 때, 사지마

비, 감기, 중풍, 정신과 질환, 고혈압, 뇌출혈, 코 질환.

뒤20 뇌호(腦戶)

뇌호는 뇌로 통하는 줄기의 출입구를 말하며 오줌보 줄기와 뒷가온 줄기가 만나는 자리이다. 뇌호는 이빨이 아플 때 대단히 효과가 있는 자리로서 뜸을 7장 뜬다.

몸에서의 위치 : 풍부혈(風府穴) 위 1.5치.

다스리는 탈 : 두통, 목이 뻣뻣할 때, 불면증, 전간.

제3장 허파 줄기

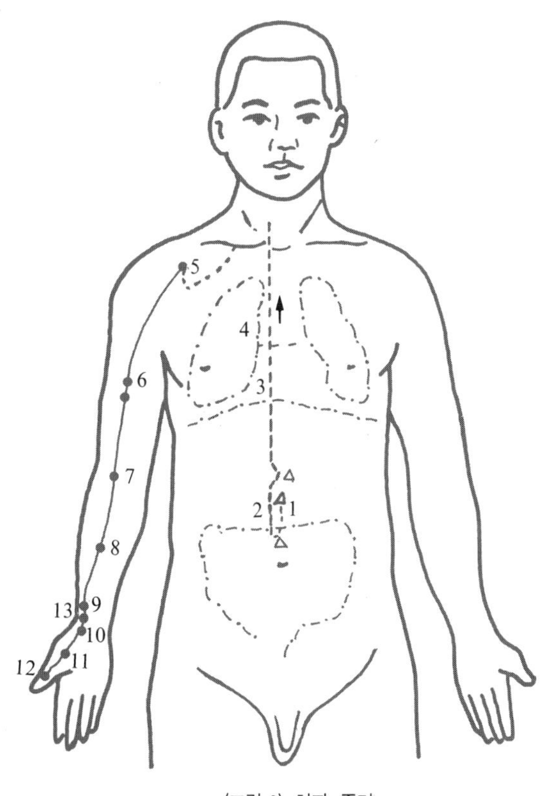

〈그림 3〉 허파 줄기

1. 중초에서 시작하여 아래로 내려가 큰창자와 연락되고 2. 도로 위의 분문을 따라 올라가서 3. 횡격막을 지나 4. 허파에 소속되었으며 5. 겨드랑이 밑으로 나와 6. 상박 안쪽을 따라 염통 줄기와 삼초 줄기 앞쪽으로 해서 7. 팔 속으로 내려오고 8. 팔뚝의 안쪽 뼈 아래를 따라서 9. 촌구에 들려 10. 어제에 올라가 11. 어제를 따라 12. 엄지손가락 끝으로 나간다. 13. 그 한 갈래는 손목 위에서 직접 집게손가락 안쪽 끝으로 나간다.

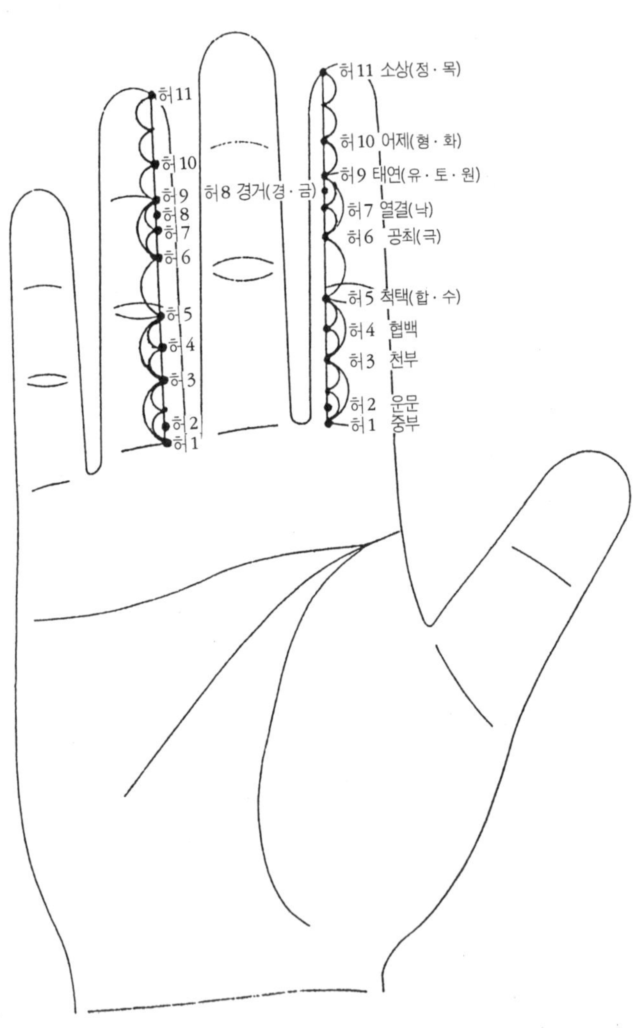
허11
허10
허9
허8
허7
허6
허5
허4
허3
허2
허1
허8 경거(경 · 금)
허11 소상(정 · 목)
허10 어제(형 · 화)
허9 태연(유 · 토 · 원)
허7 열결(낙)
허6 공최(극)
허5 척택(합 · 수)
허4 협백
허3 천부
허2 운문
허1 중부

허1 중부(中府)

중부의 '중(中)'은 가운데를 뜻하고, '부(府)'는 조정(朝廷)의 문서 또는 재화(財貨)를 갈무리하는 창고를 뜻하는데, 이는 중부가 허파 줄기의 사기가 모이는 모혈임을 가리키는 말이다.

다시 말해서 중부는 허파 줄기의 이상 유무를 구별하는 자리로서, 호흡기에 증상이 있을 때 몸의 중부 자리를 누르면 통증을 느끼는 자리이다.

몸에서의 위치 : 쇄골의 외측 끝부분 아래 1촌.

다스리는 탈 : 기관지염, 폐렴, 천식, 폐결핵.

허2 운문(雲門)

동의학에서는 쇄골의 윗부분을 천부(天部)라 하고, 쇄골에서 배꼽까지를 인부(人部), 배꼽 아래를 지부(地部)라고 한다. 하늘의 기(氣)란 자연계의 에너지를 의미하는데, 사람은 천기(天氣 : 공기)와 지기(地氣 : 곡식)를 받아들여서 기혈을 순환시키고 에너지로 만든다. 바로 운문이란 천기를 받아들이는 문이라는 뜻이다.

몸에서의 위치 : 중부의 바로 위 쇄골 아래.

다스리는 탈 : 폐결핵, 기관지염, 기침, 견비통, 목젖이 아플 때.

허3 천부(天府)

인체를 크게 분류하여 위에서부터 각각 상초 · 중초 · 하초라고 한다. 여기서 상초는 하늘의 기를 인체에 받아들이는 작용을 하는데, 받아들인 하늘의 기가 모이는 곳이 허파이다. 천부는 허파 줄기의 경기(經氣 : 경맥을 흐르는 기혈)가 모이는 곳을 뜻한다. 수지침법에서의 천부는 허4번 협백과 함께 손의 피부 질환〔주부습진〕에 효과가 좋은 자리이다. 치료 방법은 침을 놓아도 좋고 뜸을 떠도 좋다.

몸에서의 위치 : 쇄골의 끝단과 팔꿈치 뼈 사이의 중간.

다스리는 탈 : 기관지염, 위팔이 아플 때, 천식, 코피가 날 때, 고혈압.

허4 협백(俠白)

협백의 '협(俠)'은 물건을 사이에 두고 끼운다는 뜻이고, '백(白)'은 오행상 금(金)인 허파의 색깔을 가리키는 말이다. 따라서 협백이란 허파를 사이에 두고 있는 자리라는 뜻이다. 협백의 위치가 팔의 윗부분에 있기에, 양팔을 내리고 있으면 허파를 사이에 두기 때문이다.

몸에서의 위치 : 천부 1치 아래.

다스리는 탈 : 기관지염, 천식, 코피.

허5 척택(尺澤)

척택의 '척(尺)'은 손목에서 팔굽까지가 1척(尺)임을 뜻하는 것이고, '택(澤)'은 팔굽에 오목하게 들어간 곳이 늪과 같다고 하여 붙여진 것이다. 척택은 허파 줄기〔수태음〕의 기운이 들어가는 허파 줄기의 합혈(合穴)이다. 합혈은 '기가 거꾸로 올라와 새거나 흩어지는 것을 다스리는 곳'이다.

고전에서 척택은 콧병, 눈병, 두통에 피를 나게 하여〔사혈〕 고치는 자리라고 하였다〔몸에서의 척택혈 부위에는 동맥이 지나가므로 조심해야 한다]. 척택은 허파 줄기의 기가 거꾸로 올라오는 것을 조절하는 합혈이며, 오행상으로는 수(水)에 해당하는 자리이다.

몸에서의 위치 : 손바닥을 위로 향하고 팔꿈치를 약간 굽혔을 때 바깥쪽으로 오목하게 들어가는 자리.

다스리는 탈 : 기관지염, 폐렴, 인후종통, 해소, 천식,

허6 공최(孔最)

공최의 '공(孔)'이란 구멍을 뜻하는 것으로, 공최 자리를 누르면 근육 사이로 오목하게 들어간다고 해서 붙여진 것이고, '최(最)'는 가장, 모인다는 뜻으로 공최가 허파 줄기의 극혈(郄穴)임을 나타내는 것이다.

극혈은 각 줄기에 하나씩 있는 자리로서, 일반적으로 뼈와 근육이 섞이는 지점에 자리하고 있으면서, 그리고 각 줄기의 증상이 급성으로 나타날 때 효과가 있는 중요한 자리이다. 따라서 공최는 허파 줄기의 이상시에 사기가 가장 잘 모이는 자리로, 허파 줄기의 사기를 다스리는 자리이다. 전통적인 침법에 있어서의 공최는 호흡기의 증상을 치료하는 데 중요한 자리이며, 허파의 변동에 반응을 잘 보이기 때문에 압통이나 색소반응을 나타내는 곳으로 사용되기도 한다.

몸에서의 위치 : 손목금에서 위로 7치.

다스리는 탈 : 두통, 각혈, 편도선염, 치질, 열병으로 몸에는 열이 높으나 땀이 나지 않을 때.

허7 열결(列缺)

열결의 '열(列)'은 나누다, 벌리다는 뜻이고, '결(缺)'은 깨어

지다, 모자라다, 갈라지다는 뜻을 가지고 있다. 따라서 열결은 허파 줄기의 낙혈임을 가리키는 말이다. 낙혈은 그 줄기의 기혈 에너지가 다른 곳으로 갈라져 빠져 나가는 자리를 말한다. 바로 열결에서 허파 줄기의 기가 큰창자 줄기의 상양혈(商陽穴)로 연결된다. 그리고 열결은 동맥의 박동이 느껴지는 곳으로, 맥을 볼 때 하초의 상태를 살피는 자리이다.

몸에서의 위치 : 손목금에서 위로 1.5치.

다스리는 탈 : 구안와사, 반신불수, 치통, 두통, 손에 열이 심할 때, 해역〔숨을 들이쉴 때 기운이 치밀어 올라 소리가 나는 탈〕.

허8 경거(經渠)

경거의 '경(經)'은 허파 줄기의 경혈(經穴)임을 뜻하는 것이고, '거(渠)'는 도랑을 뜻한다. 따라서 경거는 허파 줄기의 경기(經氣)가 흐르는 도랑이라는 뜻으로, 허파 줄기의 경혈임을 뜻한다. 경거는 동맥의 박동이 느껴지는 곳으로, 맥을 볼 때 중초의 상태를 살피는 자리이다. 오행상으로는 금(金)에 해당되는 자리이다.

몸에서의 위치 : 손목금에서 위로 1치.

다스리는 탈 : 기관지염, 흉통, 천식.

허9 태연(太淵)

태연은 글자 그대로 큰 연못이라는 뜻으로, 허파 줄기에 이상이 있으면 여기에 허파 줄기의 기가 모여 연못을 이루는 자리이다. 바로 허파 줄기의 유혈임을 나타내고 있다. 태연은 동맥의 박동이 느껴지는 곳으로, 맥을 볼 때 상초의 상태를 살피는 자리이다.

토(土)에 해당되는 자리이다. 유혈은 뼈마디가 쑤시거나, 몸이 나른하며 쉬 피곤해지는 증상에 특히 잘 듣는 자리이다. 또한 태연은 허파 줄기의 원혈(原穴)이기도 하다. 원혈은 배알의 허증과 실증을 진단하고 치료하는 중요한 자리이다.

몸에서의 위치 : 엄지 손가락의 아래쪽 손목금 위의 움푹 들어간 자리.

다스리는 탈 : 눈병, 소화장애, 감기, 폐결핵.

허10 어제(魚際)

어제는 그 부위가 마치 물고기의 배와 같다고 하여 붙여진 이름이다. 『황제내경』「영추 경맥편」을 보면 "위중(胃中)이 한(寒)하면 어제의 부위가 푸르게 되고, 위중이 열(熱)하면 어제의 부위가 붉게 된다. 탈을 오랫동안 앓고 있는 경우에는 어제의 부위가 검게 된다"고 하였다. 현대의학에서도 어제 부위가 붉으면 간장에 장해가 있는 것으로 보고 있다. 따라서 과음이나 과식으로 밥통이 손상되었을 때나 간장의 상태가 좋지 않을 때, 전통적인 침법으로 뜸을 떠서 어제를 다스리면 효과를 볼 수 있다. 어제는 허파 줄기의 경기(經氣)가 작아지는 형혈(滎穴)이며, 오행상 화(火)에 해당되는 자리이다.

몸에서의 위치 : 엄지 손가락 밑, 살이 볼록하게 튀어나온 부위를 가볍게 꼬집어 아픔을 느끼는 곳이다.

다스리는 탈 : 인후염, 편도선염, 발열, 복통.

허11 소상(少商)

소상의 '소(少)'는 적음을 뜻하고, '상(商)'은 오행상 금(金)인 허파와 연관있는 소리를 나타내는 것으로 궁극적으로 허파를 가리킨다. 따라서 소상은 허파 줄기의 끝에 있는 자리임을 뜻하는 것이다. 소상은 허파 줄기의 경기(經氣)가 샘솟는 자리인 정혈(井穴)이다. 정혈은 가슴에서 명치까지의 부위가 팽만한 듯 답답할 때 효과를 보이는 자리이다. 또한 소상은 오행상 목(木)에 해당된다.

몸에서의 위치 : 엄지 손톱 밑 모서리에서 바깥쪽으로 1푼.

다스리는 탈 : 중풍, 정신분열증, 소화불량〔어린아이에게도 좋다〕, 발열, 편도선염, 이하선염, 감기.

제 4 장 큰창자 줄기

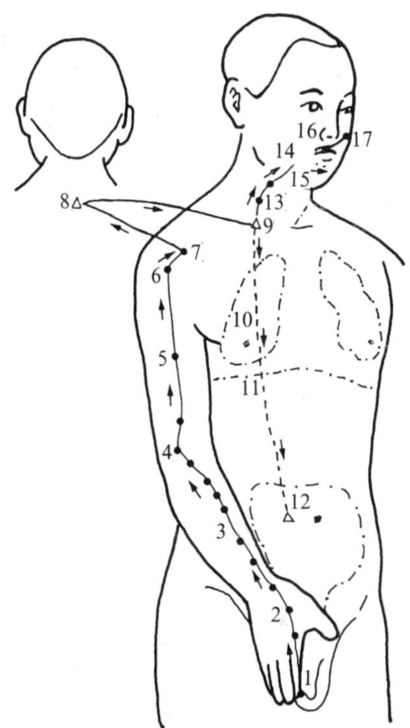

〈그림 4〉 큰창자 줄기

1. 집게손가락 끝에서 시작하여 2. 집게손가락을 따라 합곡혈이 있는 두 뼈 사이로 나와 팔을 따라 두 힘줄 사이에로 들어가 3. 팔꿈치 위쪽을 따라 4. 상박의 바깥쪽으로 들어가 5. 상박 외측을 따라 6. 어깨로 올라가고 7. 저(杼)골의 앞쪽으로 나와 8. 척추골의 대추혈에 모으고 9. 다시 결분에 들어가 10. 허파에 연락하며 11. 횡격막을 뚫고 내려가 12. 큰창자에 소속된다. 13. 한 갈래는 결분에서 갈라져 목으로 올라가 14. 뺨을 뚫고 15. 아래 이틀 속으로 들어갔다가 16. 다시 나와 입술을 돌아 인중에 올라가 왼쪽에서 온 것은 바른쪽으로 가고, 바른쪽으로 온 것은 왼쪽으로 가서 17. 콧구멍 속으로 들어간다.

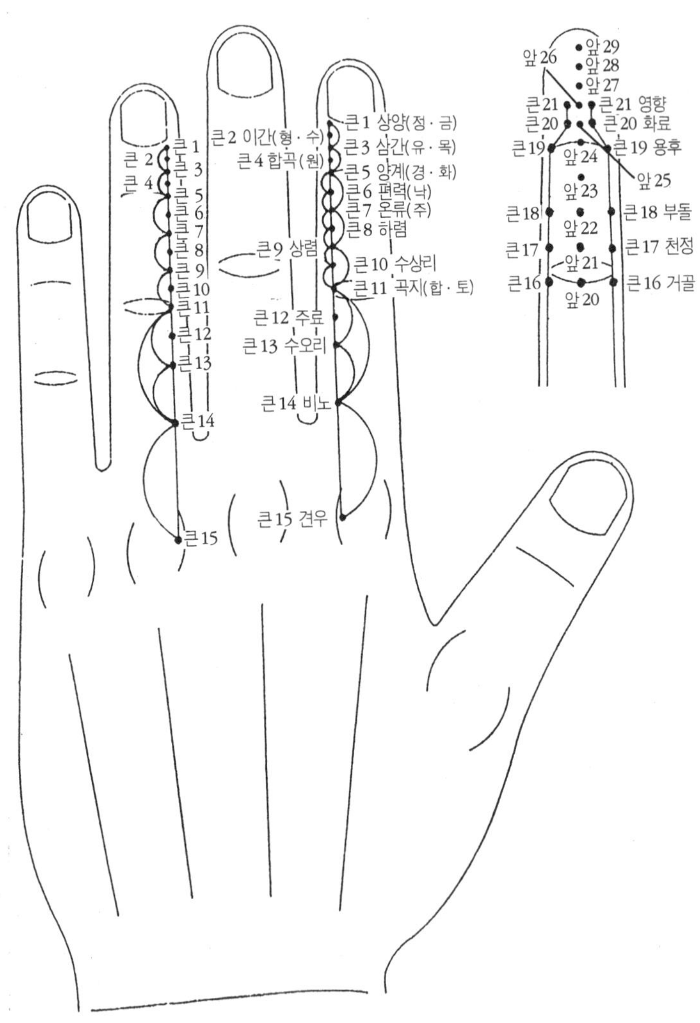
큰1
큰 2
큰3
큰 4
큰5
큰6
큰7
큰8
큰9
큰10
큰11
큰12
큰13
큰14
큰15
큰2 이간(형 · 수)
큰4 합곡(원)
큰9 상렴
큰12 주료
큰13 수오리
큰14 비노
큰15 견우
큰1 상양(정 · 금)
큰3 삼간(유 · 목)
큰5 양계(경 · 화)
큰6 편력(낙)
큰7 온류(주)
큰8 하렴
큰10 수상리
큰11 곡지(합 · 토)
앞26
앞29
앞28
앞27
큰21
큰21 영향
큰20
큰20 화료
큰19
큰19 용후
앞24
앞25
앞23
큰18
큰18 부돌
앞22
큰17
큰17 천정
앞21
큰16
큰16 거골
앞20

큰1 상양(商陽)

상양의 '상(商)'은 오행상 금에 해당되는 허파〔음〕와 큰창자〔양〕를 가리키는 것이고, '양(陽)'은 오행상 금에 해당되는 허파와 큰창자 중에서 양에 해당되는 큰창자를 가리킨다. 따라서 오행상 금에 해당되며 양인 큰창자 줄기가 시작되는 자리라는 뜻이다.

전통적인 침법에서의 상양은 창자의 상태가 좋지 않거나 감기에 걸려 열이 나면서 설사나 이질을 할 때, 고혈압, 뇌충혈, 뇌출혈로 쓰러졌을 때, 구급혈로 사혈을 하거나 침, 뜸을 뜨면 효과가 큰 자리이다. 상양은 큰창자 줄기의 기가 살아나기 시작하는 정혈로서 명치 밑이 답답할 때 효과가 좋으며, 오행상으로는 금(金)에 해당되는 자리이다.

몸에서의 위치 : 검지 손톱 밑 모서리, 엄지 손가락 쪽으로 1푼.

다스리는 탈 : 높은 열이 날 때, 설사, 이질, 치통, 인후통, 손가락이 굳을 때, 이명, 편도선염.

큰2 이간(二間)

검지 손가락 끝에서 두 번째 되는 곳에 위치하고 있다고 해서 이간이라고 한다. 이간은 큰창자 줄기의 이상으로 열이 날 때 효과를 보이는 자리이다. 이간은 큰창자 줄기의 형혈(滎穴)이며, 오행상으로 수(水)에 해당되는 자리이다.

몸에서의 위치 : 검지 손가락의 중수골과 첫째 마디 사이의 움푹 들어간 곳.

다스리는 탈 : 코피, 치통, 인후통, 열성 질환.

큰3 삼간(三間)

검지 손가락 끝에서 세 번째 되는 곳에 위치해서 삼간이라고 한다. 삼간은 큰창자 줄기의 유혈이며 오행상으로 목(木)에 해당되는 자리이다.

몸에서의 위치 : 검지 손가락의 중수골 위에서 첫째 마디가 만나는 쪽으로 움푹 들어가는 자리.

다스리는 탈 : 삼차 신경통, 치통, 눈병, 인후통.

큰4 합곡(合谷)

합곡은 위치한 자리가 계곡이 합쳐지는 곳과 같다. 다르게 말하면, 엄지와 검지를 벌리면 호랑이가 입을 벌린 것과 같다고 해서 붙여진 이름이다. 합곡은 큰창자 줄기의 허실을 가리는 데 사용되는 자리로서, 큰창자 줄기의 기능이 약해졌는지 강해졌는지를 진단하는 자리이다. 합곡은 큰창자 줄기의 원혈이다. 합곡은 풍사를 몰아내고 몸 겉면을 부드럽게 풀어주고 진통과 열을 내리는 작용을 한다. 전통적인 침법에서의 합곡은 내관과 함께 침 마취의 상용혈로 쓰이고 있는데, 침을 꽂아 두면 약 15분 후부터 효험이 나타나 40~50분경에 최고조에 도달하게 된다.

몸에서의 위치 : 엄지와 검지 사이에 있어서 검지의 중수골 옆에 있다.

다스리는 탈 : 발열, 두통, 눈이 피로하고 시력이 떨어질 때, 감기, 안면신경마비, 신경쇠약, 오관부 질환에 모두 쓰여지고 있으며, 뇌신경계에도 효과가 있다.

큰5 양계(陽谿)

양계의 '양(陽)'은 큰창자 줄기가 양의 줄기임을 가리키는 것이고, '계(谿)'는 손목의 두 힘줄 사이에 있기에 계곡과 같다고 해서 붙여진 것이다. 양계의 맞은편에는 작은창자 줄기의 후계가 있다. 『십사경발휘』에서 "양계는 미친 듯이 웃고 실성한 듯 말하는 증상을 주관한다"고 하였다. 양계는 큰창자 줄기의 경혈이며, 오행상으로 화(火)에 해당되는 자리이다.

몸에서의 위치 : 손목에서 두 힘줄 사이로 움푹 들어간 자리.

다스리는 탈 : 두통, 이명, 치통, 혀가 아플 때, 눈이 아른아른거릴 때.

큰6 편력(偏歷)

편력은 측면에서 갈라져 나간다는 뜻으로, 큰창자 줄기의 낙혈임을 가리키는 말로 허파 줄기의 열결(熱結)과 연결된다. 전통적인 침법에서는 오줌을 잘 누게 하는 자리로서 많이 사용되고 있다.

몸에서의 위치 : 양계혈에서 위로 3치.

다스리는 탈 : 치통, 코피, 오줌을 못 눌 때, 안면신경마비, 편도선염.

큰7 온류(溫溜)

온류의 '온(溫)'은 따뜻함, 부드러움을 뜻하고, '류(溜)'는 고인다는 뜻이다. 바로 큰창자 줄기의 극혈임을 가리키는 것으로, 열병으로 인해 사기가 정체된 것을 부드럽게 풀어주는 자리이다. 전통적인 침법에서는 중풍에 걸려 반신불수가 된 지 7일이 지나기 전에 계속해서 뜸을 뜨면 효과를 볼 수 있다는 자리이다.

몸에서의 위치 : 양계혈에서 위로 5치.

다스리는 탈 : 구내염, 이하선염, 두통.

큰8 하렴(下廉)

하렴은 상렴의 아래 힘살 아래쪽 가장자리에 있는 자리라는 뜻이다. 수지침법에서의 하렴은 요도염일 때 큰9번과 함께 사용하면 효과가 있는 자리이다.

몸에서의 위치 : 곡지혈에서 아래로 4치.

다스리는 탈 : 복통, 설사, 두통, 유선염, 요도염.

큰9 상렴(上廉)

상렴은 하렴에 비교해서 위에 있는 자리임을 뜻한다.

몸에서의 위치 : 곡지혈에서 아래로 3치.

다스리는 탈 : 복통, 두통, 복부가 팽창하고 장에서 소리가 날 때.

큰10 수삼리(手三里)

수삼리는 극혈인 온류에서 3치 위에 있는 자리라는 뜻으로, 밥통의 기능과 관계가 깊은 중요한 자리이다. 전통적인 침법에서의 수삼리는 예로부터 안면에 종기나 여드름이 생겼을 때 사용하던 자리로 이때 수삼리를 누르면 심한 통증을 느끼게 된다. 그리고 예로부터 흥분했을 때 안정을 시키는 데 효과가 높아 많이 사용되었고, 그 밖에도 인후통, 편도선염에도 좋은 자리이다.

몸에서의 위치 : 곡지혈에서 아래로 2치.

다스리는 탈 : 편도선, 치통, 반신불수.

큰11 곡지(曲池)

곡지는 지형이 구부러져 물이 고이는 연못을 뜻하는 것으로, 곡지가 자리한 위치가 팔꿈치에 있음을 나타내고 있다. 바로 큰창자 줄기의 합혈임을 시사하고 있다. 합혈인 곡지는 정체된 사기를 제거하고 본래의 흐름을 회복하는 기능을 가지고 있다. 오행상으로는 토(土)에 해당되는 자리이다. 수지침법에서의 곡지는 심장병일 때 큰13번과 함께 사용하면 효과가 있는 자리이다. 이때에는 왼손만을 사용한다.

몸에서의 위치 : 팔굽을 굽혀 바깥쪽의 중앙에 해당되는 움푹 들어간 자리.

다스리는 탈 : 심장병, 고혈압, 고열, 상지 마비, 빈혈, 월경 불순.

큰12 주료(肘髎)

주료의 '주(肘)'는 팔굽을 뜻하고 '료(髎)'는 모서리를 뜻하므로, 팔굽에서 똑 튀어나온 뼈 모서리에 있는 자리라는 뜻이다.

몸에서의 위치 : 곡지혈에서 위로 1치.

다스리는 탈 : 어깨나 위팔이 아플 때, 상지 마비.

큰13 수오리(手五里)

수오리는 수삼리에서 위로 5치 올라간 자리에 있다는 뜻이다. 수오리는 큰창자 줄기에서 음의 성격을 지닌 증상이 나타났을 때 반응이 나타나는 자리이다. 전통적인 침법을 사용할 때에는 혈관이 다치지 않도록 조심해야 한다.

몸에서의 위치 : 곡지혈에서 위로 3치.

다스리는 탈 : 장염, 복통, 각혈, 기관지염, 해소, 팔이 아플 때.

큰14 비노(臂臑)

비노는 위팔 통증에 효과가 있는 자리라는 뜻이다. 허파 수술 때 침 마취의 상용혈로 쓰이는 자리이다.

몸에서의 위치 : 견우혈(肩髃穴)과 곡지혈의 중간에서 위로 1치.

다스리는 탈 : 견비통, 안 질환, 상지 마비, 가슴이 아플 때.

큰15 견우(肩髃)

견우의 '견(肩)'은 어깨를 뜻하고, '우(髃)'는 어깨 끝을 뜻한다. 따라서 견우는 어깨의 끝에 있는 자리라는 뜻이다. 전통적인 침법에서의 견우는 뇌혈관 장해에서 오는 반신불수, 급성 열성병과 열병의 결과로 팔이 아프고 마비증상이 와서 쑤시는 데 치통에 효과가 있다. 발병한 지 1주일을 넘기기 전에 견우, 견정(肩井), 견료(肩髎) 세 군데에 뜸을 수시로 뜬다.

몸에서의 위치 : 어깨 끝 모서리 한가운데 움푹 들어간 자리.

다스리는 탈 : 견비통, 고혈압, 상지 마비.

큰16 거골(巨骨)

거골이란 큰 뼈란 뜻으로 쇄골을 가리킨다. 따라서 거골은 가슴의 윗부분에 있는 쇄골 바깥쪽 끝단에 위치하고 있기 때문에 붙여진 이름이다. 전통적인 침법에서의 거골에 침이나 지압으로 강한 자극을 주면 뇌빈혈을 일으킬 위험이 있으니 조심해야 한다.

몸에서의 위치 : 어깨 끝에서 쇄골과 견갑골이 만나는 곳〔요철부위〕.

다스리는 탈 : 치통, 어깨 아픈 데, 경임파선 결핵, 토혈.

큰17 천정(天鼎)

천정의 '천(天)'은 침자리가 쇄골 윗부분에 있기 때문에 붙여진 것이고, '정(鼎)'은 솥이라는 뜻이다. 전통적인 침법에서의 천정이 있는 자리의 안쪽에는 염통과 머리를 연결하는 많은 혈관과 신경이 지나가고 있다. 이렇듯 중요한 위치에 있는 천정은 혈액을 조절하는 장소로서 고혈압으로 혈액순환에 이상이 있을 때 딱딱한 응어리가 만져지는 곳이다.

몸에서의 위치 : 부돌혈(扶突穴)과 결분혈(缺盆穴)의 중간 지점, 목젖에서 바깥쪽으로 3치 떨어진 곳에서 밑으로 1치 지점.

다스리는 탈 : 편도선염, 후두염, 치통, 경임파선 결핵.

큰18 부돌(扶突)

중국에서 길이를 재는 단위로 골도법을 사용했는데, 네 손가락을 가지런히 모은 길이를 3치라고 했다〔일부법〕. 바로 부돌은 목의 돌출된 부분〔목젖〕에서 바깥쪽으로 1부〔3치〕 떨어진 곳에 있는 자리라는 뜻이다.

몸에서의 위치 : 목젖에서 바깥쪽으로 3치 떨어진 곳.

다스리는 탈 : 인후종통, 목이 쉬고 아플 때, 편도선염.

큰19 용후(容後)

용후는 신혈에 속하는 침자리로서, 얼굴 뒤에 위치하고 있다는 뜻이다.

몸에서의 위치 : 귀 밑에서 1.5치 떨어진 곳.

다스리는 탈 : 난청, 치통, 두통.

큰20 화료(禾髎)

화료는 벼가 휘어진 모양을 뜻하는 것으로, 입과 코 사이의 골육이 볼록하게 솟아오른 곳을 가리킨다.

몸에서의 위치 : 콧구멍에서 입술과의 1/3 지점.

다스리는 탈 : 비염, 코피, 안면신경마비.

큰21 영향(迎香)

영향은 향기를 맞이한다는 뜻으로, 오행상 토(土)에 해당되는 밥통과 연관있는 냄새가 향(香)임을 지칭하면서, 큰창자 줄기에 이어 밥통 줄기가 시작됨을 암시하고 있다.

몸에서의 위치 : 코 옆 5푼 떨어진 곳.

다스리는 탈 : 비염, 부비공염(副鼻腔炎), 코가 막혀 냄새를 못 맡거나 입이 비뚤어졌을 때〔뜸을 병행〕.

제5장 밥통 줄기

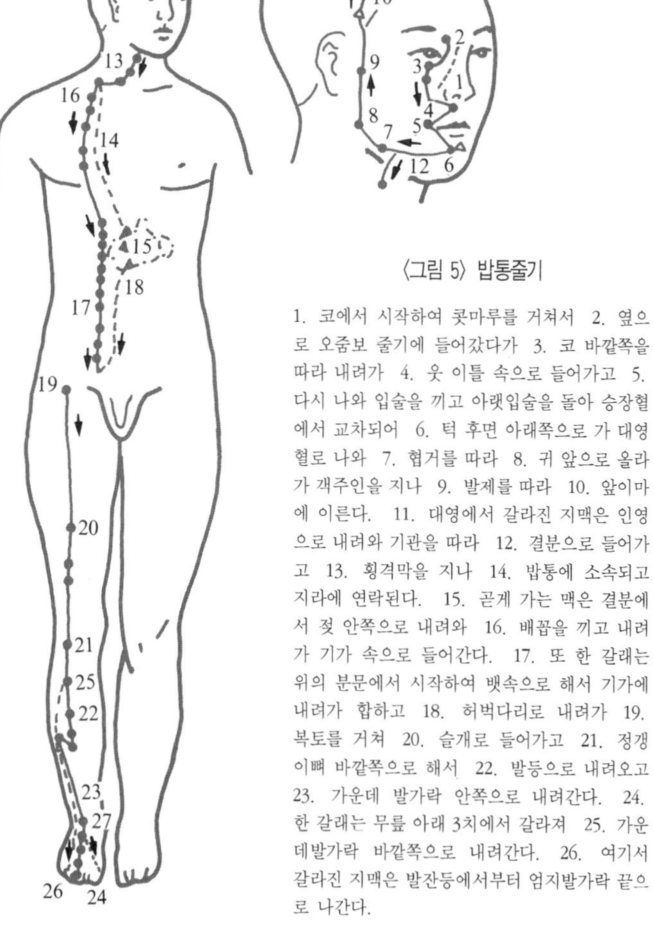

〈그림 5〉 밥통줄기

1. 코에서 시작하여 콧마루를 거쳐서 2. 옆으로 오줌보 줄기에 들어갔다가 3. 코 바깥쪽을 따라 내려가 4. 웃 이틀 속으로 들어가고 5. 다시 나와 입술을 끼고 아랫입술을 돌아 승장혈에서 교차되어 6. 턱 후면 아래쪽으로 가 대영혈로 나와 7. 협거를 따라 8. 귀 앞으로 올라가 객주인을 지나 9. 발제를 따라 10. 앞이마에 이른다. 11. 대영에서 갈라진 지맥은 인영으로 내려와 기관을 따라 12. 결분으로 들어가고 13. 횡격막을 지나 14. 밥통에 소속되고 지라에 연락된다. 15. 곧게 가는 맥은 결분에서 젖 안쪽으로 내려와 16. 배꼽을 끼고 내려가 기가 속으로 들어간다. 17. 또 한 갈래는 위의 분문에서 시작하여 뱃속으로 해서 기가에 내려가 합하고 18. 허벅다리로 내려가 19. 복토를 거쳐 20. 슬개로 들어가고 21. 정갱이뼈 바깥쪽으로 해서 22. 발등으로 내려오고 23. 가운데 발가락 안쪽으로 내려간다. 24. 한 갈래는 무릎 아래 3치에서 갈라져 25. 가운데발가락 바깥쪽으로 내려간다. 26. 여기서 갈라진 지맥은 발잔등에서부터 엄지발가락 끝으로 나간다.

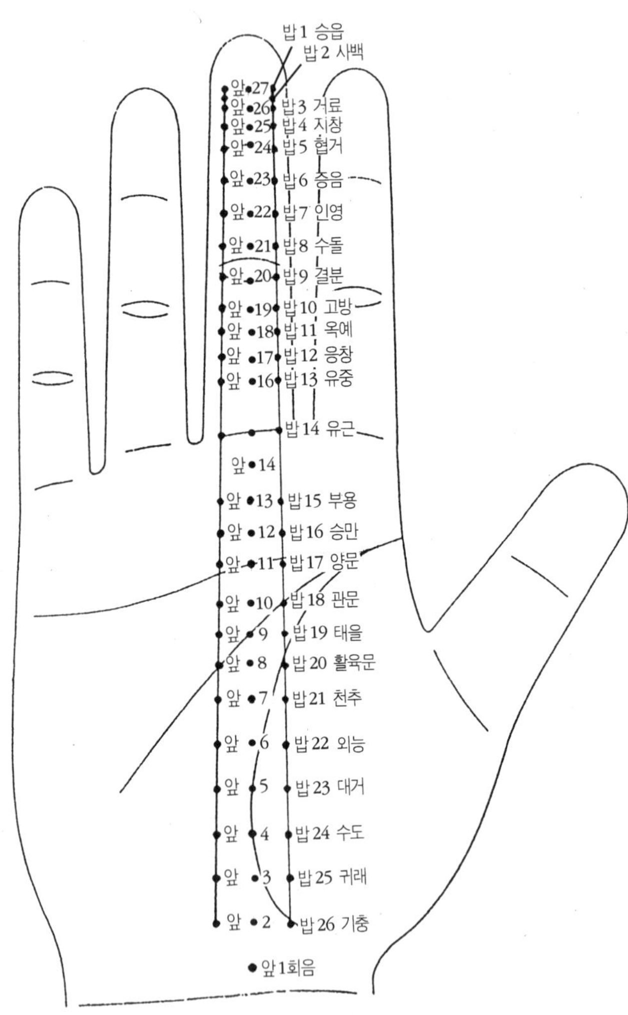
밥1 승읍
밥2 사백
앞•27
앞•26 밥3 거료
앞•25 밥4 지창
앞•24 밥5 협거
앞•23 밥6 증음
앞•22 밥7 인영
앞•21 밥8 수돌
앞•20 밥9 결분
앞•19 밥10 고방
앞•18 밥11 옥예
앞•17 밥12 응창
앞•16 밥13 유중
밥14 유근
앞•14
앞•13 밥15 부용
앞•12 밥16 승만
앞•11 밥17 양문
앞•10 밥18 관문
앞•9 밥19 태을
앞•8 밥20 활육문
앞•7 밥21 천추
앞•6 밥22 외능
앞•5 밥23 대거
앞•4 밥24 수도
앞•3 밥25 귀래
앞•2 밥26 기충
•앞1회음

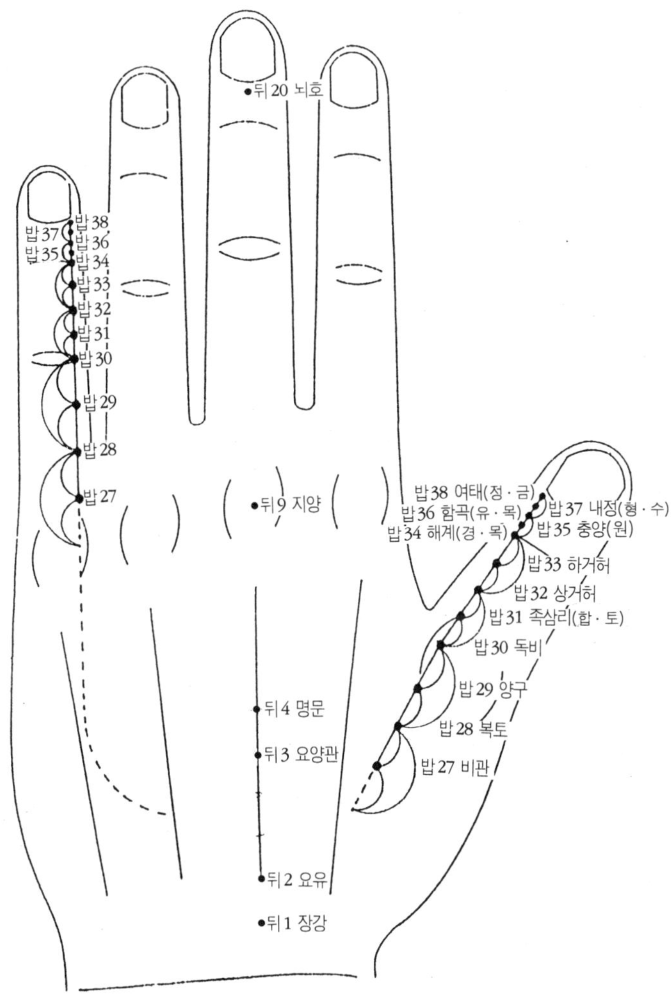
뒤20 뇌호
밥38
밥37
밥36
밥35
밥34
밥33
밥32
밥31
밥30
밥29
밥28
밥27
뒤9 지양
밥38 여태(정 · 금)
밥36 함곡(유 · 목)
밥34 해계(경 · 목)
밥37 내정(형 · 수)
밥35 충양(원)
밥33 하거허
밥32 상거허
밥31 족삼리(합 · 토)
밥30 독비
밥29 양구
밥28 복토
밥27 비관
뒤4 명문
뒤3 요양관
뒤2 요유
뒤1 장강

밥1 승읍(承泣)

승읍은 눈물이 떨어지는 곳에 있는 자리라는 뜻이다. 전통적인 침법에서의 승읍은 특히 충혈과 염증성 안질환에 효과가 있는데, 손가락 끝으로 비벼주는 것이나 지압을 하는 것만으로도 효과를 볼 수 있다.

몸에서의 위치 : 정면을 보았을 때 눈동자의 중앙 아래, 눈동자와 눈동자 주위의 뼈가 만나는 자리.

다스리는 탈 : 근시, 원시, 급·만성 결막염, 색맹, 야맹증, 시신경염, 각막염, 백내장.

밥2 사백(四白)

사백은 눈이 피로하여 잘 안 보일 때 침을 놓으면 효과가 있는 자리라는 뜻이다. 손가락 끝으로 비벼주거나 지압하는 것만으로도 효과를 볼 수 있다. 전통적인 침법에서의 사백은 얼굴에 경련이 생겼을 때, 지압하는 것만으로도 효과를 볼 수 있는 자리이다.

몸에서의 위치 : 승읍에서 아래로 3푼, 동공(瞳孔) 아래 1치.

다스리는 탈 : 각막염, 근시, 안면신경마비, 삼차 신경통, 부비공염.

밥3 거료(巨髎)

거료는 툭 튀어나온 뼈와 움푹 들어간 사이에 있는 자리라는 뜻이다.

몸에서의 위치 : 동공(瞳孔)의 아래 선과 코끝 선이 만나는 지점, 영향혈〔큰창자 줄기〕에서 양 옆으로 3푼 떨어진 지점.

다스리는 탈 : 안면신경마비, 삼차 신경통, 비염.

밥4 지창(地倉)

지창은 땅의 기가 담긴 음식을 저장하는 창고를 뜻하는데, 지창이 자리한 위치가 입 옆에 있음을 가리키는 것이다. 전통적인 침법에서의 지창은 밥통의 기능이 좋지 않을 때 작은 습진이 발생하기 쉬운 곳이다. 지창이 부르트면 반드시 입에서 냄새가 나게 된다. 바로 밥통의 건강을 살필 수 있는 척도의 역할을 하는 곳이다.

몸에서의 위치 : 입술 끝에서 바깥쪽으로 4푼.

다스리는 탈 : 안면신경마비, 삼차 신경통, 구안와사.

밥5 협거(頰車)

협거는 턱뼈 부근의, 이를 악물면 근육이 융기되는 부위에 있는 자리라는 뜻이다. 가끔 협거 부근의 근육이 경련을 일으키는 것을 볼 수 있다. 이때에는 전통적인 침법에서의 협거 자리를 지압하는 것만으로도 효과를 볼 수 있다.

몸에서의 위치 : 아래턱의 각진 부분〔하악각(下顎角)〕에서 손가락 하나의 넓이만큼 떨어진 자리.

다스리는 탈 : 치통, 이하선염, 안면신경마비.

밥6 증음(增音)

증음은 글자 그대로 소리를 크게 한다는 뜻으로, 소리를 내면 목이 떨리는 곳에 위치하고 있기 때문에 붙여진 이름이다.

몸에서의 위치 : 후두융기(喉頭隆起)와 아래턱의 각진 부분을 이은

선의 중간.

다스리는 탈 : 목이 쉬었을 때, 후두염.

밥7 인영(人迎)

인영은 사람을 맞이한다는 뜻으로, 동맥의 박동이 느껴지는, 사람의 생명과 깊은 관계를 가지고 있기 때문에 붙여진 이름이다. 또한 인영은 쓸개 줄기와 만나는 자리이기도 한데, 다른 줄기를 맞이한다는 뜻으로 해석할 수도 있다. 인영은 동맥이 지나가고 있기 때문에 맥을 보는 자리로 사용되고 있다. 맥을 보는 데 있어서 촌구와 인영과의 비교맥을 많이 사용하는데, 촌구맥보다 인영맥이 크면 부(腑)가 실한 것이다. 인영은 혈압을 낮추는 데 효과가 좋은 자리이다.

몸에서의 위치 : 목젖에서 양 옆으로 1.5치.

다스리는 탈 : 저혈압, 고혈압, 갑상선종, 인후염.

밥8 수돌(水突)

수돌의 '돌(突)'은 갑자기 튀어나오는 것을 뜻한다. 따라서 수돌은 목의 측면에서 도톰하게 튀어나온 부위에 있는 자리라는 뜻이다. 수돌은 목의 상태가 좋지 않아 목소리가 변했을 때 잘 듣는 자리이다.

몸에서의 위치 : 인영혈과 쇄골 사이의 중간.

다스리는 탈 : 인후염, 갑상선종, 천식.

밥9 결분(缺盆)

결분은 쇄골이 구부러진 곳에 있는 자리라는 뜻이다.

몸에서의 위치 : 쇄골이 구부러진 곳, 움푹 들어간 자리라는 뜻이다.

다스리는 탈 : 늑골신경통, 천식.

밥10 고방(庫房)

고방은 수레를 넣어 두던 창고와 거처하는 방을 뜻하는 것으로, 오장(五臟) 중에서 허파와 염통이 있는 곳에서 가까운 곳에 위치하고 있기 때문에 붙여진 이름이다. 다시 말해서 허파와 염통이 들어 있는 방, 창고라는 뜻이다.

몸에서의 위치 : 화개혈〔앞가온 줄기〕에서 양 옆으로 4치.

다스리는 탈 : 늑간신경통, 기관지염.

밥11 옥예(屋翳)

옥예의 '옥(屋)'은 지붕, 덮는다는 뜻이고, '예(翳)'는 그늘, 가리다라는 뜻이다. 따라서 옥예는 허파를 덮고 있는 지붕이라는 뜻인데, 옥예의 위치를 가리켜서 붙여진 이름이다. 수지침법에서의 옥예는 밥13번과 함께 심장병에 효과가 있는 자리이다.

몸에서의 위치 : 자궁혈〔앞가온 줄기〕에서 양 옆으로 4치.

다스리는 탈 : 기관지염, 유선염, 늑간신경통.

밥12 응창(膺窓)

응창의 '응(膺)'은 가슴을 뜻하는 것으로, 응창은 가슴의 창문이라는 뜻이다.

몸에서의 위치 : 옥당혈〔앞가온 줄기〕에서 양 옆으로 4치.

다스리는 탈 : 기관지염, 유선염, 천식, 늑간신경통, 설사.

밥13 유중(乳中)

유중은 젖가슴 가운데 있는 자리라는 뜻이다.

몸에서의 위치 : 젖가슴의 가운데.

다스리는 탈 : 유선염, 유즙 분비 부족.

밥14 유근(乳根)

유근은 젖가슴의 뿌리 부근에 있는 자리라는 뜻이다.

몸에서의 위치 : 유중혈의 아래 젖가슴이 시작되는 부위.

다스리는 탈 : 유선염, 유즙 분비 부족, 기관지염.

밥15 부용(不容)

부용은 음식물이 밥통으로 들어가기 시작하는 입구에 있는 자리라는 뜻이다.

몸에서의 위치 : 거궐혈〔앞가온 줄기 : 배꼽 위 6치〕에서 양 옆으로 2치.

다스리는 탈 : 구토, 위통, 늑간신경통.

밥16 승만(承滿)

승만은 복부 팽만감의 증상을 받드는, 즉 나타나는 자리라는 뜻이다. 따라서 과식이나 소화불량과 같은 위 질환 등에 효과가 있는 자리라는 뜻이다.

몸에서의 위치 : 상완혈〔앞가온 줄기 : 배꼽 위 5치〕에서 양 옆으로 2치.

다스리는 탈 : 급·만성 위염, 소화불량, 위통.

밥17 양문(梁門)

양문의 '양(梁)'은 집의 지붕을 받치고 있는 대들보를 뜻하는 것이고, '문(門)'은 사기가 드나드는 통로를 뜻하는 것이다. 따라서 양문은 밥통의 양 옆에 있으면서 밥통의 기능에 도움이 되는 역할을 하는 자리라는 뜻이다. 밥통의 이상으로 인하여 중완이나 위유, 비유의 자리를 치료하여도 효과가 없을 때, 양문을 첨가하여 치료하면 효과를 볼 수 있다.

몸에서의 위치 : 중완혈〔앞가온 줄기 : 배꼽 위 4치〕에서 양 옆으로 2치.

다스리는 탈 : 급·만성 위염, 위통.

밥18 관문(關門)

관문이라 하면 치안을 위하여 선별 조절하는 역할을 하는 곳으로, 바로 밥통을 지키고 보호하는 역할을 하는 자리라는 뜻이다. 전통적인 침법에서의 관문은 밥통에 이상이 있을 때 증상이 나타나기도 하고, 그 증상을 치료하는 자리이기도 하다.

몸에서의 위치 : 건리혈〔앞가온 줄기 : 배꼽 위 3치〕에서 양 옆으로 2치.

다스리는 탈 : 식욕부진, 부종, 복통.

밥19 태을(太乙)

태을은 밥통의 끝, 즉 밥통의 아랫부분에 있는 자리라는 뜻이다.

몸에서의 위치 : 하완혈〔앞가온 줄기 : 배꼽 위 2치〕에서 양 옆으로 2치.

다스리는 탈 : 위통, 오줌을 흘릴 때, 정신과 질환.

밥20 활육문(滑肉門)

활육문의 '활(滑)'에서 '물 수(水)'자는 오행상 콩팥을 가리키는 것이고, 콩팥이 몸에서 다스리고 있는 것이 '골(骨 : 뼈)'이 된다. 또한 '육(肉 : 살)'은 오행상 토(土)에 해당되는 지라와 밥통이 몸에서 다스리는 것을 말한다. 따라서 활육문은 콩팥과 지라, 밥통에로 드나들 수 있는 문이라는 뜻이다.

몸에서의 위치 : 수분혈〔앞가운 줄기 : 배꼽 위 1치〕에서 양 옆으로 2치.

다스리는 탈 : 급·만성 위장염, 정신과 질환.

밥21 천추(天樞)

사람의 몸에 있어서 배꼽 위를 '천(天)'이라 하고, 배꼽 아래를 '지(地)'라고 한다. 바로 천추는 천지(天地)의 기가 바뀌는 곳에 있으면서 사람의 기를 조절하는 역할을 하는 자리라는 뜻이다. 바꾸어 말하면, 큰창자의 기가 모이는 모혈임을 가리키고 있는 것이다. 천추는 큰창자 줄기의 경기(經氣)가 모이는 모혈이다.

몸에서의 위치 : 배꼽의 양 옆으로 2치.

다스리는 탈 : 급·만성 위염, 급·만성 장염, 복막염, 변비, 요통, 소화불량.

밥22 외능(外陵)

외능은 배의 정중앙선에서 바깥쪽으로 복직근이 볼록하게 솟아오른 부위에 있는 자리라는 뜻이다. 수지침법에서의 외능은 눈병이나 두통, 위장병이 있을 때, 앞6번 기해만을 사용하여 침을 놓아도 효과가 있는 자리이다.

몸에서의 위치 : 배꼽 아래 1치에서 양 옆으로 2치.

다스리는 탈 : 생리통, 복통.

밥23 대거(大巨)

대거는 아랫배에 위치한 중요한 자리라는 뜻이다. 전통적인 침법에서의 대거〔좌측의 대거〕는 부인에게 어혈이 있는가의 여부를 진찰하고 제거하는 데 사용되며, 남자가 오줌을 누는 데 고통스러워할 때, 남녀의 불임증에 효과가 있는 자리로 많이 사용하였다.

몸에서의 위치 : 석문혈〔앞가온 줄기 : 배꼽 아래 2치〕에서 양 옆으로 2치.

다스리는 탈 : 방광염, 유정, 복통.

밥24 수도(水道)

수도는 물이 지나가는 길이라는 뜻으로, 오줌보 근처에 있는 자리임을 암시하고 있다.

몸에서의 위치 : 관원혈〔앞가온 줄기 : 배꼽 아래 3치〕에서 양 옆으로 2치.

다스리는 탈 : 방광염, 복수, 고환염, 신장염.

밥25 귀래(歸來)

귀래는 돌아온다는 뜻인데, 밥통 줄기의 본래의 줄기에서 갈라져 나갔던 줄기가 밥통을 돌고 귀래에서 다시 만나게 되는 것에서 붙여진 이름으로 본다. 전통적인 침법에서의 귀래는 비뇨기 질환, 특히 부인과 질환에 좋은 효과를 보이는 자리이다.

몸에서의 위치 : 중극혈〔앞가온 줄기 : 배꼽 아래 4치〕에서 양 옆으로 2치.

다스리는 탈 : 월경 불순, 고환염, 음위, 생리통, 방광염.

밥26 기충(氣衝)

기충은 여러 갈래의 길을 따라 모여든 기가 충돌하는 곳이라는 뜻으로, 기경 8맥의 충맥(衝脈)이 시작되는 곳임을 암시하고 있다. 또한 '충(衝)'자는 우리 몸에서 동맥의 박동이 느껴지는 곳에 쓰여지고 있다. 바로 기충의 자리에서 동맥의 박동을 느낄 수 있다. 전통적인 침법에서의 기충은 월경 불순이나 생리통에 효과가 있으며, 요도염, 방광염, 복수에는 뜸을 뜨면 효과가 있는 자리이다.

몸에서의 위치 : 곡골혈〔앞가온 줄기 : 배꼽 아래 5치〕에서 양 옆으로 2치.

다스리는 탈 : 남녀 생식기 질환.

밥27 비관(髀關)

비관의 '비(髀)'는 넓적다리를 뜻하고, '관(關)'은 문, 닫는다는 뜻으로 여기서는 관절을 나타내고 있다. 따라서 비관은 관절 부위에 있는 자리라는 뜻이다.

몸에서의 위치 : 정면으로 보여지는 넓적다리에서 회음〔가랑이〕과 수평이 되는 자리.

다스리는 탈 : 무릎 관절염, 요통, 하지 마비.

밥28 복토(伏兎)

복토의 '토(兎)'는 토끼를 뜻하는 것으로, 복토가 있는 자리가 마치 땅에 엎드린 토끼의 등과 같이 볼록하다고 해서 붙여진 이

릎이다.

몸에서의 위치 : 무릎에서 위로 6치.

다스리는 탈 : 무릎 관절염, 운동마비.

밥29 양구(梁丘)

양구는 무릎을 폈을 때 근육이 볼록하게 솟아오르는 부근에 있는 자리라는 뜻이다. 전통적인 침법에서의 양구는 밥통 줄기의 극혈로서 위경련 발작시에 대단히 효과가 좋은 자리이다. 임상에서는 신경성 위염, 복통 같은 급성 증상을 중지시키기 위해 양구혈에 뜸을 뜬다.

몸에서의 위치 : 무릎에서 위로 2치.

다스리는 탈 : 위명, 위통, 복통, 유선염, 관절통.

밥30 독비(犢鼻)

독비의 '독(犢)'은 송아지를 뜻하고 '비(鼻)'는 코를 뜻하니, 독비는 송아지의 코와 비슷하게 생긴 무릎에 있는 자리라는 뜻이다. 수지침법에서의 독비는 눈이 충혈되어 좀처럼 풀리지 않을 때 꾸준하게 뜸을 뜨면 효과가 있는 자리이다. 뜸은 한 번에 35장을 뜬다.

몸에서의 위치 : 무릎의 바깥쪽에서 슬개골의 아래.

다스리는 탈 : 무릎 관절염, 눈의 충혈, 소아설사.

밥31 족삼리(足三里)

족삼리의 '삼(三)'은 하늘, 땅, 사람을 가리키는 것이고, '리(里)'는 밭으로 땅을 의미하니, 바로 오행상 토(土)에 해당되는 밥통 줄기를 뜻한다. 따라서 족삼리는 밥통 줄기에 있는 중요한 자리라는 뜻이다. 족삼리는 밥통 줄기의 합혈이며, 오행상으로 토(土)에 해당되는 오행혈이다. 전통적인 침법이나 수지침법에서의 족삼리는 예로부터 소화기 질환, 다리 질환, 호흡기 질환, 부인과 질환 등 많은 부분에 사용되던 중요한 자리로, 이와 같은 만성병에 대단히 효과가 좋은 자리이다.

전통적인 침법에서의 족삼리가 마르지 않도록 계속해서 뜸을 뜨면 장수한다고 해서 널리 사용되고 있는 자리이다.

몸에서의 위치 : 정강이뼈〔경골〕의 머리 부분에 해당되는 자리에서 아래로 움푹 들어간 자리.

다스리는 탈 : 급・만성 위염, 급・만성 장염, 소아소화불량, 한쪽 마비, 빈혈, 고혈압, 알레르기성 질환, 황달, 신경쇠약, 부인과 질환.

밥32 상거허(上巨虛)

상거허는 아랫다리 근육이 볼록하게 솟아 있는 곳의 모서리의 누르면 오목해지는 자리라는 뜻이다.

몸에서의 위치 : 족삼리혈에서 아래로 3치.

다스리는 탈 : 복통, 설사, 장염, 위염, 속이 탈 때.

밥33 하거허(下巨虛)

하거허는 상거허 아래에 있는 자리라는 뜻이다.

몸에서의 위치 : 상거허혈에서 아래로 3치.

다스리는 탈 : 급・만성 장염, 급・만성 간염, 하지 마비.

밥34 해계(解谿)

해계의 '해(解)'는 풀다, 가르다는 뜻이고 '계(谿)'는 골짜기를 뜻하니, 골짜기가 갈라져 펼쳐지는 것을 뜻한다. 다시 말하면, 밥통 줄기의 아랫다리 부분과 발 부분이 만나는 곳, 힘줄이 갈라지는 곳에 움푹 들어간 자리라는 뜻이다. 해계는 밥통 줄기의 경혈이며, 오행상으로 화(火)에 해당되는 오행혈이다. 수지침법에서의 해계는 뜸을 통하여 눈의 탈을 고치는 자리로 쓰인다.

몸에서의 위치 : 발목 앞쪽에 움푹 들어간 자리.

다스리는 탈 : 두통, 신장염, 장염, 발에 쥐가 날 때.

밥35 충양(衝陽)

충양의 '충(衝)'은 동맥의 박동이 느껴지는 곳에 사용하는 것이고, '양(陽)'은 양의 줄기인 밥통 줄기를 가리키는 것이다. 따라서 충양은 양의 줄기인 밥통 줄기에서 동맥의 박동이 느껴지는 자리라는 뜻이다. 충양은 밥통 줄기의 원혈로서, 밥통 줄기의 허와 실을 진단하는 자리이다.

몸에서의 위치 : 해계혈에서 아래로 1.5치.

다스리는 탈 : 두통, 안면신경마비, 치통, 정신과 질환, 열성 질환, 팔·다리를 움직이기 불편할 때.

밥36 함곡(陷谷)

함곡은 뼈 사이에 움푹 들어간 곳에 있는 자리라는 뜻이다. 함곡은 밥통 줄기의 유혈이며, 오행상으로 목(木)에 해당되는 오행혈이다. 고열이 나면서 열이 좀처럼 내려가지 않을 때에 함곡혈을 많이 사용한다.

몸에서의 위치 : 발등에 있어서 둘째와 셋째 발바닥 뼈〔중족골〕가 만나는 곳.

다스리는 탈 : 얼굴이 부을 때, 결막염, 히스테리.

밥37 내정(內庭)

내정은 둘째와 셋째 발가락을 벌리면 생기는 넓다란 자리라는 뜻이다. 내정은 밥통 줄기의 형혈이며, 오행상으로 수(水)에 해당되는 오행혈이다. 전통적인 침법에서의 내정은 식중독에 걸렸을 때나, 신경쇠약, 손발이 찰 때 효과가 좋은 자리이다.

몸에서의 위치 : 둘째와 셋째 발가락이 만나는 넓다란 부분.

다스리는 탈 : 치통, 코피, 눈이 쑤시고 아플 때, 위통, 급·만성 장염, 각기.

밥38 여태(厲兌)

여태의 '여(厲)'는 엄하다, 사납다는 뜻이고, '태(兌)'는 지나가다, 기뻐하다, 모인다는 뜻이다. 따라서 여태는 소화기 장애로 예리한 통증이 있을 때, 통증을 가라앉히고 원기를 북돋아 주는 자리라는 뜻이다. 여태는 밥통 줄기의 정혈이며, 오행상으로 금(金)에 해당되는 오행혈이다. 전통적인 침법이나 수지침법에서의 여태는 발열이 동반되는 급성병인 경우에 사혈하여 치료하는 중요한 자리이다.

몸에서의 위치 : 둘째 발가락 발톱 아래에서 셋째 발가락 쪽으로 1푼 떨어진 지점.

다스리는 탈 : 뇌빈혈, 신경쇠약, 편도선염, 간염, 소화불량, 히스테리.

제6장 지라 줄기

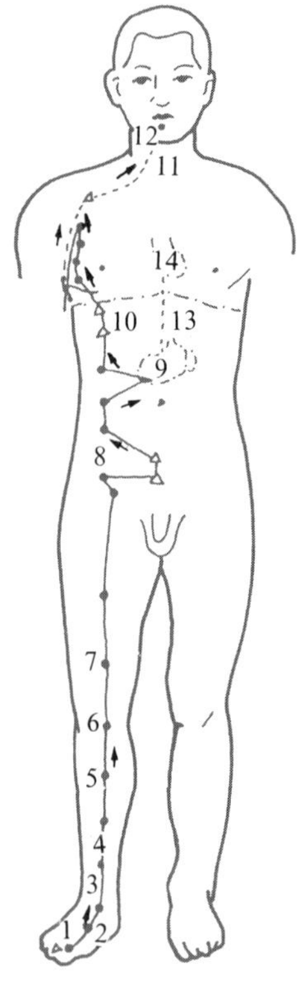

〈그림 6〉 지라 줄기

1. 엄지발가락 끝에서 시작하여 발가락 안쪽 적백육제 사이로 해서 2. 내민 뼈마디를 지나서 3. 안쪽 복사뼈 앞쪽으로 해서 4. 장딴지로 올라가 5. 정갱이뼈 뒤쪽을 따라 6. 간 줄기의 앞으로 교차되어 7. 허벅다리 안쪽으로 올라가 8. 배로 들어가 9. 지라에 소속되고 위에 연락하고 10. 횡격막을 지나 11. 인후를 끼고 12. 혀뿌리로 가서 혀 아래에서 흩어진다. 13. 한 갈래는 다시 밥통에서 갈라져 횡격막을 지나 14. 염통으로 들어간다.

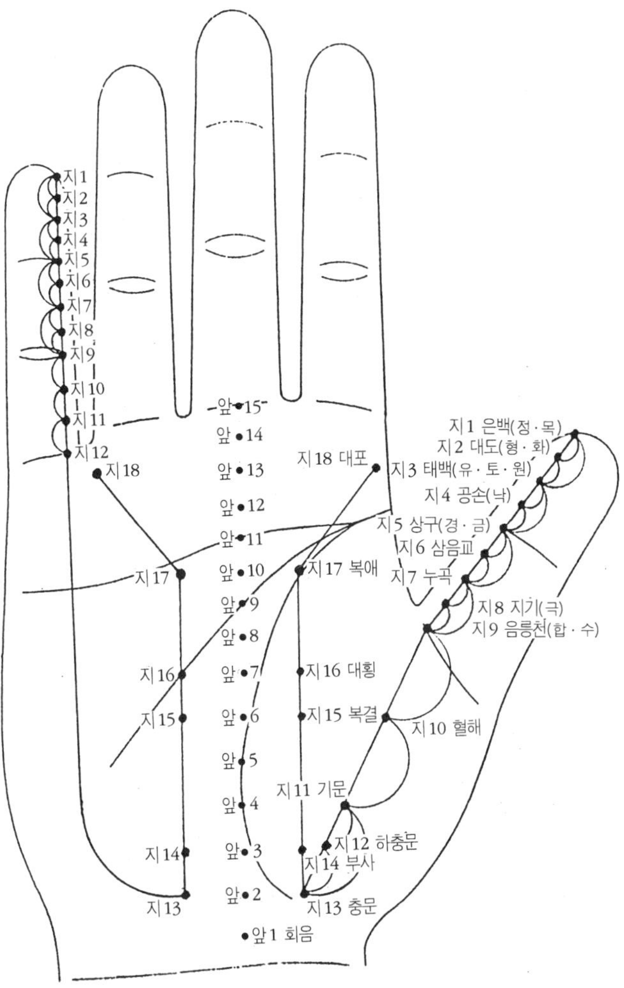

지1
지2
지3
지4
지5
지6
지7
지8
지9
지10
지11
지12
지18
지17
지16
지15
지14
지13
앞15
앞14
앞13
앞12
앞11
앞10
앞9
앞8
앞7
앞6
앞5
앞4
앞3
앞2
앞1 회음
지18 대포
지17 복애
지16 대횡
지15 복결
지14 부사
지13 충문
지12 하충문
지11 기문
지10 혈해
지9 음릉천(합·수)
지8 지기(극)
지7 누곡
지6 삼음교
지5 상구(경·금)
지4 공손(낙)
지3 태백(유·토·원)
지2 대도(형·화)
지1 은백(정·목)

지1 은백(隱白)

은백의 '은(隱)'은 숨는다, 보이지 않는다는 뜻이고, '백(白)'은 희다, 밝다는 뜻이다. 따라서 밝은 것을 가린다는 뜻으로, 양의 줄기인 밥통 줄기에서 넘어와 음의 줄기인 지라 줄기〔족태음비경(足太陰脾經)〕가 시작되는 자리임을 뜻하고 있다. 은백은 지라 줄기의 정혈이며, 오행상으로 목(木)에 해당되는 오행혈이다. 정혈들은 위급한 상황시 기사회생을 시키기 위한 구급혈로 많이 사용한다.

몸에서의 위치 : 엄지 발가락 아래에서 바깥측으로 1푼 떨어진 곳, 태돈혈〔간 줄기〕의 옆.

다스리는 탈 : 복통, 구토, 월경 과다, 소화관 출혈, 소아경련, 소화불량.

지2 대도(大都)

대도는 지라 줄기의 기가 모이는 형혈임을 가리키고 있다. 오행상으로 화(火)에 해당되는 오행혈이다. 전통적인 침법에서의 대도는 소화기 질환으로 열이 생겼을 때 사혈을 하면 효과가 있는 자리이다.

몸에서의 위치 : 엄지 발가락의 기절골에서 발바닥 쪽 지점.

다스리는 탈 : 열성 질환, 설사, 위통, 중풍.

지3 태백(太白)

태백의 '태(太)'는 크다, 중요하다는 것을 뜻하는데, 이는 태백이 지라 줄기의 유혈이며 원혈인 중요한 자리임을 뜻하는 것이다. 오행상으로 토(土)에 해당되는 오행혈이다. 또한 태백은 지라 줄기의 원혈로서, 지라 줄기의 허와 실을 진단하는 자리이다.

몸에서의 위치 : 엄지 발가락의 중수골 뒤쪽 아래.

다스리는 탈 : 위통, 급성 위장염, 두통, 변비, 이질.

지4 공손(公孫)

공손은 공평하게 나눈다는 뜻으로, 지라 줄기의 낙혈을 가리키는 말이다. 전통적인 침법에서의 공손은 주로 위장 질환 즉, 위통, 소화불량, 장출혈, 구토 등에 많이 쓰인다.

몸에서의 위치 : 태백에서 뒤쪽으로 1치.

다스리는 탈 : 구토, 월경 불순, 위통, 급·만성 장염.

지5 상구(商丘)

상구의 '상(商)'은 허파의 소리를 뜻하는 것으로 허파를 뜻하고, '구(丘)'는 언덕이라는 뜻으로 그 위치가 복숭아뼈 밑에 자리하고 있음을 가리키는 말이다. 이름에서 알 수 있듯이 상구는, 허파와 관계있는 탈에도 효과가 있는 자리이다. 상구는 지라와 허파의 이상으로 인해서 생기는 탈에 널리 사용되는 자리이다. 상구는 지라 줄기의 경혈이며, 오행상으로 금(金)에 해당하는 오행혈이다. 전통적인 침법에서의 상구 자리는 발등이 붓고 아플 때, 다리가 몹시 약한 어린이에게 지압이나 뜸으로 자극을 주면 좋은 자리이다. 수지침법에서는 눈다래끼나 눈이 아플 때, 각막염이 있을 때 좋은 자리이다.

몸에서의 위치 : 복숭아뼈 앞쪽 아래 움푹 들어간 자리.

다스리는 탈 : 부종, 장염, 위염, 소화불량, 폐결핵, 흉막염.

지6 삼음교(三陰交)

삼음교는 다리를 지나가는 세 개의 음의 줄기〔지라 줄기와 간 줄기, 콩팥 줄기〕가 만나는 자리라는 뜻이다. 바로 한 번의 자극으로 세 줄기의 사기를 조절할 수 있는 자리이다. 전통적인 침법이나 수지침법에서의 삼음교는 예로부터 허약 체질이나 소화기가 약한 사람들에게 족삼리와 함께 강장혈로 많이 사용하던 자리이다. 또한 부인과 질환과 남자 생식기병의 명혈로 꼽히던 자리이다. 그러나 전통적인 침법에서의 삼음교는 임신중인 부인에게는 침을 금했던 자리이며, 월경 불통일 때 침을 놓으면 즉시 효과가 나타나는 자리이다.

몸에서의 위치 : 복숭아뼈 정중앙에서 위로 3치.

다스리는 탈 : 설사, 신경쇠약, 신경성 피부염, 습진, 복통.

지7 누곡(漏谷)

누곡의 '누(漏)'는 새어나오다, 틈, 사이 등의 의미가 있는 것으로, 뼈와 살의 틈, 사이에 있는 자리라는 뜻이다.

몸에서의 위치 : 복숭아뼈 정중앙에서 위로 6치.

다스리는 탈 : 하지 마비, 소화불량, 무릎의 통증.

지8 지기(地機)

지기의 '지(地)'는 오행상 토(土)에 해당되는 지라 줄기를 뜻하는 것이고, '기(機)'는 베를 짤 때 쓰는 도구, 즉 조작, 조절하는 도구를 뜻한다. 따라서 지기는 지라 줄기의 극혈로서, 지라 줄기에 이상이 있을 때 그 반응이 나타나는 곳이다. 지기는 지라 줄기의 극혈이기에, 갑작스런 지라 줄기의 이상에 효과가 있다.

몸에서의 위치 : 음릉천에서 아래로 3치.

다스리는 탈 : 생리통, 월경 불순, 오줌을 잘 누지 못할 때, 부인의 복부에 생기는 딱딱한 응어리.

지9 음릉천(陰陵泉)

음릉천은 음의 줄기인 지라 줄기에 있어서 언덕과 같은 부위에 있는 자리라는 뜻이다. 음릉천은 지라 줄기의 합혈이며, 오행상으로 수(水)에 해당되는 오행혈이다. 전통적인 침구법에서의 음릉천은 배꼽 윗부분에서 차가움으로 인한 탈〔자다가 몸이 식어 배가 아픈 경우〕이 생겼을 때 다스리고, 양릉천은 열이나 부종에 의한 탈〔일사병으로 두통이 있을 때〕이 생겼을 때 다스린다.

수지침법에서의 음릉천은 편도선염, 인후염에도 효과가 있는 자리로서, 뜸을 37장 정도를 놓는다. 그리고 침 마취혈이기도 하다.

몸에서의 위치 : 다리의 안쪽면에서 무릎 아래뼈〔경골〕 머리 부분〔무릎쪽으로 닿는 뼈〕 아래로 움푹 들어가는 자리.

다스리는 탈 : 복수, 월경 불순, 유정, 요실금, 음위, 신장염, 이질, 장염.

지10 혈해(血海)

혈해는 글자 그대로 피의 바다인데, 피의 순환을 관장하는 자리라는 뜻이다. 기를 관장하는 자리는 앞가온 줄기의 기해이다. 지라 줄기는 혈(血)을 주관하여 혈액순환에 관계되는 탈에 효과가 있다. 전통적인 침법에서의 혈해는 생리 불순의 결과로 생기는 요통, 아랫배의 긴장, 다리의 부종, 두통과 같은 어혈증일 경우 누르면 통증을 느끼게 되는 자리이다. 침이나 뜸, 부항, 지압 등으로 혈해 자리에 자극을 주는 것은 혈액순환을 도와주기 때문에 미용에도 좋다.

수지침법에서의 혈해는 편도선염이나 소아천식이 있을 때 대단히 효과가 좋은 자리로서 방법은 뜸 7장을 뜬다.

몸에서의 위치 : 무릎뼈〔슬개골〕의 상단에서 위로 2치.

다스리는 탈 : 신경성 피부염, 월경 불순, 생리통, 빈혈.

지11 기문(箕門)

기문의 '기(箕)'는 삼태기, 키를 뜻하는 것으로, 지라 줄기의 사기를 걸러내는 문이라는 뜻이다.

몸에서의 위치 : 혈해혈에서 위로 6치.

다스리는 탈 : 요실금, 요도염.

지12 하충문(下衝門)

하충문은 충문의 아래에 있는 자리로, 충문과 같은 역할을 하는 자리이다.

지13 충문(衝門)

충문의 '충(衝)'은 지나가다, 돌진하다 등의 뜻으로, 지라 줄기가 복부로 향하는 문이라는 뜻이다.

몸에서의 위치 : 곡골혈〔앞가온 줄기〕에서 양 옆으로 3.5치.

다스리는 탈 : 고환염, 치질, 탈항.

지14 부사(府舍)

부사는 지라 줄기의 사기가 모이는 자리라는 뜻이다.

몸에서의 위치 : 충문혈에서 위로 7푼.

다스리는 탈 : 아랫배가 아플 때, 복부팽창, 변비.

지15 복결(腹結)

복결은 배의 응어리라는 뜻으로, 배 부위의 응어리가 있을 때 만져지는 자리이며 그 응어리를 푸는 데 좋은 자리라는 뜻이다.

몸에서의 위치 : 부사혈에서 위로 3치.

다스리는 탈 : 설사, 복통, 변비.

지16 대횡(大橫)

대횡은 배꼽에서 옆으로 멀리 떨어진 곳에 있는 자리라는 뜻이다. 대횡은 인체의 상반신과 하반신의 기능이 균형을 잘 이루고 있는가, 아닌가를 진단하는 중요한 자리이다. 수지침법에서의 대횡은 설사나 변비에 특히 효과가 좋으며, 피로회복에도 대단히 좋은 자리이다.

몸에서의 위치 : 배꼽에서 양 옆으로 3.5치.

다스리는 탈 : 설사, 변비, 복막염, 월경 곤란, 신경쇠약.

지17 복애(復哀)

복애는 말 그대로 배의 슬픔이란 뜻이다. 바꾸어 말하면 배의 통증을 다스리는 자리라는 뜻이다.

몸에서의 위치 : 대횡혈(大橫穴)에서 위로 3치.

다스리는 탈 : 소화불량, 변비, 이질.

지18 대포(大包)

대포는 크게 감싼다는 뜻으로, 대포가 있는 위치가 가슴의 양옆에 있어 마치 가슴을 감싸고 있는 듯하다고 해서 붙여진 이름이다. 대포는 기관지염이나 천식에 효과가 있는 자리이다. 침은 30분을 꽂고 있는다.

몸에서의 위치 : 겨드랑이 중앙〔극천혈〕에서 아래로 6치.

다스리는 탈 : 온몸이 쑤시고 아플 때, 천식, 늑간신경통.

제7장 염통 줄기

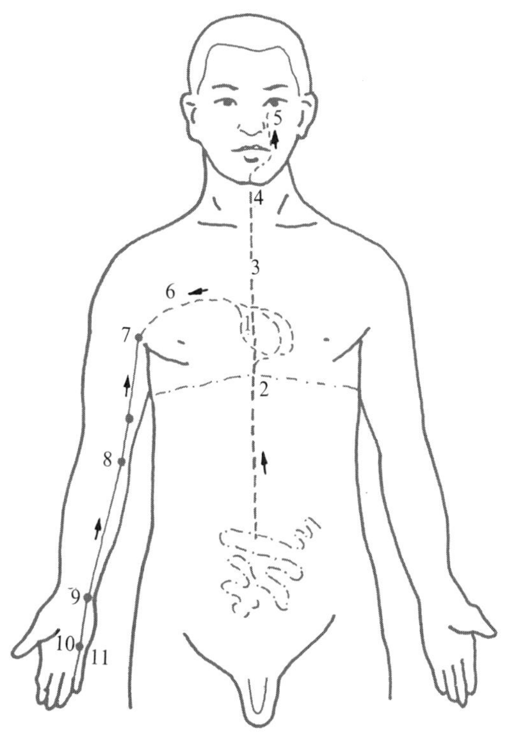

〈그림 7〉 염통 줄기

1. 염통 속에서 시작하여 염통에 붙어 있는 혈맥으로 나와 2. 횡격막을 뚫고 내려와 작은창자와 연락된다. 3. 한 갈래는 염통에 붙어 있는 혈맥에서 4. 인후를 끼고 올라가 5. 목계(目系)에 연계된다. 6. 바로 가는 줄기는 다시 심계(心系)에서 폐로 올라가 겨드랑이 밑으로 나와 7. 상박 안쪽 뒤로 내려가 8. 허파, 염통 두 줄기의 뒤로 하여 팔뚝으로 내려오고 9. 팔 내측 뒤를 따라 10. 손바닥 뒤 예골 끝을 거쳐서 손바닥 안쪽 뒤로 들어가 11. 새끼손가락 안쪽 끝으로 나간다.

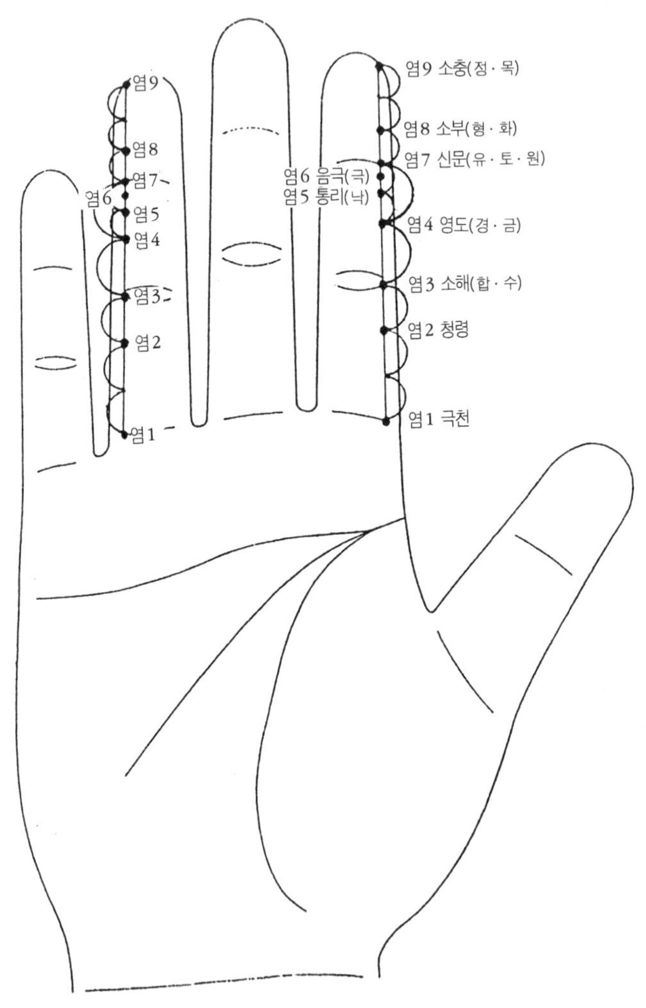
염9
염8
염7
염6
염5
염4
염3
염2
염1
염9 소충(정 · 목)
염8 소부(형 · 화)
염7 신문(유 · 토 · 원)
염6 음극(극)
염5 통리(낙)
염4 영도(경 · 금)
염3 소해(합 · 수)
염2 청령
염1 극천

염1 극천(極泉)

극천은 염통 줄기의 가장 윗부분에 있으면서, 경기(經氣)가 샘처럼 솟아나기 시작하는 곳이라는 뜻이다. 전통적인 침법에서의 극천은 겨드랑이에서 냄새가 나는 경우, 삼릉침〔사혈침〕으로 사혈을 하면 효과가 있다고 한 자리이다. 그러나 몸에서의 극천 자리에는 동맥이 지나가고 있어 맥을 보던 자리였던만큼 사혈을 할 경우 조심해야 한다.

몸에서의 위치 : 겨드랑이의 중심.

다스리는 탈 : 어깨관절염, 어깨 주위의 염증, 심통, 가슴이 답답하거나 두근두근거릴 때.

염2 청령(靑靈)

청령은 글자 그대로 건강한 정신이라는 뜻으로, 신령(神靈)이 머무는 배알인 염통의 침자리임을 뜻하는 것이다.

몸에서의 위치 : 소해혈에서 3치 위.

다스리는 탈 : 눈이 노랗게 되었을 때, 견비통, 가슴이 아플 때.

염3 내소해(內少海)

소해는 염통 줄기의 경기(經氣)가 모여 내〔천(川)〕가 되고 강이 되어, 작은 바다를 이루는 자리라는 뜻이다. 바로 염통 줄기의 합혈임을 가리키는 말로 오행상으로 수(水)에 해당되는 자리이다. 합혈은 만성병을 치료할 때 필수적으로 사용하는 자리이다.

몸에서의 위치 : 팔굽 안쪽에서 볼록 튀어나온 뼈 안쪽 움푹 들어

간 곳.

다스리는 탈 : 잠이 오지 않을 때, 눈이 아른아른거릴 때, 신경쇠약, 구토, 두통.

염4 영도(靈道)

영도의 '영(靈)'은 신령이 머무는 염통을 가리키는 것으로, 염통에 이르는 길임을 뜻한다. 즉 염통 줄기의 경혈임을 가리키는 말로 오행상으로 금(金)에 해당하는 자리이다. 전통적인 침법에서의 영도는 숨이 차거나 가슴이 답답할 때, 기침이 날 때 지압하는 것만으로도 효과를 볼 수 있는 자리이다. 지압을 할 때에는 엄지를 곧게 세워 강하게 누른다.

몸에서의 위치 : 신문혈에서 위로 1.5치.

다스리는 탈 : 심통, 척골신경통, 히스테리, 갑자기 입이나 귀가 부자유스럽게 되었을 때.

염5 통리(通里)

통리는 염통으로 통하는 길이라는 뜻으로, 염통 줄기의 낙혈임을 가리키는 말이다. 통리는 염통 줄기의 낙혈이다.

몸에서의 위치 : 신문혈에서 위로 1치.

다스리는 탈 : 신경쇠약, 심통, 히스테리성 실어증, 정신분열증, 월경 과다, 모르는 사이에 오줌을 지릴 때.

염6 음극(陰郄)

음극의 '음(陰)'은 음의 줄기인 염통 줄기임을 가리키는 말이고, '극(郄)'은 음극이 염통 줄기의 극혈임을 가리키는 말이다.

극혈은 급성병을 다스리는 데 매우 효과가 있는 자리로서, 특히 심장혈관의 변화로 인해 일어나는 급성 심부전의 원인이 되는 협심증의 발작은 좌측의 겨드랑이에서부터 새끼 손가락에 걸친 염통 줄기에 예리한 통증이 오는데, 이때에는 전통적인 침법에서의 신문 자리와 심유, 단유를 힘껏 누르면 통증을 가라앉힐 수 있다. 심장병일 때는 음극이나 통리, 영도, 신문 중의 한 부분에서 반응이 나타난다.

몸에서의 위치 : 신문혈에서 위로 5푼.

다스리는 탈 : 심계항진, 신경쇠약, 폐결핵.

염7 신문(神門)

신문은 귀신, 혼령이 드나드는 문이라는 뜻으로, 염통 줄기의 이상에 민감한 반응을 보이는 자리임을 가리키고 있다. 신문은 염통 줄기의 유혈이며 원혈이고, 오행상으로 토(土)에 해당하는 자리이다. 전통적인 침법에서의 신문은 맥을 보아 부인의 임신 여부를 가늠하는 자리이다. 부인이 임신을 한 경우에는 맥의 박동이 크게 끊임없이 뛴다. 그리고 염통의 허와 실을 진단하는 데 사용하는 자리이다.

몸에서의 위치 : 손바닥의 손목금에서 새끼 손가락 밑으로 힘줄 안쪽에 위치.

다스리는 탈 : 건망증, 불면, 심계항진, 꿈을 많이 꿀 때.

염8 소부(少府)

소부의 '소(少)'는 수소음심경(手少陰心經)의 '소(少)'이고, '부(府)'는 재화나 문서 따위를 갈무리하여 두는 창고를 뜻한다. 따라서 소부는 염통 줄기의 사기가 모이는 곳임을 가리키고 있다. 『십사경발휘』에서 "소부는 장중열(掌中熱)을 주관한다"고 하였다. 손바닥이 달아오르듯 뜨거운 것은 과로를 한 경우에 많이 나타나는 증상으로 몹시 피곤하다는 신호이다. 신경질적인 사람에게서는 손이 촉촉할 정도로 땀이 나기 쉬운데, 이때에는 전통적인 침법에서의 소부를 다스리면 효과를 볼 수 있다. 소부는 염통 줄기의 영혈이며, 오행상으로는 화(火)에 해당되는 자리이다.

몸에서의 위치 : 넷째와 다섯째 손가락 중수골 사이, 새끼 손가락과 넷째 손가락을 접어서 손바닥에 닿는 지점.

다스리는 탈 : 협심증, 오줌을 잘 못 누거나 오줌을 흘릴 때, 손바닥에 열이 나는 것, 가슴이 아플 때.

염9 소충(少衝)

소충의 '소(少)'는 소부의 '소'와 마찬가지로 염통 줄기를 의미하고, '충(衝)'은 부딪치는 것을 뜻한다. 따라서 소충은 염통 줄기의 끝에 있는 자리임을 뜻한다. 소충은 특히 심장질환에 효과가 있으며, 수지침법으로 전중 자리에 뜸을 뜨는 것은 심계항진에 대단히 좋다. 뜸은 3~5장 뜬다.

몸에서의 위치 : 새끼 손가락 손톱 밑에서 안쪽으로 1푼 아래.

다스리는 탈 : 심계항진, 고열, 생리통, 소아경기.

제8장 작은창자 줄기

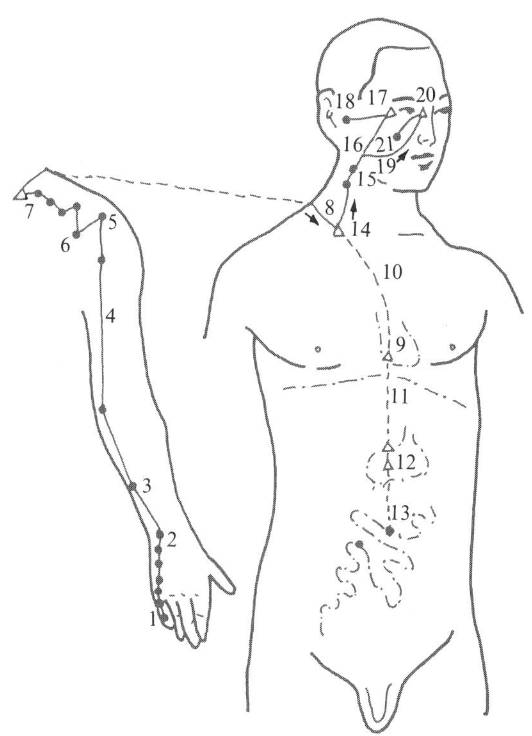

〈그림 8〉 작은창자 줄기

1. 새끼손가락 끝에서 시작하여 2. 손 바깥쪽을 나와 3. 곧게 비골 아래를 따라 올라가 팔꿈치 안쪽 두 뼈 사이로 빠져 4. 상박의 뒤쪽으로 해서 5. 어깨 붙은 곳으로 나와 6. 견갑골을 돌아 7. 어깨 위의 대추혈에서 교차되고 8. 결분으로 들어가 9. 염통에 연락되고 10. 인후를 따라 11. 횡격막을 지나 12. 위를 지나 13. 작은창자에 소속된다. 14. 한 갈래는 따로 결분에서 15. 목을 따라 16. 뺨에 올라가 17. 눈 외자에 이르렀다가 18. 다시 귓속으로 들어간다. 19. 한가닥은 뺨에서 갈라져 콧마루를 끼고 올라가 20. 눈 내자에 이르렀다가 21. 비스듬히 관골부에 연락된다.

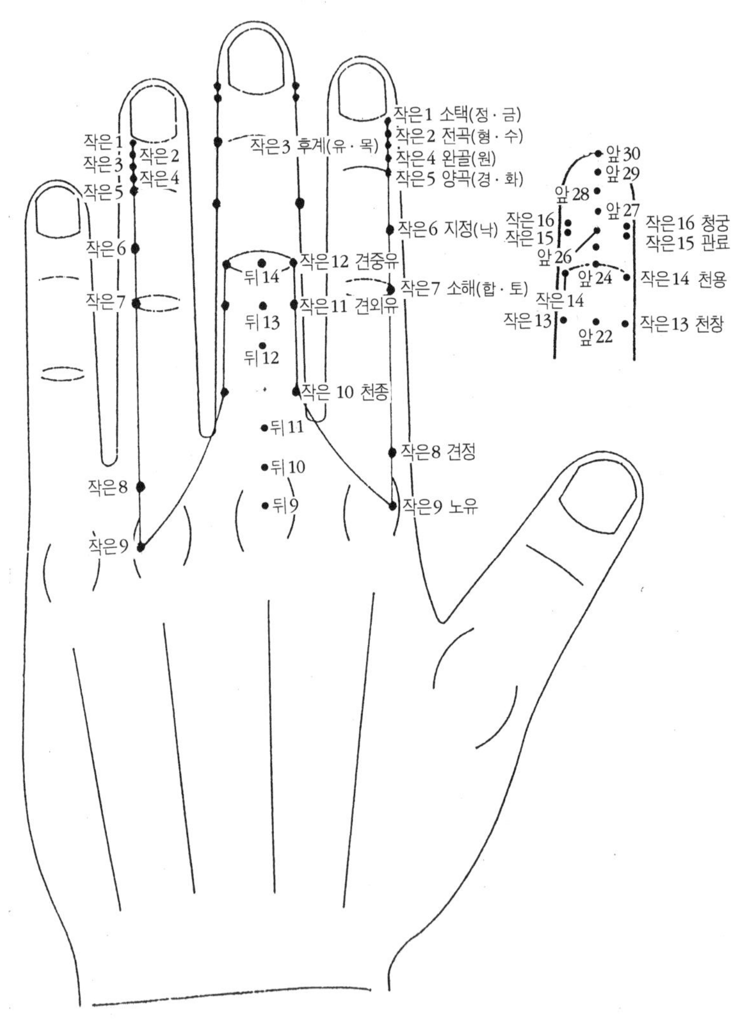
작은1
작은3
작은5
작은2
작은4
작은6
작은7
작은8
작은9
작은3 후계(유 · 목)
작은1 소택(정 · 금)
작은2 전곡(형 · 수)
작은4 완골(원)
작은5 양곡(경 · 화)
작은6 지정(낙)
작은7 소해(합 · 토)
작은8 견정
작은9 노유
작은10 천종
작은11 견외유
작은12 견중유
뒤14
뒤13
뒤12
뒤11
뒤10
뒤9
앞30
앞29
앞28
앞27
앞26
앞24
앞22
작은16
작은15
작은14
작은13
작은16 청궁
작은15 관료
작은14 천용
작은13 천창

작은1 소택(少澤)

소택은 작은창자 줄기를 윤택하게 하는 자리라는 뜻이다. 작은창자 줄기의 정혈로 오행상으로 금(金)에 해당되는 오행혈이다. 수지침법에서의 소택은 눈이 아른아른거릴 때나 중풍으로 쓰러졌을 때, 생리통이 심할 때, 손이 마비될 때에 이 자리를 사혈하면 효과가 있다.

몸에서의 위치 : 새끼 손가락 손톱 아랫부분에서 바깥쪽으로 1푼 떨어진 곳.

다스리는 탈 : 백내장, 녹내장, 두통, 유선염, 유즙 분비 부족.

작은2 전곡(前谷)

전곡은 뼈와 근육이 오목하게 튀어나온 자리에 있다는 뜻이다. 전곡은 작은창자 줄기의 형혈이며, 오행상으로 수(水)에 해당되는 오행혈이다. 전통침법에서의 전곡은 부인이 아이를 낳고 젖이 없을 때 효과가 있는 자리이다.

몸에서의 위치 : 새끼 손가락 기절골에서 첫째 마디쪽으로 바깥쪽에 해당되는 자리.

다스리는 탈 : 이명, 유선염, 손가락마비.

작은3 후계(後谿)

후계는 전곡 아래 뼈와 근육이 오목한 곳에 있는 자리에 있다는 뜻이다. 후계는 작은창자 줄기의 유혈이며, 오행상으로 목(木)에 해당되는 오행혈이다.

몸에서의 위치 : 새끼 손가락 중수골에서 첫째 마디쪽으로 바깥쪽에

해당되는 자리.

다스리는 탈 : 히스테리, 두통, 눈이 아른아른거릴 때, 다섯 손가락이 아플 때, 황달.

작은4 완골(腕骨)

완골은 손목뼈 중 하나의 이름으로, 그 뼈 앞에 있는 자리라는 뜻이다. 완골은 작은창자 줄기의 원혈로서, 작은창자 줄기의 허와 실을 진단하는 중요한 자리이다. 전통적인 침법에서의 완골은 척골신경마비에 좋은 자리로, 이곳을 자극하면 신경마비를 감소시키는 효과가 있다.

몸에서의 위치 : 새끼 손가락 아래쪽으로 손바닥 뼈〔제5중수골〕아래 움푹한 자리.

다스리는 탈 : 발열, 구토, 황달, 두통, 이명.

작은5 양곡(陽谷)

양곡은 큰창자 줄기의 양계와 함께 손등의 손목에 있어서 양의 계곡에 해당되는 자리라는 뜻이다. 양곡은 작은창자 줄기의 경혈이며, 오행상으로 화(火)에 해당되는 오행혈이다.

전통적인 침법에서의 양곡에 침을 놓으면 열을 내리는 효과가 있다. 수지침법에서의 양곡은 귀에서 소리가 날 때 효과가 있는 자리로서 뜸 7장을 뜬다.

몸에서의 위치 : 새끼 손가락 아래쪽으로 손목 부위에 볼록하게 튀어나온 뼈가 있는데, 그 뼈의 아랫부분이다.

다스리는 탈 : 손 관절염, 이하선염, 열성 질환, 정신과 질환, 이명.

작은6 지정(支正)

지정은 본래의 줄기를 가르는 자리라는 뜻으로, 작은창자 줄기의 낙혈임을 가리키는 말이다. 지정은 염통 줄기의 낙혈인 통리와 연결되는 곳이다.

몸에서의 위치 : 양곡에서 위로 5치.

다스리는 탈 : 두통, 신경쇠약, 손가락이 아플 때.

작은7 외소해(外小海)

외소해는 작은창자 줄기의 기들이 모여 작은 바다를 이룬 곳이라는 뜻으로, 작은창자 줄기의 합혈임을 가리키는 말이다. 소해는 작은창자 줄기의 합혈이며, 오행상으로 토(土)에 해당되는 오행혈이다.

몸에서의 위치 : 팔꿈치 아래쪽에 볼록하게 튀어나온 뼈 아랫부분.

다스리는 탈 : 척골신경통, 척골신경마비, 견비통, 난청, 전두통, 편두통, 맹장염, 급성 위통, 위경련.

작은8 견정(肩貞)

견정은 글자 그대로 어깨를 바르게 하는 자리라는 뜻이다.

몸에서의 위치 : 팔을 옆구리에 붙였을 때, 겨드랑에서 위로 1치 되는 자리.

다스리는 탈 : 상지 마비, 견비통.

작은9 노유(臑兪)

노유의 '노(臑)'는 팔꿈치, 즉 위팔을 뜻하고 '유(兪)'는 특별한 뜻을 가지고 있지는 않다. 따라서 노유는 어깨에 있으면서 어깨의 증상에 효과가 있는 자리라는 뜻이다. 전통적인 침법이나 수지침법에서의 노유는 어깨에 관련된 탈에 높은 효과가 있는 자리이다.

몸에서의 위치 : 견료혈〔삼초 줄기〕에서 옆으로 1치.

다스리는 탈 : 고혈압, 견비통.

작은 10 천종(天宗)

천종은 윗부분에 있는 중요한 자리라는 뜻이다. 전통적인 침법에서 오른쪽의 천종은 간의 장해에, 왼쪽의 천종은 심장의 장해에 효과가 있는 것으로 알려져, 부항을 뜰 때 많이 이용하고 있다. 또한 유즙 분비가 부족하거나 유선염이 있을 때도 효과가 대단히 좋은 자리이다. 운동선수가 팔을 쓸 수 없다고 한탄하는 경우가 있는데, 이것은 천종 주위의 근육이 강직되어서 그런 것이다.

몸에서의 위치 : 견갑골의 중심 부분에서 누르면 몹시 아픈 자리.

다스리는 탈 : 숨 가쁠 때, 어깨와 위팔이 아플 때, 유선염, 젖 분비 부족, 흉통.

작은 11 견외유(肩外兪)

견외유는 글자 그대로 척추에서 바깥쪽에 있는 자리라는 뜻이다.

몸에서의 위치 : 도도혈〔앞가온 줄기〕에서 양 옆으로 3치.

다스리는 탈 : 어깻죽지가 아플 때.

작은12 견중유(肩中兪)

견중유는 견외유에 비하여 안쪽에 있는 자리라는 뜻이다.

몸에서의 위치 : 대추혈〔앞가온 줄기〕에서 양 옆으로 2치.

다스리는 탈 : 견비통, 기관지염, 시력 감퇴.

작은13 천창(天窓)

천창은 작은창자 줄기가 어깨 부위에 있다가 비로소 머리로 통하게 되는 목에 있는 자리라는 뜻이다. 전통적인 침법에서의 천창은 중이염이나 이하선염과 같은 귀의 탈에 많이 사용되고 있으며, 편도선염과 같이 목이 부은 데에도 잘 듣는다. 이때 지압을 하는 것만으로도 효과를 볼 수 있다.

몸에서의 위치 : 부돌에서 뒤쪽으로 5푼〔0.5치〕, 목젖에서는 3.5치.

다스리는 탈 : 갑상선종, 편도선염, 이하선염, 중이염.

작은14 천용(天容)

천용의 '용(容)'은 물건을 넣는다, 담는다는 뜻으로, 머리의 모든 탈들을 다스리는 데 사용되는 자리임을 가리킨다.

몸에서의 위치 : 턱의 모서리 바로 아래.

다스리는 탈 : 인후염, 편도선염.

작은15 관료(顴髎)

관료는 광대뼈에 구멍처럼 되어 있는 곳에 있는 자리라는 뜻이다. 전통적인 침법에서의 관료는 미용에 좋은 자리로서 얼굴의 주름을 펴는 데 효과가 있는 자리이다. 주름이 생기는 이유는 얼굴의 피부만이 다른 곳의 피부와 달리 근육조직과 붙어서 형성되었기 때문이다. 따라서 얼굴근육의 수축에 따라 여러 가지 표정이 생기게 되는데, 근육의 이완으로 주름이 생기게 된다. 따라서 관료 자리를 수시로 만져주는 것은 얼굴의 주름을 펴는 데 좋은 방법이다.

몸에서의 위치 : 눈의 가장자리 선과 코의 밑선을 연결하여 만나는 자리.

다스리는 탈 : 삼차 신경통, 안면신경통.

작은16 청궁(聽宮)

청궁은 음성을 받아들이는 궁궐이라는 뜻이다.

몸에서의 위치 : 귀톨 바로 앞.

다스리는 탈 : 중이염, 이명, 난청, 외이도염.

제9장 오줌보 줄기

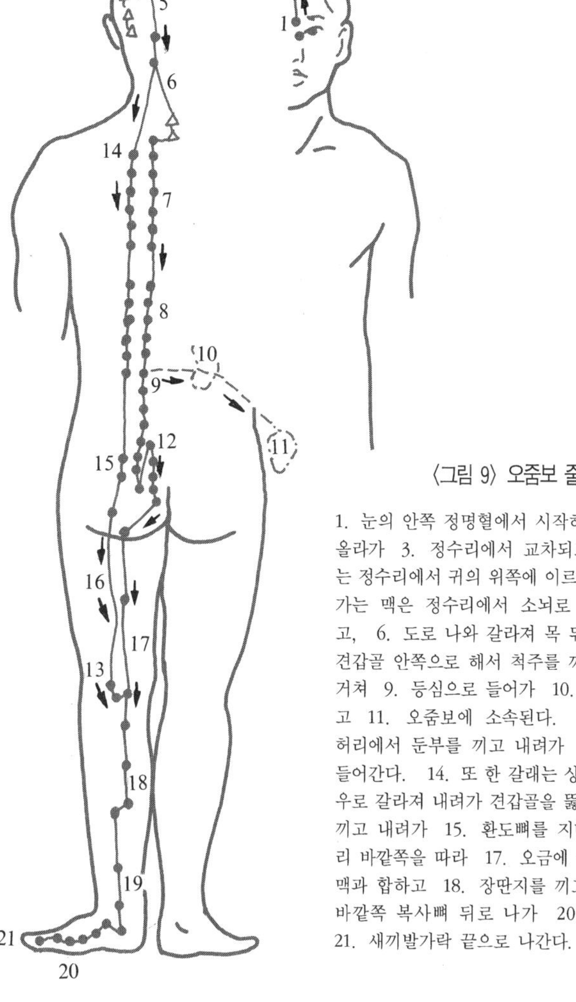

〈그림 9〉 오줌보 줄기

1. 눈의 안쪽 정명혈에서 시작하여 2. 이마로 올라가 3. 정수리에서 교차되고 4. 한 갈래는 정수리에서 귀의 위쪽에 이르른다. 5. 곧게 가는 맥은 정수리에서 소뇌로 들어가 연락하고, 6. 도로 나와 갈라져 목 뒤로 내려와 7. 견갑골 안쪽으로 해서 척주를 끼고 8. 요부를 거쳐 9. 등심으로 들어가 10. 콩팥에 연락되고 11. 오줌보에 소속된다. 12. 한 갈래는 허리에서 둔부를 끼고 내려가 13. 오금 속에 들어간다. 14. 또 한 갈래는 상박 내측에서 좌우로 갈라져 내려가 견갑골을 뚫고 척주 속으로 끼고 내려가 15. 환도뼈를 지나 16. 허벅다리 바깥쪽을 따라 17. 오금에 내려가 먼저 온 맥과 합하고 18. 장딴지를 끼고 내려가 19. 바깥쪽 복사뼈 뒤로 나가 20. 경골을 따라 21. 새끼발가락 끝으로 나간다.

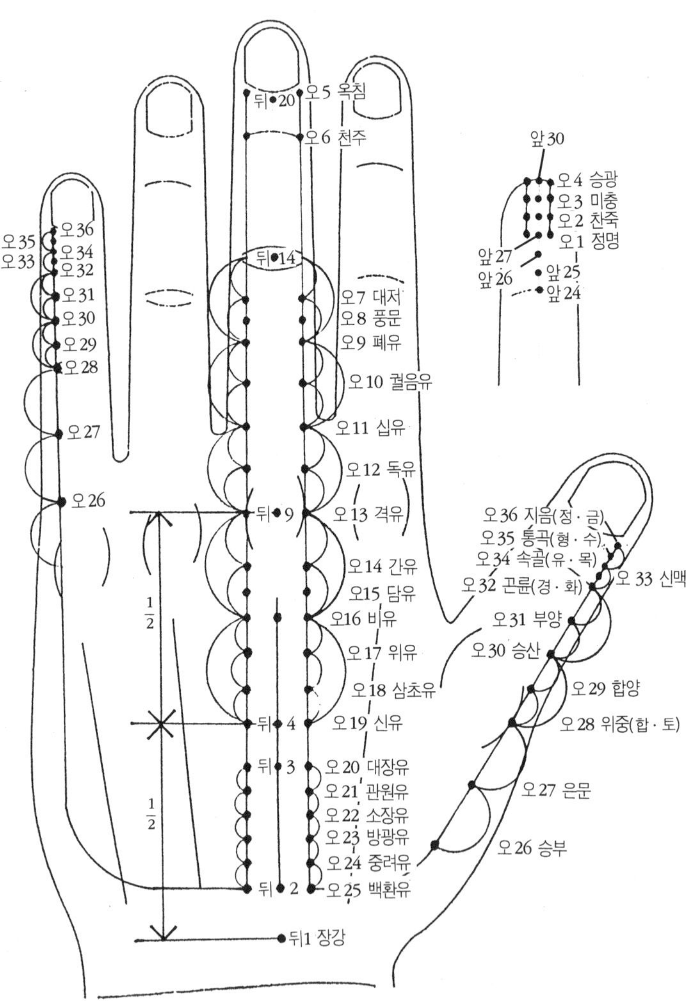
뒤 20
오5 옥침
오6 천주
뒤 14
오7 대저
오8 풍문
오9 폐유
오10 궐음유
오11 심유
오12 독유
뒤 9
오13 격유
오14 간유
오15 담유
오16 비유
오17 위유
오18 삼초유
뒤 4
오19 신유
뒤 3
오20 대장유
오21 관원유
오22 소장유
오23 방광유
오24 중려유
뒤 2
오25 백환유
뒤1 장강
1/2
1/2
오35
오36
오33
오34
오32
오31
오30
오29
오28
오27
오26
앞30
오4 승광
오3 미충
오2 찬죽
오1 정명
앞27
앞26
앞25
앞24
오36 지음(정 · 금)
오35 통곡(형 · 수)
오34 속골(유 · 목)
오32 곤륜(경 · 화)
오 33 신맥
오31 부양
오30 승산
오29 합양
오28 위중(합 · 토)
오27 은문
오26 승부

오1 정명(睛明)

정명의 '정(睛)'은 눈동자를 뜻하고 '명(明)'은 분명하다, 비춘다는 것을 뜻한다. 따라서 정명은, 눈을 가리던 것을 제거하고 분명하게 사물이 보이게 하는 자리라는 뜻이다. 전통적인 침법에서의 정명은 망진(望診)시 작은창자, 밥통, 오줌보 줄기의 반응이 쉽게 나타나는 중요한 자리이다. 눈이 붉고 아프며 막이 생길 때, 현기증이 있을 때, 야맹증 등에 아주 효과가 좋은 자리이다. 이때에는 침을 놓는 것도 좋지만, 미숙한 사람은 조심스러운 부분이기에 침보다는 손가락으로 지압하는 것이 좋다. 그러면 눈이 시원하고 맑아지게 된다. 눈 주위도 함께하는 것이 좋다.

몸에서의 위치 : 눈을 감고 눈의 안쪽 끝에서 1푼 떨어진 곳.

다스리는 탈 : 급・만성 안구결막염, 근시, 원시, 난시, 야맹증, 시신경 위축, 녹내장, 안면신경마비.

오2 찬죽(攢竹)

찬죽은 대나무 잎의 모양을 하고 있는 곳에 있는 자리라는 뜻이다. 자고 일어났을 때 눈이 부었으면 전통적인 침법에서의 찬죽을 직접 엄지 손가락으로 지압하면 좋은 효과를 볼 수 있다. 눈이 부은 듯이 보이는 것은 눈 주위의 근육이 지쳐 느슨해진 증거이다. 수지침법에서의 찬죽은 사물을 볼 때 잘 보이지 않으며 눈물이 나올 때, 두통, 얼굴의 통증일 때 삼릉침으로 사혈하면 효과가 좋은 자리이다.

몸에서의 위치 : 눈썹의 안쪽 끝 부분.

다스리는 탈 : 두통, 급성 결막염, 안면신경마비, 근시, 눈이 부

었을 때.

오3 미충(眉衝)

미충은 눈썹 위에 위치하여 동맥이 박동하는 것을 느낄 수 있는 자리라는 뜻이다.

몸에서의 위치 : 신정혈〔뒷가온 줄기〕에서 양 옆으로 5푼.

다스리는 탈 : 두통, 눈앞이 아른아른거릴 때, 코가 막힐 때.

오4 승광(承光)

승광은 햇빛을 받는 자리라는 뜻이다.

몸에서의 위치 : 귀에서 직선으로 올라갔을 때 중앙에서 양 옆으로 1.5치.

다스리는 탈 : 감기, 두통, 눈이 잘 안 보이거나 무엇이 끼인 듯이 보여질 때.

오5 옥침(玉枕)

옥침은 누으면 베개가 닿는 부위에 있는 자리라는 뜻이다. 수지침법에서의 옥침은 열이 날 때, 정신이 혼미할 때, 말을 많이 하였거나 중풍으로 혀가 굳어질 때, 피로에서 오는 근시에는 사혈하는 대단히 중요한 자리이다.

몸에서의 위치 : 뇌호혈〔앞가온 줄기〕에서 양 옆으로 1.3치.

다스리는 탈 : 두통, 근시, 눈앞이 아른아른거릴 때.

오6 천주(天柱)

천주는 머리의 침자리 중에서 중요한 위치에 있는 자리의 하나이다.

몸에서의 위치 : 아문혈〔앞가온 줄기〕에서 양 옆에서 1.3치.

다스리는 탈 : 후두통, 인후염, 히스테리, 신경쇠약.

오7 대저(大杼)

대저는 골수에 고인 사기를 퍼내는 자리라는 뜻이다.

몸에서의 위치 : 제1흉추와 제2흉추 사이에서 양 옆으로 1.5치 떨어진 곳.

다스리는 탈 : 감기, 기관지염, 폐렴, 관절염.

오8 풍문(風門)

풍문은 바람의 나쁜 기운이 들어가는 문이라는 뜻으로, 풍사에 의한 질병들을 예방, 치료하는 자리이다. 풍사에 의한 질병이 배꼽 위에 생겼을 때는 풍문을 다스리고, 배꼽 아래에 생겼을 때는 쓸개 줄기의 풍사를 다스린다. 『침구갑을경』에서 '풍문열부(風門熱府)'라고 하였듯이, 풍문은 뜨거움을 다스리는 자리이다. 따라서 전통적인 침법에서의 풍문은 풍사로 인한 감기에 뜸치료를 하면 대단히 효과가 좋은 자리이다. 감기에 걸려 두통이 있다든가 뒷덜미가 뻣뻣하게 굳을 때도 풍문을 치료한다.

몸에서의 위치 : 제2.3흉추 사이에서 양 옆으로 1.5치.

다스리는 탈 : 감기, 기관지염, 흉막염, 천식.

오9 폐유(肺兪)

폐유는 허파 줄기의 유혈이란 뜻이다. 유혈이란 사기가 들어가는 곳을 말하고, 모혈이란 유혈을 통하여 들어온 사기가 모이는 자리를 말한다. 유혈을 통하여 들어온 사기는 체내로 들어가 배알을 범하여 탈을 일으킨다. 허파 줄기의 유혈인 폐유는 허파의 허실 진단에 중요한 자리이지만, 허파 줄기의 모혈인 중부와 함께 활용하면 더욱 효과적이다.

몸에서의 위치 : 제3.4흉추 사이에서 양 옆으로 1.5치.

다스리는 탈 : 기관지염, 폐렴, 폐결핵, 자면서 땀을 흘릴 때.

오10 궐음유(厥陰兪)

궐음유는 심포 줄기의 유혈이란 뜻으로, 음증이면서 혈액순환이 좋지 않아 생기는 탈에 좋은 자리라는 뜻이다. 궐음유는 특히 혈액 순환이 좋지 않아 생기는 냉증에 대단히 좋은 자리이다. 심포 줄기의 모혈은 전중이다.

몸에서의 위치 : 제4.5흉추 사이에서 양 옆으로 1.5치.

다스리는 탈 : 신경쇠약, 풍습성 심장병, 늑간신경통.

오11 심유(心兪)

심유는 염통 줄기의 유혈로서, 염통에 사기가 들어가는 곳이라는 뜻이다. 염통 줄기의 모혈은 거궐이다.

몸에서의 위치 : 제5.6흉추 사이에서 양 옆으로 1.5치.

다스리는 탈 : 신경쇠약, 정신분열증, 히스테리, 심계항진.

오12 독유(督兪)

독유는 뒷가온 줄기의 유혈로서, 염통의 사기를 살피는 자리라는 뜻이다.

몸에서의 위치 : 제6.7흉추 사이에서 양 옆으로 1.5치.

다스리는 탈 : 복통, 유선염, 횡격막경련, 피부소양증, 머리털이 빠질 때, 고혈압.

오13 격유(膈兪)

격유의 '격(膈)'은 구별하게 하는 막이라는 뜻으로, 가슴 부분과 배 부분을 경계짓는 곳에 있는 자리라는 뜻이다. 바로 상초와 하초의 경계가 되는 자리로서, 상초와 중초의 기능을 조절하고 호흡, 순환, 소화기 질환에 이용가치가 높은 자리이다. 전통적인 침법에서의 격유는 각혈이나 토혈과 같이 어혈에서 오는 혈병(血病)에 효과가 좋은 자리이다. 혈병에는 침보다는 뜸이 더욱 효과적이다.

몸에서의 위치 : 제7.8흉추 사이에서 양 옆으로 1.5치.

다스리는 탈 : 빈혈, 만성 출혈성 질환, 신경성 구토, 임파선 결핵, 식도협착.

오14 간유(肝兪)

간유는 간 줄기의 유혈로서, 간에 사기가 들어가는 곳이라는 뜻이다. 간 줄기의 모혈은 기문이다. 간장이 나빠지면 오른쪽 갈비뼈 밑 부분이 무직하고 답답한 압박감이 생기게 된다. 또한 간유 자리를 중심으로 빼근하고 경직되는 증상이 나타난다. 이와 같은 간장의 기능쇠약을 정상화시키는 자리가 바로 전통적인 침법에서의 간유 자리이다. 수지침법에서 위경련이 있을 때나 고혈압으로 고통스러울 때 뜸을 뜨면 좋은 자리이다. 뜸은 한 번에 5~7장을 뜬다.

몸에서의 위치 : 제9.10흉추 사이에서 양 옆으로 1.5치.

다스리는 탈 : 급·만성 간염, 담낭염, 위 질환, 안 질환, 신경쇠약, 월경 불순, 불면증.

오15 담유(膽兪)

담유는 쓸개 줄기의 유혈로서, 쓸개에 사기가 들어가는 곳이라는 뜻이다. 쓸개 줄기의 모혈은 일월이다. 만성 담낭염일 때 몸에서의 오른쪽 담유 자리에 압통이 나타난다. 이때에는 뜸치료가 대단히 효과가 있다.

몸에서의 위치 : 제10.11흉추 사이에서 양 옆으로 1.5치.

다스리는 탈 : 담낭염, 간염, 위염, 임파선 결핵, 좌골신경통.

오16 비유(脾兪)

비유는 지라 줄기의 유혈로서, 지라에 사기가 들어가는 곳이라는 뜻이다. 지라 줄기의 모혈은 장문이다. 동의학에서 말하는 비(脾)는 현대의학에서 말하는 비장(脾臟)이 아니라 췌장(膵臟)을 가리킨다. 이 췌장에서 '인슐린'이 분비되는데 그것의 분비가 좋지 않으면 당뇨병이 되기 쉽다.

몸에서의 위치 : 제11.12흉추 사이에서 양 옆으로 1.5치.

다스리는 탈 : 위염, 위하수, 소화불량, 당뇨병, 부종, 빈혈, 신경성 구토, 만성 출혈성 질환, 간염, 장염.

오17 위유(胃兪)

위유는 밥통 줄기의 유혈로서, 밥통에 사기가 들어가는 곳이라는 뜻이다. 밥통의 모혈은 중완이다. 급성 위염이나 위 경변, 위무력증(아토니 : Atonie)이 있을 때 전통적인 침법에서의 위유에 강한 반응이 나타난다. 이때는 위유에 뜸으로 치료하며 밥통에 직접 효과를 나타내게 된다. 뜸은 한 번에 3장을 뜬다.

몸에서의 위치 : 제 12 흉추와 제 1 요추 사이에서 양 옆으로 1.5치.

다스리는 탈 : 불면증, 식욕부진, 장염, 간염, 위염, 위하수, 췌염, 위통.

오18 삼초유(三焦兪)

삼초유는 삼초 줄기의 유혈로서, 삼초에 사기가 들어가는 곳이라는 뜻이다. 삼초는 인체의 열에너지를 조절하는 곳으로서, 삼초유와 석문, 그리고 전중과 중완 이렇게 4개의 자리는 삼초를 조절하는 중요한 자리이다. 삼초 줄기의 모혈은 석문이다.

몸에서의 위치 : 제1. 2요추 사이에서 양 옆으로 1.5치.

다스리는 탈 : 신경쇠약, 복수, 위염, 장염, 요통.

오19 신유(腎兪)

신유는 콩팥 줄기의 유혈로서, 콩팥에 사기가 들어가는 곳이라는 뜻이다. 콩팥 줄기의 모혈은 경문이다. 전통적인 침법에서 신유의 응용 범위는 대단히 넓다. 콩팥은 현대의학적으로 부신기능에 해당되며 이곳에서 신체의 상태를 살핀다. 이곳에 응어리나 압통이 없으면 건강한 증거이고, 그 반대라면 과로한 상태인 것이다. 이러한 때는 정력이 감퇴되고 다리가 부어오르며, 혈압이 높아지는 증상이 나타난다. 여성이라면 생리 불순, 허리가 아프다든가, 다리가 냉한 증상이 나타난다. 이때는 몸에서의 자리든 손에서의 자리든 침이나 뜸, 부항, 맛사지, 지압 모두 효과가 있다.

몸에서의 위치 : 제2.3요추 사이에서 양 옆으로 1.5치.

다스리는 탈 : 신장염, 요통, 오줌을 흘릴 때, 유정, 음위, 기관지 천식, 월경 불순, 빈혈, 탈모, 이명.

오20 대장유(大腸兪)

대장유는 큰창자 줄기의 유혈로서, 큰창자에 사기가 들어가는 곳이라는 뜻이다. 큰창자 줄기의 모혈은 천추이다.

몸에서의 위치 : 제4.5요추 사이에서 양 옆으로 1.5치.

다스리는 탈 : 장염, 변비, 설사, 요부 염좌.

오21 관원유(關元兪)

관원유는 양기(陽氣)의 기본이 되는 원기가 집중되는 것을 방해하는 사기가 들어가는 곳이라는 뜻이다. 전통적인 침법이나 수지침법에서의 관원유는 요통과 성욕감퇴에 특효가 있으며, 만성 장염으로 인한 이질이나 설사와 부인의 대하를 치료하는 데 효과가 있는 자리이다.

몸에서의 위치 : 제5요추와 선골 사이에서 양 옆으로 1.5치.

다스리는 탈 : 만성 장염, 요통, 빈혈, 방광염.

오22 소장유(小腸兪)

소장유는 작은창자 줄기의 유혈로서, 작은창자에 사기가 들어가는 곳이라는 뜻이다. 작은창자의 모혈은 관원이다. 작은창자가 아파서 생기는 통증은, 일반적으로 배가 아픈 것과는 달리 배꼽을 중심으로 통증이 일어나면서 심한 이질이나 설사를 한다. 이질이나 설사, 변비, 요통에는 전통적인 침법에서의 소장유 자리에 온습포를 하면서 지압이나 맛사지를 하면 편해진다. 그리고 수지침법으로는 침이나 뜸을 놓거나 압봉을 붙인다.

몸에서의 위치 : 제5요추 끝단에서 아래로 1.5치.

다스리는 탈 : 유정, 변비, 장염, 요통, 설사.

오23 방광유(膀胱兪)

방광유는 오줌보 줄기의 유혈로서, 오줌보에 사기가 들어가는 곳이라는 뜻이다. 오줌보 줄기의 모혈은 중극이다.

몸에서의 위치 : 제5요추 끝단에서 아래로 3치.

다스리는 탈 : 요통, 좌골 신경통, 변비, 당뇨병, 설사.

오24 중려유(中膂兪)

중려유는 남성의 요도, 음경 등의 비뇨기에 사기가 들어가는 곳이라는 뜻이다.

몸에서의 위치 : 제5요추 끝단에서 아래로 4.5치.

다스리는 탈 : 좌염, 좌골 신경통.

오25 백환유(白環兪)

백환유는 우묵한 곳에 사기가 들어가는 곳이라는 뜻이다.

몸에서의 위치 : 제5요추 끝단에서 아래로 6치.

다스리는 탈 : 좌골 신경통, 항문 질환, 자궁내막염.

오26 승부(承扶)

승부는 다리의 기능을 도와서 지켜주는 자리라는 뜻이다. 전통적인 침법에서의 승부 자리는 살빼는 지압점으로 많이 사용되는 자리이다. 수지침법에서는 높은 열이 날 때 효과가 좋은 자리이다.

몸에서의 위치 : 엉덩이와 허벅지가 접하는 선의 중앙에서 대퇴골 바로 안쪽으로 움푹 들어가는 자리.

다스리는 탈 : 좌골 신경통, 하지 마비, 변비.

오 27 은문(殷門)

은문은 윗다리의 중앙에 있으면서 효과가 좋은 자리라는 뜻이다. 전통적인 침법에서의 은문은 좌골 신경통의 특효혈로 알려져 있다. 치료법은 침이나 뜸을 사용하는 것인데, 만성일 경우에는 뜸이 더 효과적이다.

몸에서의 위치 : 승부혈에서 아래로 6치.

다스리는 탈 : 추간판 탈출증, 후두통, 하지 마비, 좌골 신경통.

오 28 위중(委中)

위중의 '위(委)'는 꼬불꼬불하다는 뜻으로, 굽은 곳의 가운데 있는 자리라는 뜻이다. 위중은 오줌보 줄기의 합혈이며, 오행상으로 토(土)에 해당되는 오행혈이다. 수지침법에 있어서 위중은 눈병이 있을 때 뜸을 뜨는 것으로 효과를 볼 수 있는 자리이다. 뜸은 한 번에 37장을 뜬다.

몸에서의 위치 : 무릎 오금의 중앙.

다스리는 탈 : 눈병, 급성 위장염, 좌골 신경통, 무릎 관절염.

오 29 합양(合陽)

합양은 본 줄기와 곁가지가 다시 하나로 합쳐져 양지쪽을 가기 시작하는 곳에 있는 자리라는 뜻이다.

몸에서의 위치 : 위중혈에서 아래로 2치.

다스리는 탈 : 무릎 관절염, 오줌이 붉게 나올 때, 종기, 치질.

오30 승산(承山)

승산은 종아리에 힘살이 모여 마치 산과 같이 형성된 곳에 있는 자리라는 뜻이다.

몸에서의 위치 : 장딴지 힘줄이 '八'자 모양처럼 된 곳의 아래 지점.

다스리는 탈 : 탈항, 치질, 좌골 신경통, 하지 마비.

오31 부양(跗陽)

'부(跗)'는 다리의 뒷부분을 뜻한다. 따라서 부양은 다리의 뒷부분 양에 해당되는 자리라는 뜻이다.

몸에서의 위치 : 곤륜혈에서 위로 3치.

다스리는 탈 : 두통, 요통, 좌골 신경통.

오32 곤륜(崑崙)

곤륜은 중국에 있는 신성시했던 산의 이름으로, 곤륜이 있는 위치가 아킬레스건이 있는 중요한 곳이기에 붙여진 것으로 본다. 곤륜은 오줌보 줄기의 경혈이며, 화(火)에 해당되는 오행혈이다. 수지침법에서의 곤륜은 눈병이 있거나 어린아이가 야맹증이 있을 때 작은5번 양곡과 함께 대단히 효과가 좋은 자리이다. 치료방법은 뜸을 뜨는 것인데, 뜸은 34장을 뜬다.

몸에서의 위치 : 복숭아뼈 정중앙에서 아킬레스건 사이.

다스리는 탈 : 두통, 코피, 현기증, 갑상선종대, 좌골 신경통.

오33 신맥(申脈)

신맥은 기경 8 맥의 하나인 양교맥을 촉진(觸診)할 수 있는 곳이라는 뜻이다.

몸에서의 위치 : 복숭아뼈 정중앙에서 아래로 움푹 들어간 곳.

다스리는 탈 : 두통, 정신분열증, 현기증.

오34 속골(束骨)

속골은 뼈마디에 있는 자리라는 뜻이다. 속골은 오줌보 줄기의 유혈이며, 오행상으로 목(木)에 해당되는 오행혈이다.

몸에서의 위치 : 새끼 발가락 바깥쪽에서 중족골〔둘째 마디 부분〕의 발톱쪽 부분.

다스리는 탈 : 두통, 눈앞이 아른아른거릴 때, 정신과 질환.

오35 족통곡(足通谷)

족통곡은 경맥이 우묵한 곳을 통과하는 곳에 있는 자리라는 뜻이다. 족통곡은 오줌보 줄기의 형혈이며, 수(水)에 해당되는 오행혈이다. 족통곡은 현대인들에게 많은 긴장성 두통에 대단히 효과가 좋은 자리이다. 긴장이 계속되든가 걱정이나 과로가 계속되면 근육도 긴장이 되어 뒷골이 뻣뻣하며 아픔을 느끼게 되는데, 이때에는 뜸치료가 효과적이다. 심한 경우에는 사혈을 하면 좋다.

몸에서의 위치 : 새끼 발가락 바깥쪽에서 둘째 마디 부분에서 속골혈의 앞쪽 부분〔기절골〕.

다스리는 탈 : 눈앞이 아른아른거릴 때, 두통, 코피, 천식, 정신과

질환.

오36 지음(至陰)

지음은 양의 줄기인 오줌보 줄기에서 음의 줄기인 콩팥 줄기에 이르게 되었음을 나타내는 것이다. 지음은 오줌보 줄기의 정혈이며, 금(金)에 해당되는 오행혈이다. 지음은 오줌보 줄기의 마지막 자리로서 콩팥 줄기에 연결되는 위치에 있기 때문에, 오줌보 줄기의 특징과 콩팥 줄기의 특징을 가지고 있다. 따라서 지음은 비뇨기 질환에도 좋은 효과를 보이는 자리이다.

수지침법에서의 지음은 급성 편도선염, 감기, 중풍, 정신이 혼미할 때, 몸에서 열이 날 때, 급체 등에 사혈을 해주면 효과가 있다.

몸에서의 위치 : 새끼 발가락 발톱 아래에서 바깥쪽으로 1푼 떨어진 곳.

다스리는 탈 : 두통, 중풍, 아기를 낳기 어려울 때, 태아가 바르게 있지 않을 때.

제10장 콩팥 줄기

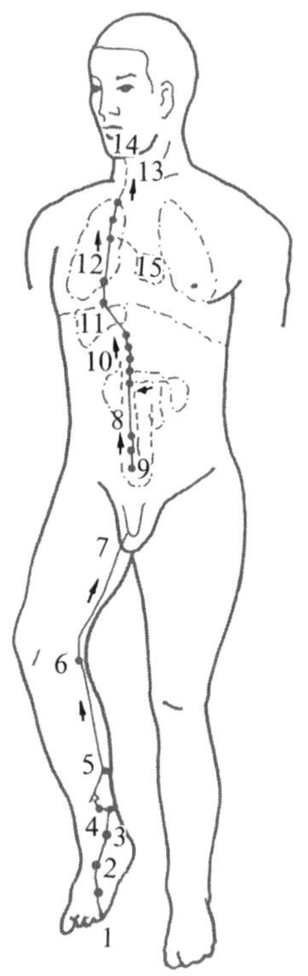

〈그림 10〉 콩팥 줄기

1. 새끼발가락 끝에서 시작하여 비스듬히 발바닥으로 뻗어나가 2. 연곡의 아래로 나와 3. 안쪽 복사뼈 뒤로 해서 4. 발꿈치 속으로 들어가 5. 장딴지 속으로 올라가 6. 오금 안쪽으로 나와 7. 허벅다리 안쪽으로 올라가 8. 척추를 끼고 콩팥에 소속되며 9. 오줌보에 연락된다. 10. 곧게 가는 맥은 콩팥에서 11. 간장 횡격막을 지나 올라가 12. 허파 속으로 들어간다. 13. 기관을 따라 올라가 14. 혓바닥 밑으로 들어간다. 15. 한 갈래는 허파에서 갈라져 나와 염통에 연락하고 가슴속에 퍼진다.

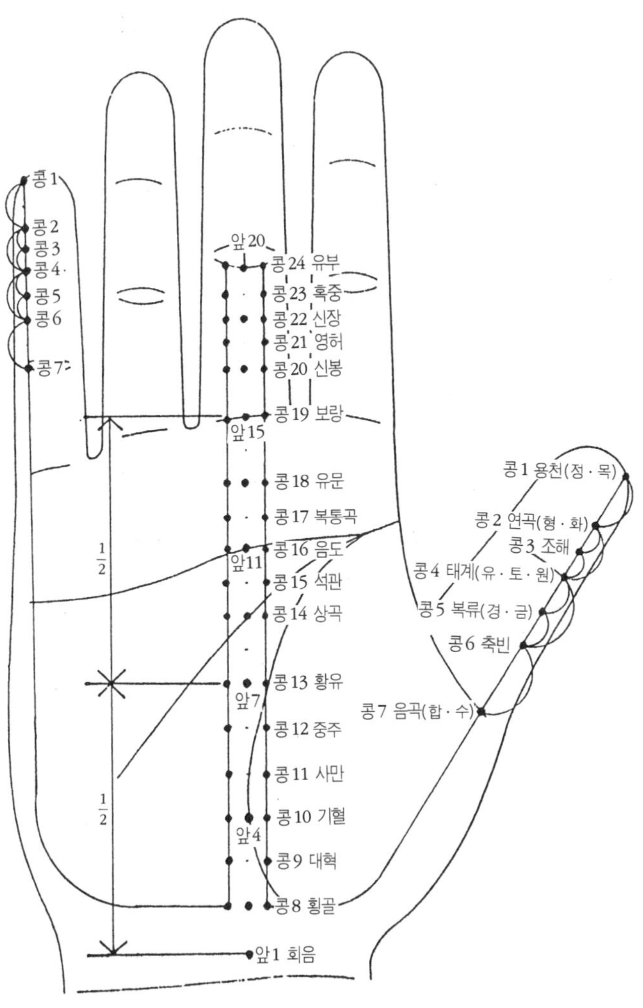
콩1
콩2
콩3
콩4
콩5
콩6
콩7
앞20
콩24 유부
콩23 혹중
콩22 신장
콩21 영허
콩20 신봉
콩19 보랑
앞15
콩18 유문
콩17 복통곡
콩16 음도
앞11
콩15 석관
콩14 상곡
콩13 황유
앞7
콩12 중주
콩11 사만
콩10 기혈
앞4
콩9 대혁
콩8 횡골
앞1 회음
1/2
1/2
콩1 용천(정 · 목)
콩2 연곡(형 · 화)
콩3 조해
콩4 태계(유 · 토 · 원)
콩5 복류(경 · 금)
콩6 축빈
콩7 음곡(합 · 수)

콩1 용천(湧泉)

용천은 선천적인 원기를 주관하고 있는 배알인 콩팥의 샘솟는 자리라는 뜻이다. 용천은 콩팥 줄기의 정혈이며, 오행상으로 목(木)에 해당되는 오행혈이다. 전통적인 침법에서의 용천 자리는 신기(神氣)가 들어가는 자리의 강장혈로 체력이 허약해지는 것을 방지하는 작용을 하고 있다. 방법은 뜸을 뜨는 것인데, 뜸을 뜰 때는 마늘이나 생강 위에 쑥을 놓고 뜸을 뜬다. 그러나 위급한 상황에서는 뜸을 떠서는 안되는 자리이다.

몸에서의 위치 : 발가락을 발바닥 쪽으로 접었을 때, 살이 갈라지는 지점. 제2·3중족골의 사이.

다스리는 탈 : 인사불성, 정신병, 불면, 고혈압, 중풍.

콩2 연곡(然谷)

옛날에는 단상골을 연곡이라고 불렀다. 따라서 연곡은 단상골 아래 계곡처럼 움푹 들어간 곳에 있는 자리라는 뜻이다. 연곡은 콩팥 줄기의 형혈이며, 오행상으로 화(火)에 해당되는 오행혈이다.

몸에서의 위치 : 복숭아뼈 아래 단상골과 발바닥이 만나는 곳의 움푹 들어간 자리.

다스리는 탈 : 월경 불순, 전립선 비대, 임포텐츠(음위), 당뇨병, 인후염, 방광염, 파상풍.

콩3 조해(照海)

조해는 바다를 밝게 하는 자리라는 뜻으로, 콩팥 줄기에 이상이 있을 때 반응이 나타나는 자리이다. 특히 월경 불순에 효과가 높은 자리이다.

몸에서의 위치 : 복숭아뼈 정중앙에서 아래로 1치.

다스리는 탈 : 월경 불순, 신경쇠약, 인후염, 편도선염.

콩4 태계(太谿)

태계는 크게 움푹한 곳에 있는 자리라는 뜻이다. 태계는 콩팥 줄기의 유혈이며, 오행상으로 토(土)에 해당되는 오행혈이다. 전통적인 침법에서의 태계 자리는 콩팥 줄기의 허와 실을 진단, 치료하는 원혈로서, 인간이 선천적으로 받은 생명력이 강한지 아니면 약한지를 조사하는 자리이다. 태계는 간질로 발작을 일으켰을 때 효과가 있는 자리이다.

몸에서의 위치 : 복숭아뼈의 정중앙과 아킬레스건을 이은 선상의 중간 지점.

다스리는 탈 : 월경 불순, 신장염, 신경쇠약, 폐기종, 탈모, 만성 인후염, 방광염, 유정, 이명, 치통.

콩5 복류(復溜)

복류는 흐르는 물이 다시 돌아온다는 뜻으로, 콩팥 줄기에 이상이 생겼을 때 사기가 겹쳐서 머무는 자리라는 뜻이다. 복류는 콩팥 줄기의 경혈이며, 오행상으로 금(金)에 해당되는 오행혈이다. 전통적인 침법에서의 복류는 현대 의학의 입장에서도 잘 치료가 되지 않는 부인과 질환이나 정력감퇴, 혈압이 높아서 일어나는 증상과 요통에 효과가 높은 자리이다.

몸에서의 위치 : 태계혈에서 위로 2치.

다스리는 탈 : 고환염, 요통, 잠을 자면서 땀을 흘릴 때, 신장염, 기능성 자궁 출혈.

콩6 축빈(築賓)

'축(築)'은 쌓는다는 뜻이고, '빈(賓)'은 따르다, 인도하다라는 뜻이다. 따라서 축빈은 걷게 되면 종아리 부근에 근육을 쌓아 올린 듯이 볼록하게 솟아오르는 자리이다. 전통적인 침법에서의 축빈은 소아의 태독(胎毒)과 그 밖의 중독 증상에 효과가 있는 자리이다.

몸에서의 위치 : 태계혈에서 위로 5치, 아킬레스건 앞의 지점.

다스리는 탈 : 신장염, 방광염, 고환염, 여자 생식기의 염증, 정신분열증.

콩7 음곡(陰谷)

음곡은 다리 안쪽〔음의 부위〕에 계곡 같이 움푹 들어간 곳에 있는 자리라는 뜻이다. 음곡은 콩팥 줄기의 합혈이며, 오행상으로 수(水)에 해당되는 오행혈이다. 음곡은 너무 놀라 무릎의 힘이 빠져 주저앉는 경우에도 효과가 있는 자리이다.

몸에서의 위치 : 무릎 안쪽에 힘줄이 있는 사이.

다스리는 탈 : 무릎관절염, 비뇨기·생식기 질환.

콩8 횡골(橫骨)

횡골은 옆으로 놓여져 있는 뼈 부근에 있다는 뜻이다.

몸에서의 위치 : 곡골혈〔앞가온 줄기〕에서 양 옆으로 5푼.

다스리는 탈 : 요도염, 음위, 유정.

콩9 대혁(大赫)

대혁이란 말을 풀어보면 커진다는 뜻이 있다. 바로 남성의 상징인 음경이 커지는 곳에 있는 자리라고 해서 붙여진 이름이다. 전통적인 침법이나 수지침법에서의 대혁은 콩팥이 허했을 때 효과가 있는 자리로서, 남성의 임포텐츠와 여성의 불감증에 효과가 있다. 그리고 다리의 근육이 아플 때 효과가 있는 자리이다.

몸에서의 위치 : 횡골에서 위로 1치, 중극혈〔앞가온 줄기〕에서 양 옆으로 5푼.

다스리는 탈 : 유정, 백대하 과다.

콩10 기혈(氣穴)

기혈은 콩팥 줄기의 기가 있는 자리라는 뜻이다.

몸에서의 위치 : 횡골에서 위로 2치, 관원혈〔앞가온 줄기〕에서 양 옆으로 5푼.

다스리는 탈 : 월경 불순, 대하, 불임증, 설사.

콩11 사만(四滿)

사만은 사방으로 가득하다는 뜻으로, 콩팥 줄기의 음의 증상으로 부인병이나 비뇨기에 탈이 있을 때 효과를 나타내는 자리이다.

몸에서의 위치 : 횡골에서 위로 3치, 석문혈〔앞가온 줄기〕에서 양 옆으로 5푼.

다스리는 탈 : 월경 불순, 대하, 불임증, 설사.

콩12 중주(中注)

중주는 가운데로 흘러간다는 뜻인데, 본래의 뜻은 콩팥 줄기의 기가 중주 자리를 거쳐 황유에서 콩팥으로 들어간다는 뜻이다.

몸에서의 위치 : 횡골에서 위로 4치, 배꼽 아래 1치.

다스리는 탈 : 월경 불순, 복통, 요통, 변비.

콩13 황유(肓兪)

황유 또한 중주와 같은 의미를 가지고 있다. 콩팥 줄기의 모혈은 쓸개 줄기의 경문이지만, 실제로 진단하는 데 있어서는 몸에서의 황유 자리를 눌러보아 진단을 한다. 황유는 콩팥의 허실을 조절하는, 즉 콩팥의 허증에 효과가 있는 자리이며, 남성측에 이상이 있어 자식을 낳을 수 없을 때도 효과가 있는 자리이다. 그리고 황유와 용천은 몸이 피곤하다거나 지쳐 있을 때 누르면 통증이 나타나는 자리이다.

몸에서의 위치 : 배꼽 양 옆으로 5푼.

다스리는 탈 : 소화불량, 복통, 요통, 만성 변비.

콩14 상곡(商曲)

콩팥 줄기는 황유에서 콩팥으로 들어가고, 다시 상곡에서 허파로 들어가는 것을 가리키는 것이다.

몸에서의 위치 : 하완혈〔앞가온 줄기 : 배꼽 위 2치〕에서 양 옆으로 5푼.

다스리는 탈 : 복막염, 변비, 복통.

콩15 석관(石關)

석관은 배가 돌처럼 딱딱하고 팽창되어 있을 때에 제거해 주는 자리이다.

몸에서의 위치 : 건리혈〔앞가온 줄기 : 배꼽 위 3치〕에서 양 옆으로 5푼.

다스리는 탈 : 위통, 변비, 식도경련.

콩16 음도(陰都)

음도는 콩팥 줄기의 사기가 모이는 자리라는 뜻이다. 위하수일 경우에는 몸에서의 간유, 폐유, 위유혈과 함께 뜸치료를 하면 효과가 있다.

몸에서의 위치 : 중완혈〔앞가온 줄기 : 배꼽 위 4치〕에서 양 옆으로 5푼.

다스리는 탈 : 폐기종, 흉막염, 복통.

콩17 복통곡(腹通谷)

복통곡은 음식물이 지나가는 부위에 있는 자리라는 뜻이다.

몸에서의 위치 : 상완혈〔앞가온 줄기 : 배꼽 위 5치〕에서 양 옆으로 5푼.

다스리는 탈 : 구토, 설사.

콩18 유문(幽門)

유문의 '유(幽)'는 숨다, 갇히다는 뜻으로, 배에서 가슴 부위로 바뀌는 출입구라는 뜻이다.

몸에서의 위치 : 거궐혈〔앞가온 줄기 : 배꼽 위 6치〕에서 양 옆으로 5푼.

다스리는 탈 : 위경련, 만성 위염, 위 확장, 구토, 설사.

콩19 보랑(步廊)

보랑은 염통으로 향하는 좁은 통로에 있는 자리라는 뜻이다.

몸에서의 위치 : 중정혈〔앞가온 줄기〕에서 양 옆으로 2치.

다스리는 탈 : 기관지염, 비염, 위염, 흉막염.

콩20 신봉(神封)

신봉의 '봉(封)'은 싸다는 뜻으로, 염통을 싸고 있는 곳에 있는 자리라는 뜻이다. 전통적인 침법에서의 신봉은 협심증이 원인이 되어 나타나는 여러 가지 증상에 효과가 있다.

몸에서의 위치 : 전중혈〔앞가온 줄기〕에서 양 옆으로 2치.

다스리는 탈 : 유선염, 기관지염, 협심증.

콩21 영허(靈墟)

영허는 염통이 있는 가슴 부위에 있는 자리라는 뜻이다.

몸에서의 위치 : 옥당혈〔앞가온 줄기〕에서 양 옆으로 2치.

다스리는 탈 : 유선염, 기관지염, 구토.

콩22 신장(神藏)

신장은 신봉이나 영허 등과 같은 의미를 가지고 있다.

몸에서의 위치 : 자궁혈〔앞가온 줄기〕에서 양 옆으로 2치.

다스리는 탈 : 구토, 기관지염.

콩23 욱중(彧中)

욱중의 '욱(彧)'은 의심하다, 수상쩍게 생각하다는 뜻으로 '혹

(惑)'과 같은 뜻을 가지고 있다. 따라서 욱중은 염통 부위에 있으면서 혹시 염통에 무슨 일이 생기지는 않았는가 의심하면서 경호하는 자리라는 뜻이다.

몸에서의 위치 : 화개혈〔앞가온 줄기〕에서 양 옆으로 2치.

다스리는 탈 : 해소, 기관지천식, 기관지염.

콩24 유부(兪府)

유부는 굵은 줄기〔經〕와 가는 줄기〔絡〕가 흘러 모이는 곳, 즉 사기들이 모이는 자리라는 뜻이다.

몸에서의 위치 : 화개혈에서 위로 1치 되는 곳에서 양 옆으로 2치.

다스리는 탈 : 구토, 천식, 인후염, 기관지염.

제11장 심포 줄기

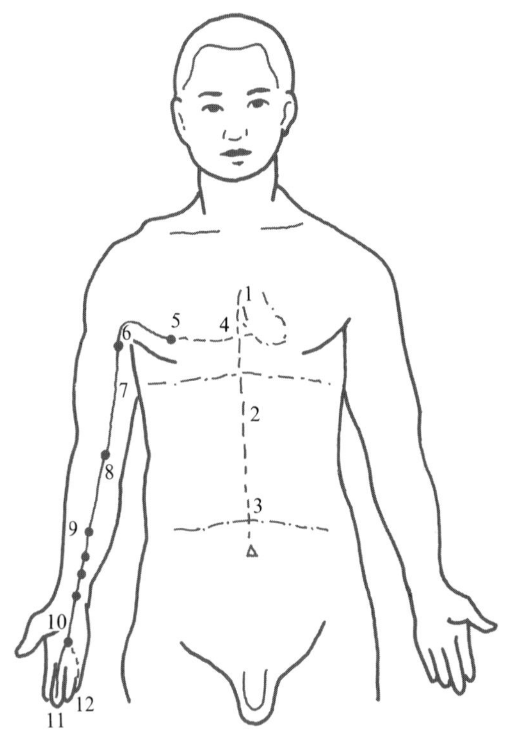

〈그림 11〉 심포 줄기

1. 가슴에서 시작하여 심포락에 소속되고 2. 횡격막을 내려가 3. 삼초에 고루 연락한다. 4. 한 갈래는 가슴을 따라 5. 겨드랑이 아래 3치 되는 곳으로 나와 6. 겨드랑이를 지나 7. 상박의 내측을 따라 허파 및 염통 두 줄기 사이로 내려와 팔꿈치로 가고 8. 팔꿈치 속으로 들어가 9. 전박을 따라 두 힘줄 사이로 빠져 10. 손바닥에 들어가고 11. 가운데손가락 끝으로 나간다. 12. 한 갈래는 손바닥에서 갈라져 약손가락 끝으로 나간다.

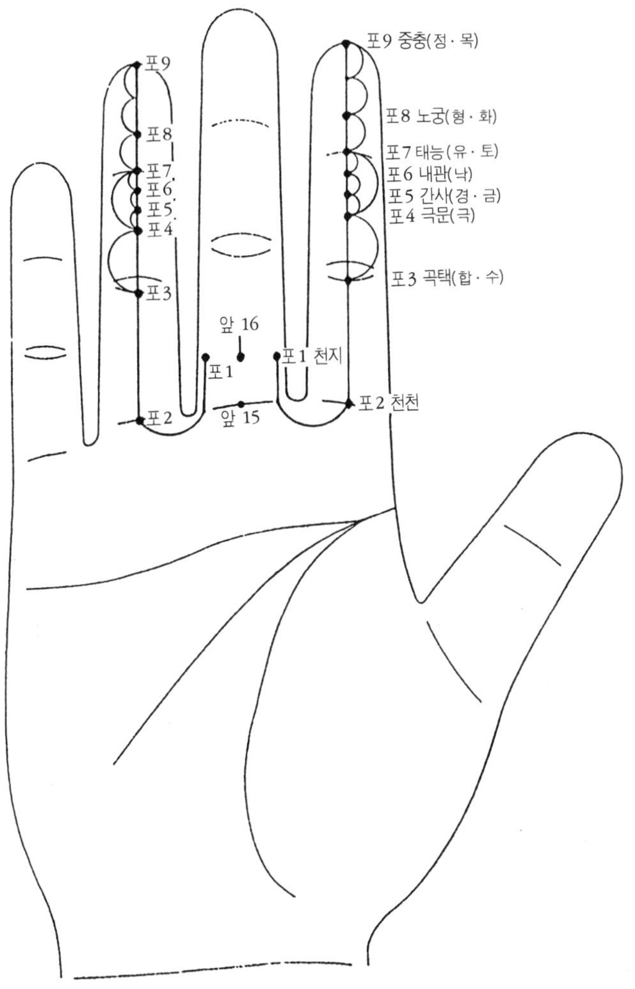
포9
포8
포7
포6
포5
포4
포3
포2
포1
앞 16
앞 15
포1 천지
포2 천천
포9 중충(정·목)
포8 노궁(형·화)
포7 태능(유·토)
포6 내관(낙)
포5 간사(경·금)
포4 극문(극)
포3 곡택(합·수)

포1 천지(天池)

천지는 상반신의 사기가 모이는 곳이라는 뜻이다.

몸에서의 위치 : 젖꼭지에서 바깥쪽 45도 방향으로 1치 위.

다스리는 탈 : 가슴과 옆구리가 결리고 아플 때, 유선염.

포2 천천(天泉)

천천은 염통으로 통하는 경기(經氣)가 나오는 곳이라는 뜻이다.

몸에서의 위치 : 차렷 자세를 했을 때, 겨드랑이 사이의 끝에서 아래로 2치 지점.

다스리는 탈 : 심계항진, 흉근통, 견비통.

포3 곡택(曲澤)

곡택은 팔굽의 안쪽으로 움푹 들어간 자리에 있다는 뜻이다. 곡택은 심포 줄기의 합혈이며, 오행상으로는 수(水)에 해당되는 자리이다. 전통적인 침법이나 수지침법에서의 곡택은 가슴이 답답하고 아플 때 효과가 있는 자리이다.

몸에서의 위치 : 팔굽의 안쪽으로 움푹 들어간 자리.

다스리는 탈 : 기관지염, 어깨와 손의 신경통, 급성 위장염.

포4 극문(郄門)

극문은 심포 줄기의 사기가 드나드는 극혈임을 뜻한다. 극문은 심포 줄기의 극혈로서 염통에 이상이 있을 때, 가령 가슴이 답답하거나 숨이 찰 때, 흉통이 있을 때 효과가 있는 자리이다. 염통과 혈관은 자율신경계에 의하여 조절되고 있기 때문에 극문을 자극하면 긴장도 풀리고 기분이 안정된다. 따라서 어지러울 때나 속이 메스꺼울 때 효과가 있는 자리이다.

몸에서의 위치 : 태능에서 위로 5치.

다스리는 탈 : 유선염, 흉막염, 히스테리, 속이 메스꺼울 때.

포5 간사(間使)

간사의 '간(間)'은 사이, 틈을 뜻하고, '사(使)'는 사용한다, 쓰다라는 뜻이다. 따라서 간사는 손을 사용할 때 움직이는 근육의 사이에 있는 자리라는 뜻이다. 간사는 심포 줄기의 경혈이며, 오행상으로는 금(金)에 해당되는 자리이다.

몸에서의 위치 : 태능에서 위로 3치.

다스리는 탈 : 위통, 열성의 소화불량, 정신분열증, 풍습성 심장병, 생리 불순.

포6 내관(內關)

내관은 심포 줄기의 관문이라는 뜻이다. 내관의 맞은편에는 양의 줄기인 삼초 줄기의 외관이 있어, 내관과 연결되는 자리이다. 바로 심포 줄기의 낙혈이다. 내관은 심포 줄기의 낙혈이다.

몸에서의 위치 : 태능에서 위로 2치.

다스리는 탈 : 불면증, 구토, 딸꾹질, 복통, 편두통, 갑상선 기능항진, 수술 후의 후유증에 따른 마비증세.

포7 태능(太陵)

태능은 손목 언덕 밑에 있는 중요한 자리라는 뜻이다. 태능은 심포 줄기의 유혈이며, 오행상으로 토(土)에 해당되는 자리이다. 또한 원혈로서 심포 줄기의 이상 여부를 진찰하는 자리이다. 수지침법에서의 태능은 임산부에게 침을 놓아서는 안되는 자리이다.

몸에서의 위치 : 손목금의 중앙.

다스리는 탈 : 만성 비염, 류마티스 관절염, 반신불수, 수족마비, 위염, 불면증, 정신병, 편도선염.

포8 노궁(勞宮)

노궁의 '노(勞)'는 과로, 피로를 뜻하고 '궁(宮)'은 모인다는 뜻으로, 피로시에 반응이 나타나는 자리이다. 전통적인 침법에서의 노궁은 피로회복에 대단히 좋은 자리로, 꾸준하게 뜸을 뜬다. 노궁은 심포 줄기의 형혈이며, 오행상으로 화(火)에 해당되는 자리이다. 몸의 마디마디가 쑤시고 아플 때 노궁을 침이나 뜸으로 다스리면 통증을 가라앉힐 수 있다.

몸에서의 위치 : 둘째와 셋째 손가락 중수골 사이.

다스리는 탈 : 구내염, 소아경기, 손가락 마비, 협심통, 정신병.

포9 중충(中衝)

중충은 가운데 손가락의 끝부분임을 뜻하는 것으로, 바로 심포 줄기의 마지막 자리임을 가리키는 말이다. 중충은 심포 줄기의 정혈이며, 오행상으로 목(木)에 해당되는 자리이다. 손은 뇌의 발현기관이며 내장의 판단기준이 된다. 예를 들어 심포 줄기가 흐르고 있는 가운데 손가락의 손톱이 핑크색이면 스트레스에 의한 내장 이상을 의심해야 하고, 검지와 중지 사이의 피부가 굳어지면 신경성에 의한 내장 이상을 의심해야 한다.

몸에서의 위치 : 가운데 손가락 손톱 밑 모서리에서 엄지 쪽으로 1푼 에 해당되는 자리.

다스리는 탈 : 중풍, 두통의 여파, 고열, 심통.

제12장 삼초 줄기

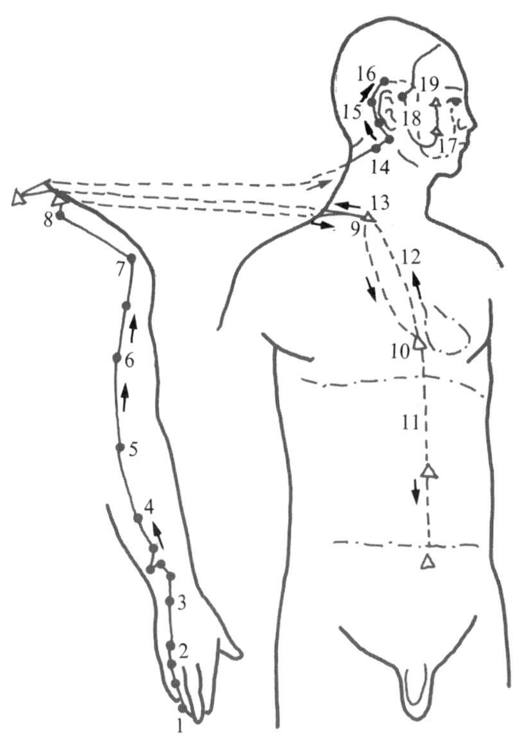

〈그림 12〉 삼초 줄기

1. 약손가락 끝에서 시작하여 2. 약손가락과 새끼손가락 사이로 올라와 3. 손등을 따라 4. 팔 바깥쪽 두 뼈 사이로 올라가 5. 팔꿈치로 들어가고 6. 팔 바깥을 따라 7. 어깨에 올라가고 8. 쓸개 줄기의 뒤로 교차되어 나와 9. 결분에 들어가고 10. 단중에 퍼져 심포에 연락되고 11. 횡격막을 지나 내려가 삼초에 고루 소속된다. 12. 한 갈래는 단중에서 13. 결분을 지나 14. 목으로 올라가 15. 귀에 연계되고 곧게 올라가 16. 귀 위 끝으로 나와 17. 다시 구부러져 내려와 빰에서 콧마루로 간다. 18. 한 갈래는 귀 뒤로부터 귓속으로 들어갔다가 귀 앞으로 나와 객주인을 지나 빰에서 교차되고 19. 눈 외자에 이른다.

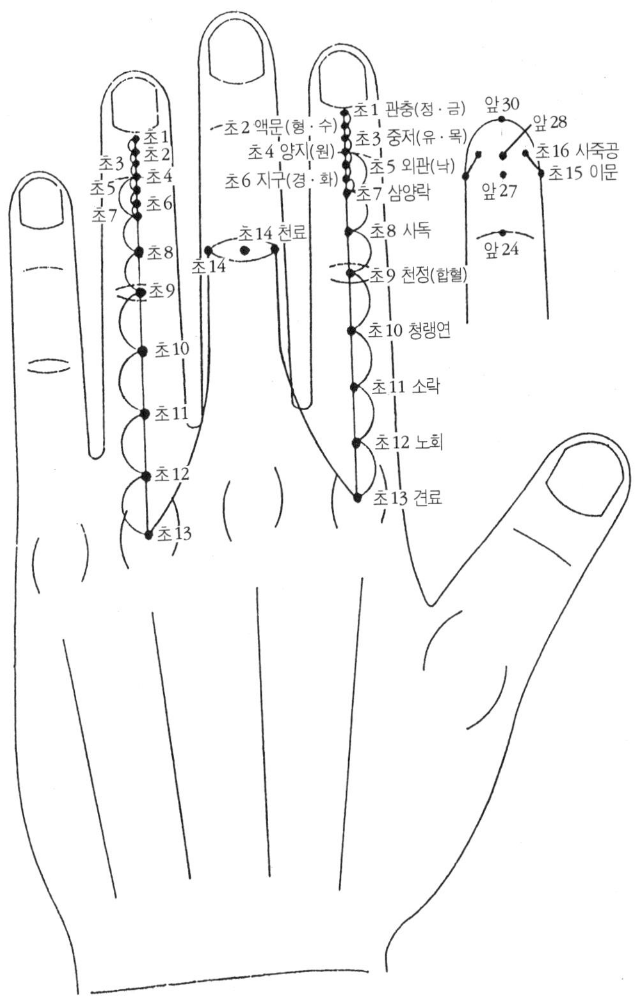

초1 관충(정 · 금)
초2 액문(형 · 수)
초3 중저(유 · 목)
초4 양지(원)
초5 외관(낙)
초6 지구(경 · 화)
초7 삼양락
초8 사독
초9 천정(합혈)
초10 청랭연
초11 소락
초12 노회
초13 견료
초14 천료
초15 이문
초16 사죽공
앞30
앞28
앞27
앞24
초1
초2
초3
초4
초5
초6
초7
초8
초9
초10
초11
초12
초13
초14

초1 관충(關衝)

관충은 약지의 끝에 있는 자리라는 뜻이며, 한편으로는 삼초 줄기의 정혈임을 가리키고 있다. 관충은 삼초 줄기의 정혈이며, 오행상으로 금(金)에 해당되는 자리이다. 나이가 들게 되면 자연적으로 노화현상이 나타나게 되는데, 목뼈와 목뼈 사이의 추간판에 수분이 적어서 목뼈가 변형이 되는 변형성 경추증이라는 것이 있다. 일반적으로 견수증후군이라고 하는 것인데, 넷째 손가락과 다섯째 손가락에 걸쳐 손끝이 차가워지고 마비 증상이 나타나며, 새끼 손가락의 측면에 무직한 통증이 발생한다. 이럴 때 목의 상응점과 함께 관충, 작은1번을 치료하면 효과가 있다.

몸에서의 위치 : 약지 손가락 손톱 밑 모서리에서 새끼 손가락쪽으로 1푼 떨어진 곳.

다스리는 탈 : 급성 질환, 결막염, 두통, 손가락 마비.

초2 액문(液門)

액문의 '액(液)'은 생리현상의 하나로 분비하는 진을 말하는 것으로, 축축하다, 적신다는 뜻이고, '문(門)'은 출입구를 말한다. 따라서 액문이 삼초 줄기의 형혈이기 때문에 붙여진 이름이며, 오행상으로 수(水)에 해당되는 자리이다. 형혈은 몸에 열이 날 때 효과가 있는 자리이다. 액문은 인사불성이 되었을 때 효과가 있는 자리이다.

몸에서의 위치 : 손등 쪽으로 넷째와 다섯째 손가락이 만나는 지점.

다스리는 탈 : 인후염, 난청, 손가락 마비, 두통, 치통.

초3 중저(中渚)

중저는 자그맣게 형성된 모래 사장과 같다는 뜻으로, 새끼 손가락과 넷째 손가락 사이의 오목한 곳에 있는 자리라는 뜻이다. 중저는 삼초 줄기의 유혈이며, 오행상으로 목(木)에 해당되는 자리이다. 유혈은 몸이 무겁고 몸의 마디마디가 아플 때 잘 듣는 자리이다.

몸에서의 위치 : 손끝 방향으로 넷째와 다섯째 중수골 사이.

다스리는 탈 : 두통, 눈이 아른아른거릴 때, 손가락을 자유롭게 사용하지 못할 때, 견비통.

초4 양지(陽池)

양지는 삼초 줄기의 원기가 크게 고여 있다는 뜻으로, 바로 삼초 줄기의 원혈을 가리키는 말이다. 양지는 삼초 줄기의 원혈로 삼초 줄기의 이상 여부를 진단하는 자리이다.

몸에서의 위치 : 손등에서 손목 부위의 움푹 들어간 자리.

다스리는 탈 : 감기, 편도선염, 류머티즘, 상지 신경통, 대하, 자궁 위치가 바르지 않을 때.

초5 외관(外關)

외관은 심포 줄기의 내관과 연결되는 문이라는 뜻에서 지어진 이름이다. 외관의 맞은편에는 내관이 있다. 외관은 삼초 줄기의 낙혈이다. 전통적인 침법에서의 외관은 옛부터 삼초 줄기의 탈로 알려진 난청과 외이도에서 고름이 흐르는 이루(耳漏)에 대단히 좋은 자리이다.

몸에서의 위치 : 양지혈에서 위로 2치.

다스리는 탈 : 이하선염, 편두통, 감기, 폐렴, 난청.

초6 지구(支溝)

지구는 팔의 근육과 근육 사이에 있는 자리라는 뜻이다. 지구는 삼초 줄기의 경혈이며, 오행상으로 화(火)에 해당되는 자리이다.

몸에서의 위치 : 양지혈에서 위로 3치.

다스리는 탈 : 위장 질환, 편도선염, 늑간신경통, 유즙 분비 부족, 습관성 변비, 견비통.

초7 삼양락(三陽洛)

삼양락은 손에 있는 양의 세 줄기〔큰창자 · 삼초 · 작은창자 줄기 : 사기 또한 모이는 자리이다〕가 만나는 자리라는 뜻이다.

몸에서의 위치 : 양지혈에서 위로 4치.

다스리는 탈 : 마비가 오는 중풍, 두통, 실어증.

초8 사독(四瀆)

사독의 '독(瀆)'은 사방으로 흐르는 도랑이라는 뜻이다. 이는 사독이 삼초 줄기에 이상이 있을 때나 기혈 순환의 이상으로 나타나는 궐랭에 빠지지 않고 들어가는 자리임을 나타내고 있다. 전통적인 침법에서의 사독은 특히 상치통(上齒痛)을 제거하는 데 좋은 자리이다.

몸에서의 위치 : 양지혈에서 위로 5치.

다스리는 탈 : 신경쇠약, 편두통, 신장염, 치통.

초9 천정(天井)

천정은 글자 그대로 하늘의 우물을 뜻하는 것으로, 삼초 줄기의 합혈임을 뜻한다. 천정은 삼초 줄기의 합혈이며, 오행상으로 토(土)에 해당되는 자리이다.

몸에서의 위치 : 손바닥을 위로 향한 채 팔을 90도로 굽혀 팔꿈치의 뒤쪽에서 볼록 튀어나온 뼈 위로 1치 되는 곳에 움푹 들어간 자리.

다스리는 탈 : 오십견(五十肩), 편두통, 편도선염, 경부임파선결핵〔뜸치료〕.

초10 청랭연(淸冷淵)

청랭연은 맑고 시원한 연못이라는 뜻이다. 따라서 삼초 줄기의 기능을 맑게 조절할 수 있는 합혈이라는 뜻이다.

몸에서의 위치 : 천정혈에서 위로 1치.

다스리는 탈 : 두통, 안통, 견비통.

초11 소락(消濼)

소락은 기쁨, 즐거움이 사라지는 자리라는 뜻이다. 바꾸어 말하면, 기쁘고 즐거워 흥분되었던 상태를 가라앉히고 정상을 회복한다는 뜻이다.

몸에서의 위치 : 천정혈과 견료혈의 중간.

다스리는 탈 : 뒷목이 뻣뻣하게 굳을 때, 두통, 전간.

초12 노회(臑會)

노회의 '노(臑)'는 팔, '회(會)'는 만난다, 모인다는 뜻이다. 따라서 위팔에서 삼초 줄기와 큰창자 줄기가 만나는 자리라는 뜻이다.

몸에서의 위치 : 견료혈에서 아래로 3치.

다스리는 탈 : 어깨 관절염, 견비통, 갑상선종.

초13 견료(肩髎)

견료는 어깨의 모서리에 있는 자리라는 뜻이다. 무거운 것을 든다든지 무리하게 운동을 한 경우에 어깨가 잘 올라가지 않는 것은 어깨에 있는 삼각근에 갑작스런 무리를 주어 가벼운 염증을 일으킨 탓이다. 바로 견료는 이 삼각근의 기능을 조절하는 자리로서, 어깨에 아픔이 있거나 어깨를 잘 올리지 못할 때는 몸에서의 견료 자리를 지압하든가 둘째와 넷째 손가락을 돌려주면 효과를 볼 수 있다.

몸에서의 위치 : 견갑골과 위팔의 뼈가 만나는 윗부분.

다스리는 탈 : 고혈압, 어깨 관절염, 뇌졸증으로 인한 한쪽 마비증상.

초14 천료(天髎)

천료는 어깨의 윗부분에 있는 자리라는 뜻이다.

몸에서의 위치 : 척추 쪽 견갑골의 톡 튀어나온 윗부분.

다스리는 탈 : 열성 질환, 두통, 뒷덜미가 뻣뻣할 때, 고혈압.

초15 이문(耳門)

이문은 귀톨 앞 윗부분에 있기 때문에 붙여진 이름으로, 귀의 사기가 출입하는 문임을 뜻한다.

몸에서의 위치 : 귀톨 앞 윗부분.

다스리는 탈 : 이명, 난청, 중이염, 치통.

초16 사죽공(絲竹空)

사죽공은 눈썹의 바깥쪽에 오목하게 들어간 자리에 있다는 뜻이다.

몸에서의 위치 : 눈썹의 바깥쪽에 오목하게 들어간 자리.

다스리는 탈 : 눈 질환, 눈이 아른아른거릴 때, 두통.

제13장 쓸개 줄기

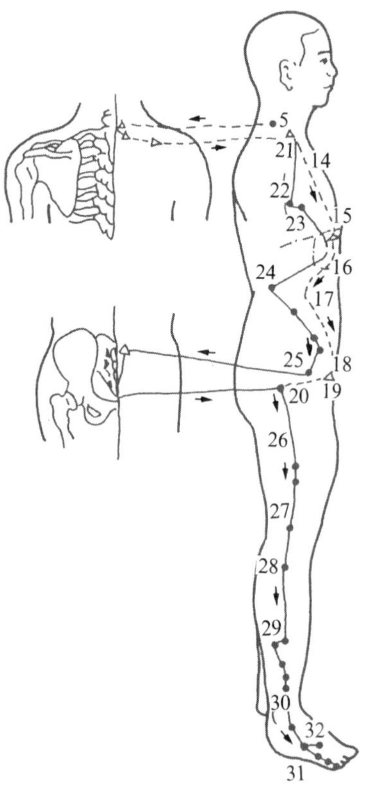

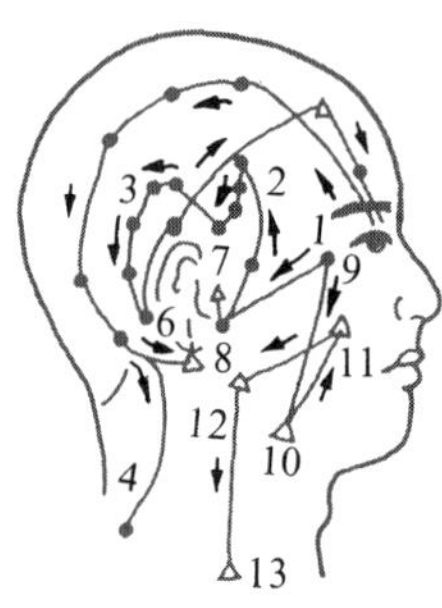

〈그림 13〉 쓸개 줄기

1. 눈 내자에서 시작하여 2. 액각으로 올라가다 3. 귀 뒤로 내려와 4. 목을 따라 삼초 줄기 앞으로 내려가 어깨에 이르러서는 다시 삼초 줄기의 뒤로 교차되어 나와 5. 결분으로 들어간다. 6. 그 갈라진 맥은 귀 뒤에서 귓속으로 들어가 7. 귀 앞으로 나와 8. 눈 외자에 이른다. 9. 그 갈라진 맥은 눈 외자에서 10. 대영으로 내려가 11. 삼초 줄기와 합하여 권골 앞으로 나와서 12. 협거를 거쳐 13. 목으로 내려가 결분에서 합하고 14. 가슴 속으로 내려가 횡격막을 뚫고 15. 간에 연락하고 16. 쓸개에 속한다. 17. 겨드랑이 속을 따라 18. 기가로 나와 19. 모제를 돌아 20. 가로 환도뼈 속으로 들어간다. 21. 곧게 간 맥은 결분으로부터 22. 겨드랑이로 내려가 23. 가슴 속으로 돌아 24. 계륵부를 지나 25. 환도뼈 속에서 먼저 온 맥과 합하고 26. 허벅다리 외측을 따라 내려가 27. 무릎 외측으로 나와 28. 외보골 앞으로 내려가 29. 곧게 절골 끝으로 내려간다. 30. 외과골 앞으로 내려가 발잔등 위를 따라 31. 제 4~5 발가락 사이로 들어가 엄지발가락 기골을 따라 그 끝으로 나가 조갑을 뚫고 탈 난 곳으로 나온다.

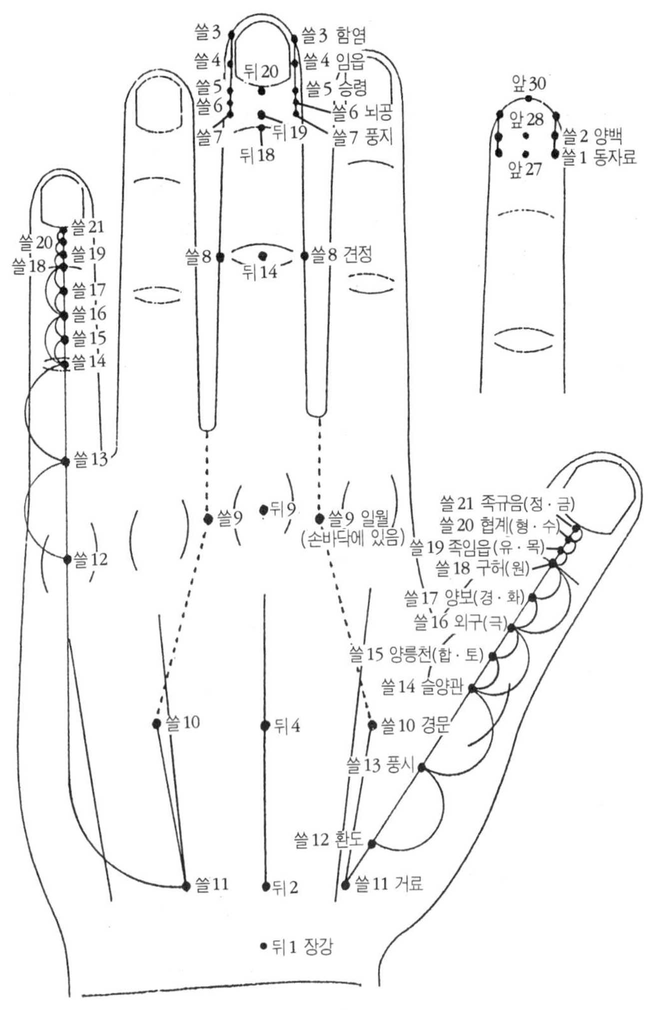
쓸3
쓸4
쓸5
쓸6
쓸7
쓸3 함염
쓸4 임읍
쓸5 승령
쓸6 뇌공
쓸7 풍지
뒤20
뒤19
뒤18
앞30
앞28
앞27
쓸2 양백
쓸1 동자료
쓸21
쓸20
쓸19
쓸18
쓸17
쓸16
쓸15
쓸14
쓸13
쓸12
쓸8
뒤14
쓸8 견정
쓸9
뒤9
쓸9 일월
(손바닥에 있음)
쓸21 족규음(정 · 금)
쓸20 협계(형 · 수)
쓸19 족임읍(유 · 목)
쓸18 구허(원)
쓸17 양보(경 · 화)
쓸16 외구(극)
쓸15 양릉천(합 · 토)
쓸14 슬양관
쓸10
뒤4
쓸10 경문
쓸13 풍시
쓸12 환도
쓸11
뒤2
쓸11 거료
뒤1 장강

쓸1 동자료(瞳子髎)

동자료의 '동(瞳)'은 동자를 뜻하고, '자(子)'는 아들, 종자, 과실을 뜻하며, '료(髎)'는 모서리, 각, 구석진 곳을 뜻한다. 따라서 동자료는 눈의 가장자리 뼈 모서리에 있는 자리라는 뜻이다.

몸에서의 위치 : 외안각(外眼角)의 바깥쪽 약 5푼 부위.

다스리는 탈 : 각막염, 야맹증, 두통, 시신경 위축.

쓸2 양백(陽白)

양백의 '양(陽)'은 쓸개 줄기가 양의 줄기임을 뜻하고, '백(白)'은 높고 밝은 곳에 있음을 뜻한다.

몸에서의 위치 : 정면을 바라보는 자세에서 동공의 위, 눈썹에서 위로 1치.

다스리는 탈 : 안 질환, 안면신경마비, 삼차 신경통.

쓸3 함염(頷厭)

'함(頷)'은 턱을 뜻하고, '염(厭)'은 틀어막다, 누르다 등의 뜻이 있다. 따라서 함염은 이를 악물면 근육이 움직이는 곳〔관자놀이〕에 있는 자리라는 뜻이다.

몸에서의 위치 : 관자놀이.

다스리는 탈 : 편두통, 이명, 비염.

쓸4 두임읍(頭臨泣)

두임읍의 '임(臨)'은 마주 대하다, 임하다는 뜻이고, '읍(泣)'

은 울다, 눈물을 뜻한다. 임읍은 눈 질환을 치료하는 자리이다.

몸에서의 위치 : 양백혈에서 똑바로 올라가 전발제(前髮際)에서 위로 5푼.

다스리는 탈 : 눈이 아른아른거릴 때, 급·만성 결막염, 축농증.

쓸5 승령(承靈)

승령은 영(靈)을 이어주는 자리라는 뜻으로, 머리의 통증을 없애주는 자리라는 뜻이다.

몸에서의 위치 : 뇌공혈에서 위로 1.5치.

다스리는 탈 : 감기, 기관지염, 두통.

쓸6 뇌공(腦空)

뇌공은 머리의 오목한 부위에 있는 자리라는 뜻이다.

몸에서의 위치 : 풍지혈에서 위로 1.5치 올라간 자리에서 뇌호혈〔뒷가온 줄기〕과 수평으로 만나는 자리.

다스리는 탈 : 두통, 감기, 고혈압.

쓸7 풍지(風池)

풍지는 바람의 사기가 이곳으로 들어가 연못처럼 정체되는 곳이라는 뜻이다. 전통적인 침법에서의 풍지는 중풍이나 풍사에 의한 탈에 특효한 자리로 사용되고 있고, 신경을 많이 씀으로 해서 머리가 아플 때나 피로할 때, 피로로 인한 근시 현상이 생길 때 지압하면 대번 효과를 볼 수 있는 자리이다.

몸에서의 위치 : 뒷머리에서 목 부근에 양쪽으로 볼록하게 튀어나온 뼈의 아래.

다스리는 탈 : 감기, 비염, 고혈압, 두통, 머리가 어지러울 때, 목이 뻣뻣할 때.

쓸8 견정(肩井)

견정은 어깨에서 우물과 같이 움푹 들어간 자리라는 뜻이다. 전통적인 침법에서의 견정은 극한 상황이 아니고서는 침을 놓지 말며, 세게 누르거나 강한 자극을 주면 뇌빈혈이 생기는 자리이니 조심해야 할 자리이다.

몸에서의 위치 : 대추뼈와 어깨 끝 사이의 중간.

다스리는 탈 : 중풍으로 인하여 말을 못할 때, 난산, 견비통, 고혈압, 기가 거꾸로 올라올 때.

쓸9 일월(日月)

쓸개 줄기는 양의 줄기이지만, 일월이란 자리는 음 부위에 가서 있는 것을 볼 수 있다. 다시 말하면, 양의 자리로 흘러가야 할 양의 줄기가 음의 자리로 넘어가 흐르게 되는 자리이다. 따라서 일월은 음양이 서로 조화를 맞추어 인체의 기능을 조절하는 자리이다. 일월은 쓸개 줄기의 모혈이다.

몸에서의 위치 : 중완혈〔앞가온 줄기〕에서 양 옆으로 3.5치.

다스리는 탈 : 급·만성 간염, 담낭염, 위통.

쓸10 경문(京門)

경문의 '경(京)'은 서울을 뜻하나 여기서는 사람의 원천적인 힘이 나오는 콩팥을 가리킨다. 바로 경문은 콩팥의 모혈로서 콩팥의 허와 실을 진단하는 자리이지만, 일반적으로는 콩팥 줄기의 황유 자리를 눌러보아 진단하고 있다. 전통적인 침법에서의 경문은 침보다 뜸이 효과가 좋은 자리이다. 특히 급성 요통에는 대단히 잘 듣는 자리인데, 이때만은 뜸이 아닌 침으로 다스린다. 수지침법으로는 수시로 압봉을 붙인다.

몸에서의 위치 : 제12늑골 끝 아래.

다스리는 탈 : 늑간 신경통, 신장염, 요통.

쓸11 거료(居髎)

거료는 뼈가 튀어나온 곳의 모서리란 뜻으로, 앉든가 일어설 때 근육이 나타나는 곳에 있는 자리라는 뜻이다.

몸에서의 위치 : 골반뼈와 대퇴부 사이.

다스리는 탈 : 위통, 고환염, 방광염, 좌골 신경통.

쓸12 환도(環跳)

환도란 이름 역시 거료와 같은 의미를 가지고 있다. 수지침법에서의 환도는 만성적인 위장병일 때 효과가 좋은 자리로서, 방법은 꾸준하게 뜸을 뜨는 것이다. 뜸은 한번에 3장을 뜬다.

몸에서의 위치 : 거료 맞은편.

다스리는 탈 : 만성 위장병, 좌골 신경통, 하지 마비.

쓸13 풍시(風市)

풍시는 바람이 모이는 도시라는 뜻으로, 풍사에 의한 탈이 배꼽 위에 나타났을 경우에 풍문을 다스리는 것과 마찬가지로, 배꼽 아래일 경우에는 풍시를 다스린다.

몸에서의 위치 : 대퇴골의 중간 지점.

다스리는 탈 : 다리의 외측 통증, 감기, 하지 마비.

쓸14 슬양관(膝陽關)

무릎 관절의 바깥쪽에 있는 자리라는 뜻이다. 『소문』에서는 슬양관을 가리켜 한부(寒府)라고 하였다. 이는 배꼽 아래에서 차가운 사기(邪氣)가 모이는 장소가 슬양관이기 때문이다. 바로 슬양관은 발이 차다든지, 무릎이 차거나 시리다든지의 통증을 제거하는 역할을 한다. 한부와는 반대로 열부(熱府)는 뜨거운 사기가 모이는 장소로 오줌보 줄기의 풍문혈이 있다. 수지침법에서의 슬양관은 눈이 아프거나 눈물이 잘 흐를 때, 눈이 아물아물거릴 때 쓸18번 구허와 함께 꾸준하게 뜸을 뜨면 효과가 있는 자리이다. 뜸은 한번에 3~5장을 뜬다.

몸에서의 위치 : 무릎 바깥쪽의 중앙에 움푹하게 들어간 자리.

다스리는 탈 : 무릎 관절염, 하지 마비, 안 질환, 두통.

쓸15 양릉천(陽陵泉)

양릉천은 음릉천의 맞은편에 위치한 자리로서, 양의 줄기에 있어서 뼈와 살이 맞닿는 오목하고 움푹한 자리이다. 양릉천은 쓸개 줄기의 합혈이며, 오행상으로 토(土)에 해당되는 자리이다.

몸에서의 위치 : 무릎 아래 경골과 비골이 만나는 움푹 들어간 자리.

다스리는 탈 : 고혈압, 무릎 관절염, 하지 마비, 간염, 담낭염, 좌골 신경통, 요통.

쓸16 외구(外丘)

외구는 다리의 바깥쪽 살이 두툼한 곳에 있는 자리라는 뜻이다.

몸에서의 위치 : 경골두에서 복숭아뼈의 정중앙〔위로 7치에 해당되는 자리〕 사이의 중간.

다스리는 탈 : 하지 마비, 좌골 신경통.

쓸17 양보(陽輔)

양보의 '보(輔)'는 돕는다는 뜻이다. 따라서 양보혈이 갖고 있는 속뜻은, 다리의 바깥쪽에 있으면서 다리의 관절을 돕는 자리라는 뜻이다. 양보는 쓸개 줄기의 경혈이며, 오행상으로 화(火)에 해당되는 오행혈이다.

몸에서의 위치 : 복숭아뼈 정중앙에서 위로 4치.

다스리는 탈 : 편도선염, 무릎 관절염, 하지 마비.

쓸18 구허(丘墟)

구허의 '허(墟)'는 구덩이라는 뜻으로, 복숭아뼈 밑에 구덩이같이 들어간 곳에 있는 자리라는 뜻이다. 구허는 쓸개 줄기의 원혈로서, 쓸개 줄기의 허와 실을 진단하는 자리이다. 수지침법에서의 구허는 쓸14번 슬양관과 마찬가지로 눈병이 있을 때 뜸을 뜨면 좋은 자리이다. 계속해서 토할 때는 뜸을 3~5장을 떠준다.

몸에서의 위치 : 복숭아뼈 앞쪽 아래의 요철 부위.

다스리는 탈 : 목이 뻣뻣하게 굳을 때, 좌골 신경통, 다리의 관절염, 담낭염.

쓸19 족임읍(足臨泣)

족임읍은 머리에 있는 두임읍과 마찬가지로 안 질환에 효과가 있는 자리라는 뜻이다. 족임읍은 쓸개 줄기의 유혈이며, 오행상으로 목(木)에 해당되는 오행혈이다.

몸에서의 위치 : 넷째와 다섯째 중수골이 만나는 곳, 움푹 들어간 자리.

다스리는 탈 : 안 질환, 월경 불순, 발에서 열이 나서 잠을 이루지 못할 때, 머리가 어지러울 때.

쓸 20 협계(俠谿)

협계는 넷째와 다섯째 발가락〔기절골〕이 협곡처럼 만나는 곳에 있는 자리이다. 협계는 쓸개 줄기의 형혈이며, 오행상으로 수(水)에 해당되는 오행혈이다. 협계는 발열성 질환에서도 땀을 흘리지 않을 때 열을 내리는 효과가 있는 자리이다.

몸에서의 위치 : 넷째 발가락과 다섯째 발가락이 만나는 곳.

다스리는 탈 : 고혈압, 편두통, 이명.

쓸 21 족규음(足竅陰)

족규음은 머리에 있는 두규음과 같은 역할을 하는 자리이다. 단지 머리와 발에 있는 것을 구별하기 위하여 '족'이나 '두' 자를 붙인 것이다. 족규음은 쓸개 줄기의 마지막 부분에 있으면서, 음의 줄기인 간 줄기가 시작되는〔연계되는〕 것을 암시하고 있다. 족규음은 쓸개 줄기의 정혈이며, 오행상으로 금(金)에 해당되는 오행혈이다.

전통적인 침법이나 수지침법에서의 족규음은 고혈압으로 쓰러졌을 때, 갓난아기가 편도선염에 걸렸을 때, 인후염으로 고통스러울 때 사혈하면 좋은 자리이다.

몸에서의 위치 : 넷째 발톱 아랫부분에서 다섯째 발가락 쪽으로 1푼 떨어진 지점.

다스리는 탈 : 인후염, 두통, 고혈압, 결막염, 천식, 흉막염, 늑간 신경통.

제14장 간 줄기

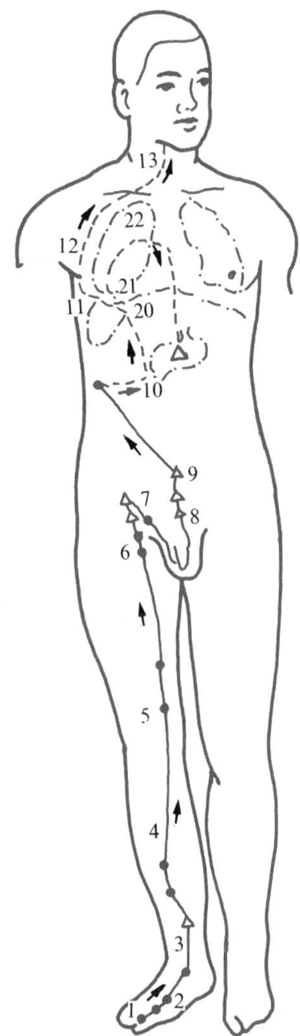

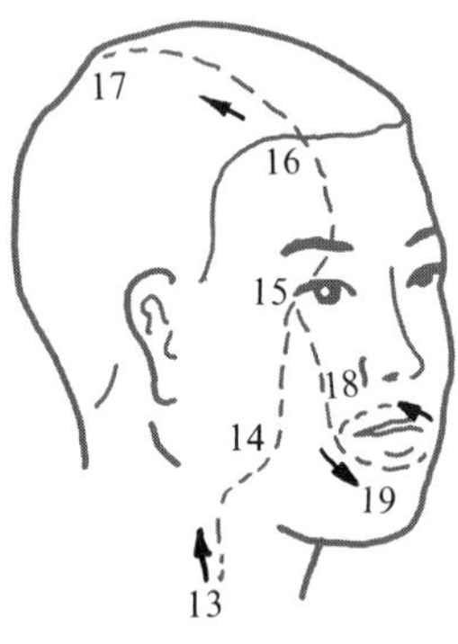

〈그림 14〉 간 줄기

1. 엄지발가락 털 난 곳에서 시작하여 2. 발등을 따라 올라가고 3. 안쪽 복사뼈 1치 되는 곳으로 가서 4. 복사뼈를 8치 되는 곳에서 지라 줄기의 뒤로 교차되어 나와 5. 오금 안쪽을 지나 올라가 6. 허벅다리를 따라 7. 생식기 속으로 들어갔다가 8. 생식기를 둘러 9. 아랫배에 올라가고 10. 다시 밥통을 끼고 올라가 간에 소속되고 쓸개에 연락되고 11. 횡격막을 지나 12. 갈비에 퍼지고 13. 기관의 뒤를 따라 14. 악골을 지나 올라가 15. 목계에 연계되고 16. 이마로 나와 17. 정수리에서 독맥과 합한다. 18. 한 갈래는 목계에서 협거로 내려가 19. 입술 안으로 돌아간다. 20. 또 한 갈래는 다시 간에서 갈라져 21. 횡격막을 지나 22. 허파에 올라가 퍼진다.

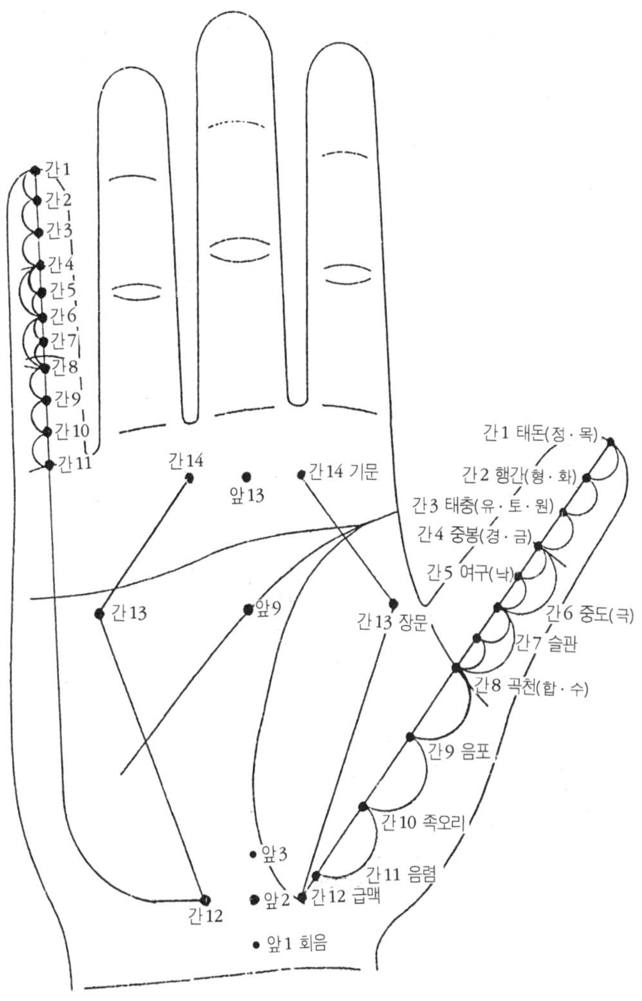
간1
간2
간3
간4
간5
간6
간7
간8
간9
간10
간11
간14
앞13
간14 기문
간13
앞9
간13 장문
앞3
앞2
간12 급맥
간12
앞1 회음
간1 태돈(정 · 목)
간2 행간(형 · 화)
간3 태충(유 · 토 · 원)
간4 중봉(경 · 금)
간5 여구(낙)
간6 중도(극)
간7 슬관
간8 곡천(합 · 수)
간9 음포
간10 족오리
간11 음렴

간1 태돈(太敦)

태돈의 '돈(敦)'은 정체되어 있다는 뜻으로, 간·줄기의 사기가 모이는 자리라는 뜻이다. 태돈은 간 줄기의 정혈이며, 오행상으로 목(木)에 해당되는 자리이다. 태돈은 인사불성에 구급혈로 사용된다. 당뇨가 있는 사람에게는 사혈하는 것이 좋고, 수시로 뜸을 뜨면 좋다. 이때 침도 마찬가지지만 남자는 왼손에, 여자는 오른손에 한다. 뜸은 한 번에 37장을 뜬다.

몸에서의 위치 : 엄지 발가락 발톱 밑 모서리에서 둘째 발가락쪽으로 1푼 아래.

다스리는 탈 : 월경 불순, 피오줌, 자궁이 빠지는 증, 고환염, 백일해, 당뇨, 소아 기관지염, 전신 수종.

간2 행간(行間)

행간은 첫째와 둘째 발가락 사이를 순행하는 자리이다. 행간은 간 줄기의 형혈이며, 오행상으로 화(火)에 해당되는 자리이다. 기혈 순환이 좋지 않아서 기가 거꾸로 올라오는 경우〔눈이 충혈되고 열이 나며 의욕이 없거나 또한 성기능이 떨어진다〕, 수지침법에서의 행간에 뜸을 뜨면 효과가 있다. 뜸은 7장을 뜬다. 또한 몸이 부을 때도 대단히 좋다.

몸에서의 위치 : 첫째와 둘째 발가락이 만나는 곳에서 첫째 발가락쪽 지점.

다스리는 탈 : 녹내장, 고환염, 월경 과다, 두통.

간3 태충(太衝)

태충은 맥동이 잡히는 곳에 있는 자리라는 뜻이다. 『침구취영』에서 말하기를 "환자의 태충맥을 살핀 후 살고 죽음을 결정할 수 있다"라고 하였듯이, 태충은 대단히 중요한 자리이다. 태충은 간 줄기의 유혈이며, 오행상으로 토(土)에 해당되는 자리이다. 또한 태충은 간 줄기의 원혈로서 간 줄기의 허와 실을 진단하는 자리이다.

몸에서의 위치 : 첫째와 둘째 발가락의 중족골이 만나는 자리.

다스리는 탈 : 고혈압, 불면, 두통, 간염, 유선염.

간4 중봉(中封)

중봉의 '중(中)'은 가운데, 적중하다는 뜻이고, '봉(封)'은 경계를 표시하기 위하여 쌓아 올린 흙을 뜻한다. 따라서 간 줄기에 이상이 있으면 반응이 나타나는 곳이다. 중봉은 간 줄기의 경혈이며, 오행상으로 금(金)에 해당되는 오행혈이다. 수지침법에서의 중봉은 눈이 잘 감기거나 눈이 아른아른거려 잘 보이지 않을 때 뜸을 뜨면 좋은 자리이다. 뜸은 3장을 뜬다. 그리고 빈뇨, 혈뇨, 월경 불순, 방광염, 자궁염 등 생식기 질환에 아주 좋은 자리이다. 침은 중봉 자리에 하나만을 놓아도 효과가 있는데, 양손을 사용하지 말고 한 손에만 30분 정도를 꽂는다.

몸에서의 위치 : 안쪽 복숭아 뼈의 정중앙 아래에서 앞으로 1치 되는 곳.

다스리는 탈 : 성병, 요도염, 위산과다, 하복통, 간염, 음경통, 유정.

간5 여구(蠡溝)

여구의 '여(蠡)'는 좀벌레, 좀먹다라는 뜻이고, '구(溝)'는 도랑, 골짜기를 흐르는 물을 뜻한다. 따라서 여구란 도랑에 흐르는 물이 갈라지는 곳이라는 뜻으로, 간 줄기의 낙혈임을 가리키고 있다. 간 줄기는 성기를 휘감아 흐르기에 생식기 질환에 잘 듣는 자리가 많은데, 바로 전통적인 침법이나 수지침법에서의 여구는 간장의 효과를 높인다. 여구에서 쓸개 줄기로 이어지는 흐름이 나오기에 간장의 상태가 나쁠 때 간장활동을 정상화시킬 뿐만 아니라 쓸개의 활동도 활성화시키는 작용을 한다.

몸에서의 위치 : 복숭아 뼈 정중앙에서 위로 5치.

다스리는 탈 : 고환염, 성욕항진, 월경 불순.

간6 중도(中都)

중도는 글자 그대로 도시의 한가운데라는 뜻으로, 간 줄기의 극혈을 가리키는 말이다. 다시 말해서 간의 변동이 모두 모이는, 즉 간의 사기가 모이는 곳임을 뜻한다. 중도는 간 줄기의 극혈로 급성병에 효과가 있는 자리이다. 수지침법에서의 중도는 특히 간염에 좋은 자리이다. 그리고 사지가 무력할 때 얼굴이 누렇게 될 때, 소화불량, 설사, 구토에도 좋은 자리이다.

몸에서의 위치 : 여구혈에서 위로 2치.

다스리는 탈 : 황달, 급성 간염, 하지 마비.

간7 슬관(膝關)

슬관은 무릎으로 들어가는 관문이라는 뜻이다.

몸에서의 위치 : 음릉천혈의 뒤로 1치.

다스리는 탈 : 생리 불순, 성욕감퇴, 무릎 관절염.

간8 곡천(曲泉)

곡천은 무릎의 굽은 곳에 있는 자리로 간 줄기의 합혈임을 뜻한다. 곡천은 간 줄기의 합혈이며, 오행상으로 수(水)에 해당되는 오행혈이다. 수지침법에서의 곡천은 여러 가지 원인으로 인하여 쓰러졌을 때, 열 손가락을 딴 후 뜸을 떠주는 자리로 좋다. 뜸은 7장을 뜬다. 또한 허리나 오줌보, 고환이 아플 때도 효과가 있는 자리이다. 그러나 임산부는 이 자리에 침을 놓아서는 안된다. 침은 10분만 꽂는다.

몸에서의 위치 : 무릎에서 안쪽으로 다리의 윗뼈와 아랫뼈가 만나는 지점.

다스리는 탈 : 전립선염, 신장염, 유정, 무릎 관절염, 요도염.

간9 음포(陰胞)

음포는 음부를 싸는 곳이라는 뜻으로, 외음부의 질환에 잘 듣는 자리라는 뜻이다. 음포는 월경 불순에 특히 효과가 있으며, 간허증에도 효과가 있다.

몸에서의 위치 : 곡천혈에서 위로 4치.

다스리는 탈 : 오줌을 찔끔찔끔 흘리는 병〔요실금〕, 월경 불순, 요통.

간10 족오리(足五里)

족오리는 음과 양의 증상이 함께 나타날 때 효과를 기대할 수 있는 자리이다.

몸에서의 위치 : 기충혈에서 아래로 3치.

다스리는 탈 : 오줌을 잘 못 눌 때, 음낭습진.

간11 음렴(陰廉)

음렴은 음부의 한쪽 구석에 있는 자리라는 뜻이다. 음렴은 특히 불임증에 대단히 효과가 있는 자리이다.

몸에서의 위치 : 기충혈에서 아래로 2치.

다스리는 탈 : 월경 불순, 고환염, 불임증.

간12 급맥(急脈)

급맥은 맥이 급하게 뛰고 있는 자리라는 뜻으로, 이곳을 누르면 고환이 당기는 자리이다.

몸에서의 위치 : 기충혈에서 양 옆으로 5푼〔0.5치〕.

다스리는 탈 : 생식기에 통증이 있을 때, 히스테리.

간13 장문(章門)

장문은 밥통을 끼고 간, 쓸개로 흐르는 곳에 있는 자리로서, 반응이 분명하게 나타난다. 이는 장문이 지라 줄기의 모혈임을 가리키는 것이며, 전통적인 침법에서의 장문은 복수를 치료하는 데 대단히 효과적인 자리이다. 수지침법에서의 장문은 침을 놓은 후의 이상작용을 풀어주는 데 효과가 있는 자리이다. 이상작용이 있을 때는 당황하지 말고 침착하게 침을 뺀 후 편한 자세로 쉬게 하고 더운물을 먹인다. 그 다음 장문 자리에 침 하나를 놓는다.

몸에서의 위치 : 11번째 늑골 아랫부분.

다스리는 탈 : 간염, 구토, 설사, 장염.

간14 기문(期門)

기문은 지라, 간, 기경8맥의 음유맥과 같이 3개의 음의 줄기가 만나는 곳으로, 음기(陰氣)가 모이는 자리이다. 다시 말해서 간 줄기의 사기가 모이는 모혈임을 가리키며, 간장병과 담낭염의 증상〔압통점〕이 잘 나타나는 곳이다.

몸에서의 위치 : 배꼽에서 위로 6치 지점에 있는 거궐혈에서 양 옆으로 3.5치 떨어진 곳.

다스리는 탈 : 간염, 흉막염, 늑간 신경통, 월경 불순.

지은이 김용권
부산 해운대 출생
가톨릭대학 신학부 졸업
가톨릭대학 대학원 이수
여러 해 전부터 수지침의 연구 · 강의를 통하여 누구나 이해하고 받아들이기 쉽게 우리의 것으로 토착화하는 작업을 하고 있다.

수지침 처방집

초판 인쇄 2009년 7월 29일
초판 발행 2009년 8월 5일

지은이 김용권
펴낸이 박성진
펴낸곳 도서출판 북피아
주 소 서울시 금천구 가산동 550-1 롯데 IT캐슬 2동 1206호
전 화 02) 884-8459
팩 스 02) 884-8462
등 록 제3-970호(1995. 7. 28)

ISBN 978-89-87522-92-0 03510